中等职业教育新形态教材

供中等卫生职业教育各专业使用

病原生物与免疫学基础

（第2版）

主　编　王　利
副主编　王美兰
编　者　（按姓氏汉语拼音排序）
　　　　宫建玲　山东省青岛第二卫生学校
　　　　梁惠冰　广东省连州卫生学校
　　　　刘翠翠　威海市卫生学校
　　　　宋军华　山东省青岛卫生学校
　　　　王　利　汕头市卫生学校
　　　　王美兰　山东省莱阳卫生学校
　　　　王文卿　呼和浩特职业学院
　　　　于世荣　北京市海淀区卫生学校
　　　　周　璐　重庆市医药卫生学校

科学出版社

北　京

内 容 简 介

本教材是中等职业教育新形态教材。教材设置10章教学内容及实验指导，涵盖了医学微生物学、医学免疫学、人体寄生虫学三部分，针对中职学生的认知规律，通过临床案例导入，正文部分增加链接、考点、自测题、医者仁心等内容，将中等卫生职业岗位要求、课程教学要求、职业技能大赛要求、相关证书考试大纲要求相结合，实现岗课赛证融合。教材编写充分体现中等职业教育实践能力和创新精神的特色，教材后附有实验指导和自测题参考答案，并制作配套PPT课件及微课，供学生学习和教师教学参考。

本教材可供中等卫生职业教育各专业学生使用。

图书在版编目（CIP）数据

病原生物与免疫学基础 / 王利主编． — 2版． -- 北京：科学出版社，2024.6． --（中等职业教育新形态教材）． -- ISBN 978-7-03-078741-5

Ⅰ．R37；R392

中国国家版本馆CIP数据核字第2024ZW6553号

责任编辑：丁海燕 ／ 责任校对：周思梦
责任印制：师艳茹 ／ 封面设计：涿州锦晖

版权所有，违者必究。未经本社许可，数字图书馆不得使用

科学出版社 出版
北京东黄城根北街16号
邮政编码：100717
http://www.sciencep.com
北京汇瑞嘉合文化发展有限公司印刷
科学出版社发行 各地新华书店经销

*

2018年1月第 一 版 开本：850×1168 1/16
2024年6月第 二 版 印张：11 1/2
2024年6月第十次印刷 字数：274 000
定价：69.80元
（如有印装质量问题，我社负责调换）

前 言

病原生物与免疫学基础是医学生必修的一门医学基础课程。本次教材编写旨在贯彻党的二十大报告精神和党的教育方针，落实立德树人根本任务，坚持为党育人、为国育才。科学出版社组织多家医药职业院校优秀教师依据新修订的《职业教育法》要求，推进职业教育改革，提高职业教育质量，结合中职教育的特点，突出德育工作重点，提高针对性和实效性，以推动职业教育与经济社会同步发展特编写本套教材。本套教材具有以下特点。

1. 新形态教材　本套教材是以纸质教材为核心，将各类教学资源与纸质教材相融合的一种新形态教材。读者可通过"中科云教育"平台，共享图片、音频、视频、3D模型、课件等多种形式教学资源，并可在线浏览重点、考点及对应习题，促进教学活动的高效开展。

2. 对接岗位需求　本套教材依据科目的需要，增设了大量的案例和实验及护理操作视频，以期让学生尽早了解临床工作内容，培养学生学习兴趣和岗位适应能力。教材设置链接模块，旨在扩大学生知识面，鼓励学生探索钻研专业知识，不断进步，更好地对接岗位需求。

3. 切合护考大纲　本套教材紧扣新版《护士执业资格考试大纲（试行）》的相关标准，清晰标注考点，便于学生巩固所学知识，突破教学的重难点，进一步服务于学生获职执业资格。

4. 落实立德树人根本任务　将思政教育融入专业知识学习的全过程，着力培养医学专业学生敬佑生命、救死扶伤、甘于奉献、大爱无疆的崇高精神。

本教材在编写中作出以下尝试：一是章节开篇以"案例"的形式增加了临床常见的病原微生物、医学免疫学和人体寄生虫学的临床实例，使理论教学紧密联系临床实践，解决了医学基础理论教学与临床接轨的问题；二是配套数字化教学资源，在"中科云教育"平台配置多幅彩色插图及微课，让教材显得生动、耐看，给学生以直观、明了的感觉，符合中职学生的认知特点。

本教材在编写过程中，得到了各位编委和所在学校的大力支持，在此一并表示感谢。因经验和编写能力所限，本教材可能存在的不足之处，恳请广大师生批评指正。

主　编
2023 年 9 月

配套资源

欢迎登录"中科云教育"平台，**免费**数字化课程等你来！

本教材配有图片、视频、音频、动画、题库、PPT课件等数字化资源，持续更新，欢迎选用！

"中科云教育"平台数字化课程登录路径

电脑端

- 第一步：打开网址 http://www.coursegate.cn/short/3AXOT.action
- 第二步：注册、登录
- 第三步：点击上方导航栏"课程"，在右侧搜索栏搜索对应课程，开始学习

手机端

- 第一步：打开微信"扫一扫"，扫描下方二维码

- 第二步：注册、登录
- 第三步：用微信扫描上方二维码，进入课程，开始学习

PPT 课件：请在数字化课程各章节里下载！

目　录

第1章　绪论 …………………………… 1
第2章　细菌概述 ……………………… 5
　　第1节　细菌的形态与结构 ………… 5
　　第2节　细菌的生长繁殖与变异 …… 12
　　第3节　细菌与外界环境 …………… 17
　　第4节　细菌的致病性 ……………… 23
第3章　常见病原菌 …………………… 28
　　第1节　化脓性球菌 ………………… 28
　　第2节　肠杆菌 ……………………… 35
　　第3节　弧菌属 ……………………… 39
　　第4节　分枝杆菌属 ………………… 41
　　第5节　厌氧菌 ……………………… 45
　　第6节　其他病原性细菌 …………… 47
第4章　免疫学基础 …………………… 51
　　第1节　抗原 ………………………… 51
　　第2节　免疫系统 …………………… 55
　　第3节　免疫应答 …………………… 65
　　第4节　抗感染免疫 ………………… 73
第5章　临床免疫 ……………………… 80
　　第1节　超敏反应 …………………… 80
　　第2节　自身免疫病与免疫
　　　　　　缺陷病 …………………… 89
　　第3节　免疫学应用 ………………… 90
第6章　病毒概述 ……………………… 96
　　第1节　病毒的基本性状 …………… 96
　　第2节　病毒的致病性与免疫性 …… 99
　　第3节　病毒感染的检查与防治
　　　　　　原则 ……………………… 101

第7章　常见病毒 ……………………… 104
　　第1节　呼吸道病毒 ………………… 104
　　第2节　肠道病毒 …………………… 109
　　第3节　肝炎病毒 …………………… 111
　　第4节　人类免疫缺陷病毒 ………… 115
　　第5节　其他病毒 …………………… 117
第8章　其他微生物 …………………… 123
　　第1节　螺旋体 ……………………… 123
　　第2节　立克次体 …………………… 125
　　第3节　衣原体 ……………………… 126
　　第4节　支原体 ……………………… 128
　　第5节　放线菌 ……………………… 128
　　第6节　真菌 ………………………… 129
第9章　人体寄生虫学概述 …………… 134
第10章　常见人体寄生虫 …………… 138
　　第1节　医学蠕虫 …………………… 138
　　第2节　医学原虫 …………………… 153
　　第3节　医学节肢动物 ……………… 161
实验指导 ……………………………… 163
　　实验室规则 ………………………… 163
　　实验一　细菌的形态结构观察 …… 163
　　实验二　细菌的培养和生长现象
　　　　　　观察 ……………………… 165
　　实验三　细菌的分布与消毒灭菌 … 167
　　实验四　免疫学实验 ……………… 169
　　实验五　常见人体寄生虫 ………… 173
主要参考文献 ………………………… 175
自测题参考答案 ……………………… 176

第1章 绪 论

> **学习目标**
> 1. 培养学生探索研究精神和敬业精神，树立正确的疾病预防观念。
> 2. 能说出微生物的概念及种类，了解微生物与人类的关系。
> 3. 能说出免疫的概念与功能。

一、病原生物的概念与种类

案例 1-1

某学校同一宿舍 8 名学生饮用国庆放假前储存的半桶纯净水后出现恶心、呕吐、腹痛、腹泻等症状，陆续到医院就医，血常规检查结果为白细胞计数升高。取呕吐物进行微生物检查，镜下观察见大量革兰氏阴性杆菌，普通培养基培养可见扁平、隆起、有特殊气味的灰绿色菌落。医生诊断为铜绿假单胞菌感染导致的急性胃肠炎。

问题：1. 该病的病原体属于哪一型微生物？
2. 该型微生物的特点是什么？

我们生活的地球上生物种类繁多，其中包括微生物和寄生虫。部分具有致病性的微生物与寄生虫合称为病原生物。还有一些微生物和寄生虫在正常情况下不致病，只有在特定情况下才致病，称其为条件致病生物，如大肠埃希菌。

（一）微生物

微生物是存在于自然界的一群肉眼不能直接看到的体型微小、结构简单，必须借助于光学显微镜或电子显微镜才能观察到的微小生物。微生物广泛分布在自然界中，如土壤、水和空气等，在人与动物的体表及其与外界相通的腔道中也存在大量的微生物。绝大多数微生物对人类是有益的，少数微生物能引起人、植物和动物疾病，这些具有致病性的微生物称为病原微生物。微生物具有体型微小、结构简单、种类繁多、繁殖迅速、分布广泛和容易变异等特点。

微生物有数十万种之多。按其结构、分化程度及化学组成等差异，微生物分为三大类。

1. **非细胞型微生物** 是最小的一类微生物，能通过细菌滤器，无完整细胞结构，缺乏产生能量的酶系统，必须寄生于活的易感细胞内生长繁殖。此型微生物如病毒。

2. **原核细胞型微生物** 这类微生物由单细胞组成，细胞核分化程度低，无核膜、核仁，染色体为裸露的 DNA 分子，细胞质中缺乏完整的细胞器。此型微生物包括细菌、支原体、衣原体、立克次体、螺旋体和放线菌。

3. **真核细胞型微生物** 这类微生物细胞核分化程度较高，有核膜、核仁和染色体，细胞质内有完整的细胞器。此型微生物如真菌。

进入了21世纪以来，虽然我们能够有效控制或消灭某些病原微生物，传染病的发病率显著降低，但是，新的病原微生物及相关传染病依然严重威胁着人类，还有极少数曾经被控制的传染病又开始复燃。例如，《2023年全球结核病报告》指出结核病发病率在2020～2022年间增加了3.9%。

考点 微生物的种类

链接

你知道微生物与人的关系吗？

绝大多数微生物对人和动、植物是有益的，有些是必需的。它们参与自然界的物质循环，如土壤中的微生物能将死亡的动、植物中蛋白质转化为含氮的无机化合物，供植物生长需要，没有微生物，植物就不能进行代谢，人类和动物也将难以生存；在农业方面，广泛应用微生物制造菌肥、植物生长激素等，还利用微生物杀死害虫；在工业方面，微生物广泛应用于食品、皮革、纺织、石油、化工、冶金等行业；在环保工程方面，利用微生物降解有机磷、氰化物等；在医药工业方面，利用微生物制造抗生素、维生素和辅酶等；在生物制药方面，利用基因工程技术将微生物作为基因载体生产胰岛素、干扰素等生物制品。

（二）寄生虫

在生物界，一些低等生物失去了自主生活能力，暂时或永久居留在其他生物体表或体内，从这些生物中摄取营养，维持生存，并对其产生损害，这些低等生物称为寄生虫。

寄居在人体并引起机体损伤的寄生虫，称为人体寄生虫，包括医学蠕虫、医学原虫和医学节肢动物三类。

1. 医学蠕虫　蠕虫为多细胞无脊椎动物，体软，借肌肉伸缩蠕动。寄生在人体的蠕虫称医学蠕虫，根据形态特征医学蠕虫分为线虫、吸虫和绦虫。

2. 医学原虫　为单细胞真核动物，具有独立和完整的生理功能。医学原虫有40余种，常见的原虫有：叶足纲（如溶组织内阿米巴）、动鞭纲（如阴道毛滴虫）及孢子纲（如疟原虫）。

3. 医学节肢动物　节肢动物种类繁多，其中有13个纲与医学有关，通过叮咬、吸血、寄生和传播病原体等方式危害人畜健康的节肢动物，称为医学节肢动物。常见的有蚊、蝇、蚤、虱、蜱等。

二、免疫的概念与功能

我们生活的环境中存在各种各样的病原生物，如细菌、病毒和支原体等。我们的食物和吸入的空气中都有病原体，但一般情况下机体不患病，这是为什么呢？因为我们每个人的体内都有免疫系统。依靠免疫系统，机体能够识别和清除病原体，也能清除在生长发育过程中产生的有毒害作用的物质，消灭肿瘤细胞等"变异分子"，维持机体内环境的平衡与稳定。

人类对免疫的认识源于机体对传染性疾病的抵抗力。免疫的原意是免除或逃避"税捐"或"兵役"，后被用于医学领域，其含义被引申为"免除瘟疫"（瘟疫即传染病），是指机体对病原生物所致疾病的抵抗能力。

随着免疫学研究的不断发展,免疫的内涵有所扩展,免疫对机体既有有利的一面,也有不利的一面。免疫不仅仅局限于抗感染免疫。如临床上血型不符的个体之间输血可引起严重的输血反应;异体之间的植皮可出现强烈的移植排斥反应;使用青霉素等药物可引起过敏反应;植物花粉可能引起的过敏反应等,这些现象都说明机体具有识别"非己"物质的能力,而这些"非己"物质并不一定都是病原生物,其反应的结果也并非都对机体有利。

(一)免疫的概念

免疫是指机体识别和排除抗原性物质,维持自身平衡与稳定的一种生理功能。

(二)免疫的功能

机体的免疫功能是由免疫系统来完成的。免疫功能对机体的影响有利也有害,在正常情况下,机体免疫系统能识别"自己"和"非己"物质,能有效地清除细菌、病毒等微生物和体内的衰老、死亡细胞及肿瘤细胞等,使机体内环境保持稳定,对机体有利。但在一定条件下,也可以导致组织损伤或生理功能紊乱,对机体产生有害反应,其结果就是发生免疫性疾病。机体的免疫功能主要体现在以下三个方面(表1-1)。

表1-1 免疫的功能及表现

免疫功能	正常表现(有利)	异常表现(有害)
免疫防御	抵抗各种感染	超敏反应(过强)/免疫缺陷(过低)
免疫稳定	清除衰老、损伤的细胞	自身免疫病
免疫监视	清除突变细胞	发生肿瘤

1. **免疫防御** 是指机体免疫系统抵御病原微生物感染,即通常所指的抗感染免疫,是机体对外来抗原(如病原微生物及其毒性产物)侵害机体时表现的一种生理性的保护反应。功能正常时,可抵抗各种病原生物的入侵,能及时清除侵入机体的病原生物及其毒性产物,保护机体免受感染。若此功能低下或缺陷时,病原生物即可在体内大量生长繁殖而引起免疫缺陷病,如反复感染、艾滋病等;若此功能过强可引起机体组织细胞损伤或生理功能异常而导致超敏反应的发生。

2. **免疫稳定** 是指机体免疫系统各组成之间的相互协调,以保证机体内环境相对平衡与稳定的一种生理功能,主要针对衰老、凋亡或受损的细胞。当功能正常时,能及时清除体内衰老、凋亡或受损的细胞,使机体的各项生理功能处于最佳状态;若此功能紊乱,会导致辨"异"失误,使机体正常组织细胞遭到破坏,引起自身免疫病。

3. **免疫监视** 是机体免疫系统对自身各组织细胞是否正常的一种监督机制。主要针对突变的细胞和病毒感染细胞,由体内的淋巴细胞来完成。该功能正常时,可及时发现和清除功能异常、发生突变的细胞和病毒感染细胞;若此功能降低时,则易发生肿瘤和病毒持续感染。

考点 免疫的三大功能

自 测 题

A1 型题

1. 不属于原核细胞型微生物的是（ ）
   A. 病毒 B. 细菌
   C. 支原体 D. 衣原体
   E. 立克次体

2. 属于真核细胞型微生物的是（ ）
   A. 螺旋体 B. 放线菌
   C. 真菌 D. 细菌
   E. 病毒

3. 属于非细胞型微生物的是（ ）
   A. 病毒 B. 衣原体
   C. 放线菌 D. 立克次体
   E. 真菌

4. 原核细胞型微生物不具备的结构是（ ）
   A. 细胞壁 B. 细胞膜
   C. 细胞质 D. 核质
   E. 核膜

5. 免疫稳定功能紊乱的结果是容易发生（ ）
   A. 恶性肿瘤 B. 自身免疫病
   C. 超敏反应 D. 病毒持续感染
   E. 免疫缺陷病

（王 利）

第2章 细菌概述

> **学习目标**
> 1. 能具有严谨求实、勇于探索的学习精神,养成爱岗敬业的职业道德理念。
> 2. 能描述细菌的形态、结构及致病性,说出细菌形态的检查方法。
> 3. 能简述细菌的外界环境及其感染。
> 4. 能描述正常菌群的生理意义和条件致病菌的致病条件。
> 5. 能说出物理消毒灭菌的方法。
> 6. 能掌握外毒素和内毒素的主要区别。
> 7. 运用所学知识认识细菌的特性,树立无菌观念,开展健康教育。

细菌是一种具有细胞壁的原核细胞型微生物。细菌种类繁多,在自然界中分布广泛,与人类的关系较为密切。了解细菌的形态、结构和生理活动等基本性状,对研究细菌的致病机制、免疫性,以及鉴别细菌、诊断和防治疾病等具有重要意义。

案例 2-1

患者,女,18岁。佩戴隐形眼镜2年,近2天来出现眼痛、畏光、流泪、眼睑痉挛等症状,入院就诊。眼科检查:患者角膜光泽消失、透明度减低、前房有较多黄白脓性分泌物,有明显的视力减退。医生对患者眼部脓性分泌物进行革兰氏染色检查,检出革兰氏阳性球菌。诊断为化脓性角膜溃疡。

问题:1. 患者病因是什么?
2. 该病如何进行防治?

第1节 细菌的形态与结构

一、细菌的形态与大小

(一)细菌的形态

细菌的基本形态有球形、杆形和螺形,据此细菌分为球菌、杆菌和螺形菌(图2-1)。

1. **球菌** 菌体呈球形或近似球形(肾形、豆形、矛头形等)。其根据繁殖时细菌分裂平面和分裂后菌体排列方式不同,可分为以下几种。

(1)双球菌 细菌沿一个平面分裂,分裂后两个菌体成双排列,如脑膜炎奈瑟菌。

(2)链球菌 细菌沿一个平面分裂,分裂后多个菌体相连排列成链状,如溶血性链球菌。

(3)葡萄球菌 细菌沿多个不规则的平面分裂,分裂后菌体无规则地堆积呈葡萄串状排列,如金黄色葡萄球菌。

此外,还有沿两个相互垂直的平面分裂为四个菌体,分裂后四个菌体排列呈正方形的四联球菌；沿三个垂直平面分裂为八个菌体，分裂后八个菌体叠在一起排列呈正方体的八叠球菌。无论何种球菌，在标本和培养物中除上述的典型排列方式外，还可看到分散的单个菌体。

2. 杆菌　杆菌种类很多，其大小、长短、粗细均有差异。多数杆菌呈直杆状且两端钝圆，少数形态变化较大。如菌体两端膨大呈棒状的白喉棒状杆菌；两端齐平的炭疽杆菌；呈分枝状的结核分枝杆菌等。杆菌多分散排列，少数呈链状、栅栏状、八字状或分枝状排列。

3. 螺形菌　菌体弯曲呈螺旋状，有的菌体只有一个弯曲，呈弧形或逗点状，称为弧菌，如霍乱弧菌。有的菌体有多个弯曲，称为螺菌，如鼠咬热螺菌。也有的菌体细长弯曲呈螺旋形，称为螺杆菌，如幽门螺杆菌。

通常细菌在适宜条件下培养 8～18h，形态较为典型，当培养基成分、pH、培养时间及温度等环境条件改变时或细菌受抗生素等作用后，菌体则可能出现多形态。

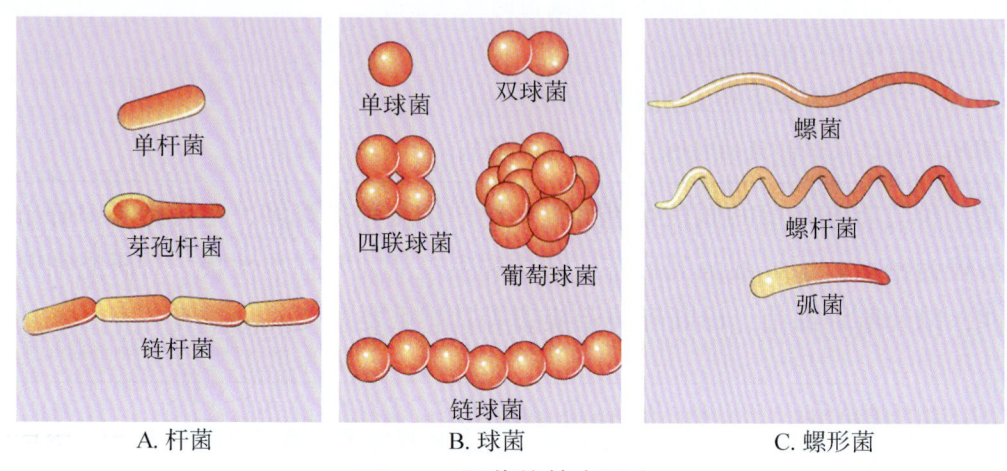

图 2-1　细菌的基本形态

（二）细菌的大小

细菌个体微小，需要用显微镜放大数百至上千倍才能看到。通常以微米（μm）作为测量单位（1μm = 1/1000mm）。

1. 球菌　以直径表示，多数菌体直径在 1μm 左右。

2. 杆菌　以长和宽表示，中等大小的杆菌长 2.0～3.0μm，宽 0.3～0.5μm。

3. 螺形菌　以长和宽表示，长 2.0～20.0μm，宽 0.4～2.0μm。

二、细菌的结构

案例 2-2

患者，男，12 岁，咽痛伴发热 2 天入院。查体：体温 39.5℃；脉搏 95 次/分；呼吸 22 次/分；血压 110/70mmHg；白细胞计数 13.5×10⁹/L；咽喉分泌物微生物学检查：革兰氏阳性菌，球形，呈葡萄串状排列；扁桃体Ⅱ度肿大，可见白色脓点。初步诊断：急性化脓性扁桃体炎。入院后予以青霉素抗感染治疗。

问题：为什么青霉素对革兰氏阳性菌的杀菌效果比对革兰氏阴性菌好？

细菌的结构分为基本结构和特殊结构两部分。基本结构是各种细菌所共有的，包括细胞壁、细胞膜、细胞质和核质等；特殊结构是某些细菌在一定条件下所特有的结构，包括荚膜、鞭毛、菌毛和芽孢等（图2-2）。

（一）细菌的基本结构

细菌的基本结构是各种细菌所共有的，包括细胞壁、细胞膜、细胞质和核质等。

1. 细胞壁　是位于细胞膜外的一层坚韧而富有弹性的膜状结构。用革兰氏染色法，将细菌分为革兰氏阳性菌（G^+菌）（图2-3）和革兰氏阴性菌（G^-菌）（图2-4）两大类，这两类细菌细胞壁的化学成分和结构有差异。其中G^+菌细胞壁较厚（20～80nm），主要由肽聚糖和磷壁酸构成。G^-菌细胞壁较薄（10～15nm），主要由肽聚糖和外膜构成。

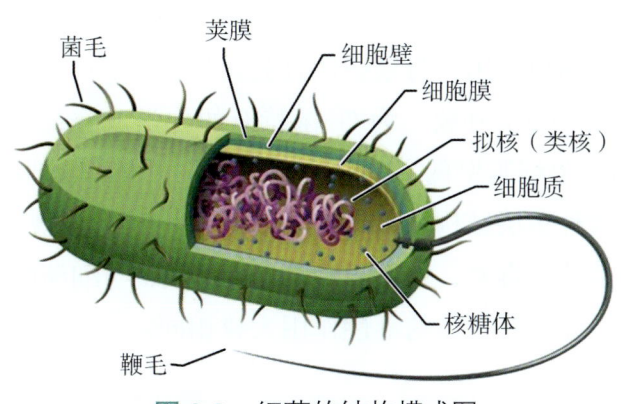

图2-2　细菌的结构模式图

（1）肽聚糖　又称黏肽，是G^+菌与G^-菌共有成分。G^+菌的肽聚糖占细胞壁干重的50%～80%，由N-乙酰葡糖胺和N-乙酰胞壁酸通过化学键交替间隔连接形成聚糖骨架，再与四肽侧链和五肽交联桥连接成三维立体的网络结构，故细胞壁坚韧、致密。肽聚糖是G^+菌细胞壁最主要的化学成分，凡是能抑制肽聚糖合成的物质（如青霉素、溶菌酶等），可使G^+菌的细胞壁缺损而导致细菌死亡。G^-菌肽聚糖含量少，仅占细胞壁干重的5%～20%，由聚糖骨架（与G^+菌相同）和四肽侧链构成，无五肽交联桥，故细胞壁疏松。

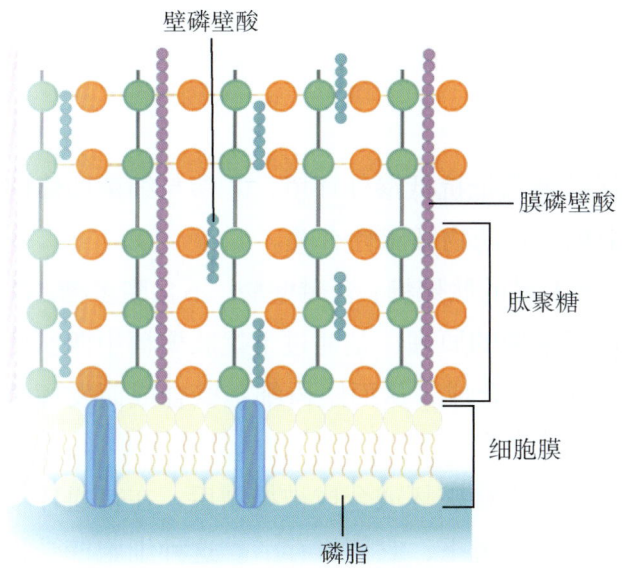

图2-3　G^+菌细胞壁的结构示意图

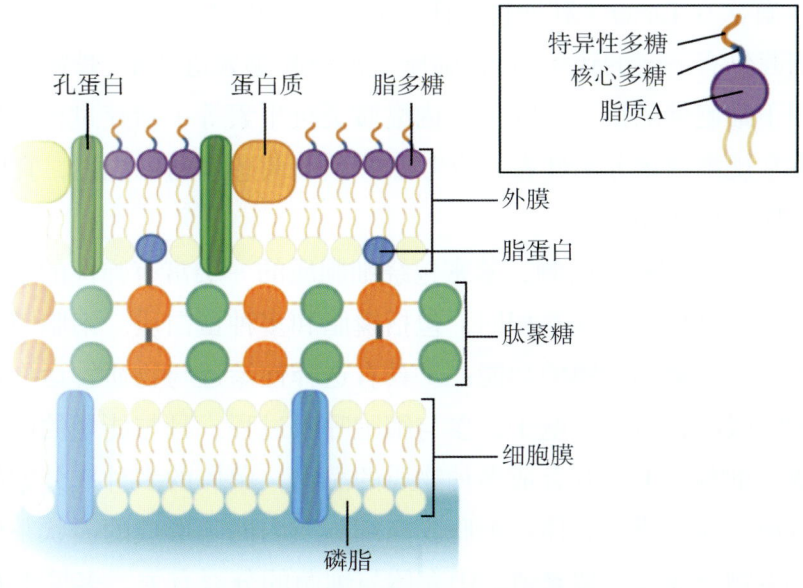

图2-4　G^-菌细胞壁的结构示意图

（2）磷壁酸 为 G⁺ 菌特有的化学成分，是 G⁺ 菌的主要表面抗原，某些细菌的磷壁酸具有黏附作用，与致病性有关。

（3）外膜 为 G⁻ 菌特有的化学成分，位于肽聚糖层外。外膜占细胞壁干重的 80%，是 G⁻ 菌细胞壁的主要结构，由内向外依次是脂蛋白、脂质双层、脂多糖（G⁻ 菌的内毒素）。这种多层结构，具有屏障作用，故青霉素、溶菌酶对 G⁻ 菌无明显作用（表 2-1）。脂多糖是 G⁻ 菌的内毒素，菌体裂解后方可释放，与细菌的致病性有关。不同种类的细菌脂多糖结构一致，因此其对机体的毒性作用大致相同。

表 2-1 G⁺ 菌与 G⁻ 菌细胞壁比较

细胞壁特性	G⁺ 菌	G⁻ 菌
肽聚糖层数	多达 50 层	1～2 层
肽聚糖含量	占细胞壁干重 50%～80%	占细胞壁干重 5%～20%
磷壁酸	有	无
外膜	无	有

细胞壁的功能：①维持细菌固有形态；②保护细菌抵抗低渗外环境；③参与细菌菌体内外的物质交换；④与细菌的致病性、抗原性、染色性及药物敏感性有关。

G⁺ 菌和 G⁻ 菌细胞壁化学成分不一样：G⁺ 菌含大量的肽聚糖，含磷壁酸，不含脂多糖；G⁻ 菌含极少肽聚糖，含脂多糖，不含磷壁酸。青霉素杀菌的原理，是通过干扰肽聚糖中四肽侧链和五肽交联桥的连接，使得 G⁺ 菌的肽聚糖不能正常合成，从而阻碍细胞壁合成而发挥杀菌作用。

细菌细胞壁的肽聚糖结构受到理化或生物因素的直接破坏或合成被抑制后，在普通环境中不能耐受菌体内的高渗压将会胀裂死亡，但在高渗环境下，它们可存活。这种细胞壁受损的细菌在高渗环境下仍能存活者称为细菌细胞壁缺陷型或 L 型。该细菌因 1935 年克兰伯格（Klieneberger）首次在 Lister（利斯特）研究院发现而得名。

某些 L 型细菌仍有一定的致病力，在临床上常引起泌尿道感染、骨髓炎、心内膜炎等疾病，并常在使用作用于细胞壁的抗菌药物（β- 内酰胺类抗生素等）治疗过程中发生。临床上遇有症状明显而标本常规细菌培养阴性者，应考虑 L 型细菌感染的可能性，宜作 L 型细菌的专门分离培养，并更换抗菌药物。

2. 细胞膜 是位于细胞壁内侧，紧密包绕细胞质的一层富有弹性的生物膜。细菌细胞膜的结构和化学组成与真核细胞基本相同，包括磷脂和多种蛋白质。细胞膜内不含胆固醇是与真核细胞的区别点。细菌细胞膜的功能：①具有选择性渗透与物质转运作用；②呼吸作用：细胞膜上有多种呼吸酶，可转运电子，参与细胞呼吸过程，且与能量的产生、储存和利用有关；③生物合成：细胞膜上含有合成多种物质的酶类，菌体的多种成分如肽聚糖、脂多糖等均在细胞膜上合成；④形成中介体：细胞膜向细胞质内凹陷形成的囊状小体，称为中介体，参与细菌呼吸、生物合成及分裂繁殖。中介体与细菌的分裂有关，多见于 G⁺ 菌。

3. 细胞质 为细胞膜包裹的无色透明胶状物质。基本成分是水、蛋白质、核酸、脂类、少量的糖和无机盐,细胞质内含有多种酶系统,是细菌新陈代谢的主要场所。此外,细胞质中还含有多种重要的亚细胞结构。

(1)核糖体　又称核糖核蛋白体,是游离于细胞质中的微小颗粒,每个菌体中可含数万个,其化学成分为 RNA 和蛋白质。核糖体是合成菌体蛋白的重要场所,因此是多种抗菌药物选择作用的靶位,如大环内酯类、氨基糖苷类抗生素可与核糖体结合,干扰细菌蛋白质的合成,导致细菌死亡。而真核生物(包括人类)的核糖体与细菌不同,故对人体细胞无影响。

(2)质粒　是细菌染色体外的遗传物质,为一条闭合环状的双链 DNA 分子。质粒非细菌生命所必需的结构,它赋予细菌某些特定的遗传性状(如性菌毛、耐药性等)。医学上重要的质粒有 R 质粒(耐药性质粒)、F 质粒(致育性质粒)等。质粒能自我复制,并随细菌的繁殖传给子代,也可通过接合或转导的方式在细菌间传递。

(3)胞质颗粒　是细胞质内数量不等的圆形颗粒,多为细菌储存的营养物质。较常见的胞质颗粒是异染颗粒,其有较强的嗜碱性,用亚甲蓝染色时着色较深呈紫色,故名异染颗粒。某些细菌的异染颗粒(如白喉棒状杆菌,图2-5)可作为鉴别细菌的依据。

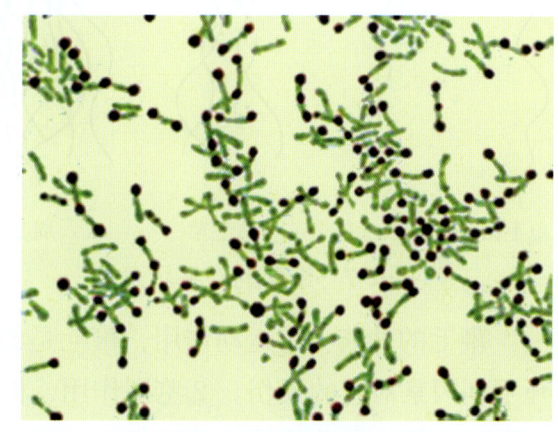

图2-5　白喉棒状杆菌异染颗粒图(亚甲蓝染色,光镜1000×)

4.核质　即细菌的染色体,是由一条双链 DNA 分子反复盘绕而成,无核膜包裹,无成形核仁,散布在细胞质中,因此称为核质,又称拟核、类核。它携带细菌大量的遗传信息,控制着细菌生长、繁殖、遗传、变异等。

(二)细菌的特殊结构

细菌的特殊结构是指某些细菌特有的结构,包括荚膜、鞭毛、菌毛、芽孢。

1.荚膜　是包绕在某些细菌细胞壁外的一层黏液性物质(图2-6)。荚膜的化学成分因菌种而异,可为多糖、多肽或透明质酸等,以多糖居多。荚膜的形成受遗传控制和环境条件的影响,一般在动物体内或营养丰富的培养基中容易形成。荚膜用一般染色法不易着色,在普通光学显微镜下只能看到菌体周围有一层透明圈,用特殊的荚膜染色法可将荚膜染成与菌体不同的颜色。

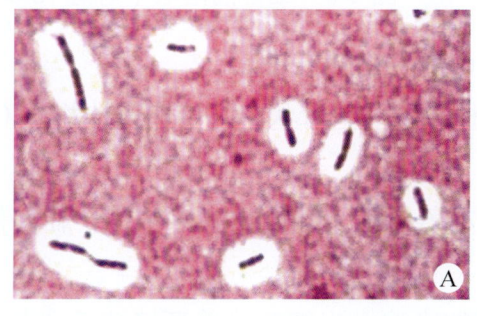 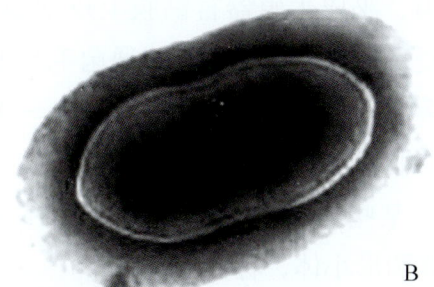

图2-6　细菌的荚膜

A.革兰氏染色细菌荚膜(光镜100×);B.细菌荚膜(电镜30 000×)

荚膜的功能：①抗吞噬作用，抵抗吞噬细胞对细菌的吞噬、消化，增强细菌的毒力。②抗损伤作用，使细菌耐受多种抗菌因素对它的损伤（如溶菌酶、补体、抗体等）。③黏附作用，有利于细菌彼此粘连，定植于易感组织细胞的表面，是构成细菌致病力的重要因素。

2. 鞭毛　是附着于某些菌体上细长、弯曲呈波浪状的丝状物。长为 5～20μm，直径为 12～30nm。其化学成分主要是蛋白质，具有免疫原性。鞭毛很细，需用电子显微镜观察，或经特殊的鞭毛染色后才能在普通光学显微镜下看见。按鞭毛的数量、位置和排列方式不同，鞭毛菌分为 4 种（图 2-7）。

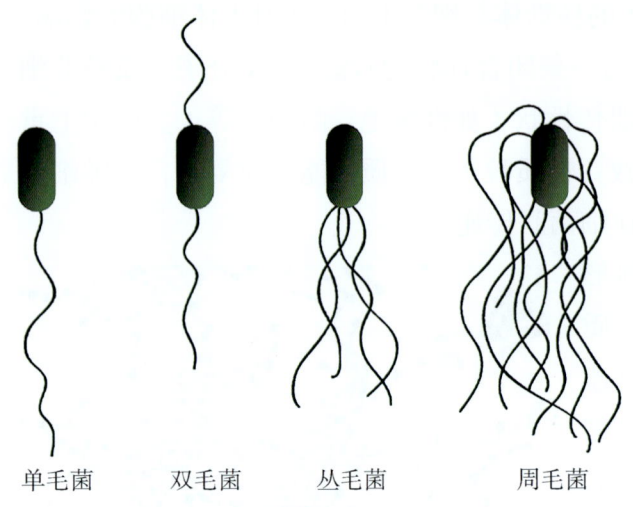

图 2-7　细菌的鞭毛示意图

（1）单毛菌　菌体一端有一根鞭毛，如霍乱弧菌。

（2）双毛菌　菌体两端各有一根鞭毛，如空肠弯曲菌。

（3）丛毛菌　菌体一端或两端有一束鞭毛，如铜绿假单胞菌。

（4）周毛菌　菌体周身遍布鞭毛，如伤寒沙门菌。

鞭毛的功能：①运动作用，鞭毛是细菌的运动器官，可帮助细菌向营养物质处前进，避开不利因素对它的损伤。②鉴别作用，根据鞭毛的数量、位置及抗原性不同，可进行细菌的鉴别、分类。③致病性，某些细菌的鞭毛与致病有关，例如，霍乱弧菌通过鞭毛运动穿透小肠黏膜表面的黏液层，黏附于肠黏膜上皮细胞表面，导致感染。

3. 菌毛　是附着在许多 G^- 菌和少数 G^+ 菌菌体表面的比鞭毛更细、短、直、硬的丝状物，其化学成分是蛋白质。菌毛只能在电子显微镜下才能观察到，与细菌的运动无关。根据功能不同，菌毛分为两种（图 2-8）。

（1）普通菌毛　数量多达百根，遍布菌体四周，是细菌的黏附结构。普通菌毛增强了细菌黏附于易感细胞的能力，可黏附于呼吸道、消化道、泌尿生殖器官黏膜上皮细胞表面，进而侵入黏膜引起感染，普通菌毛与细菌的致病性有关。

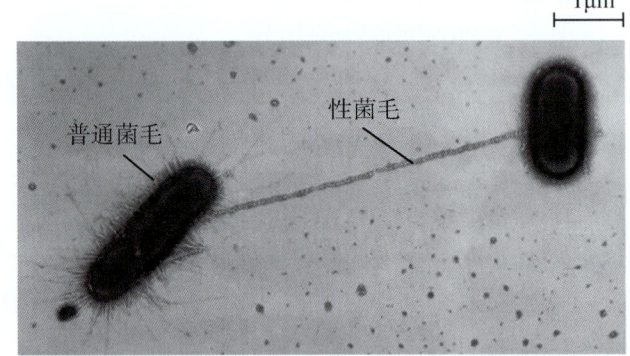

图 2-8　细菌的菌毛（电镜 10 000×）

（2）性菌毛　数量少，一个细菌有 1～4 根，中空呈管状，可传递遗传物质（如 F 质粒、R 质粒），与细菌变异有关。

4. 芽孢　某些细菌（主要是 G^+ 菌）在一定条件下，细胞质脱水浓缩，在菌体内形成的一个圆形或椭圆形小体，称为芽孢。

芽孢的形成受遗传因素的控制和环境因素的影响。当细菌培养环境缺乏碳源、氮源和某些生长因子时容易形成芽孢；有些细菌芽孢的形成与氧环境有关，如炭疽杆菌在有氧条件下形成芽孢，破伤风梭菌则在无氧条件下形成芽孢。芽孢形成后，其菌体细胞则失去繁殖能力，并逐渐自溶、崩解，芽孢脱出游离于环境中。

芽孢具有菌体的酶、核质等成分，能保存细菌全部生命活性，但芽孢代谢相对静止，不能分裂繁殖。芽孢若遇适宜的环境条件，又可吸水膨大，酶活性恢复，形成新的菌体。一个细菌只能形成一个芽孢，一个芽孢也只能形成一个菌体，所以芽孢是细菌的休眠体而不是细菌的繁殖方式，是细菌抵抗不良环境的特殊存活形式。

芽孢折光性强，壁厚，不易着色，普通染色在普通光学显微镜下只能看到发亮的小体。必须用芽孢染色法才能着色。

芽孢形成的意义：①芽孢的大小、形状和在菌体中的位置因菌种而异，可用于鉴别细菌（图2-9）。②芽孢对高温、干燥、化学消毒剂和辐射等理化因素有较强的抵抗力，在自然界分布广泛并可存活几年至数十年，一旦进入机体可转为繁殖体，故防止芽孢污染环境具有重要的医学意义。芽孢抵抗力强与其结构和成分有关，芽孢含水量少，呈高度脱水状态，并有致密且厚的芽孢壁，内含有大量耐热的吡啶二羧酸钙盐（占芽孢干重的5%～15%）。研究证明钙离子与稳定芽孢酶的活性、增强芽孢的耐热性有关。③芽孢抵抗力强，故对医疗器械、敷料、培养基等进行灭菌时，应以芽孢是否被杀死作为判断灭菌效果的指标。

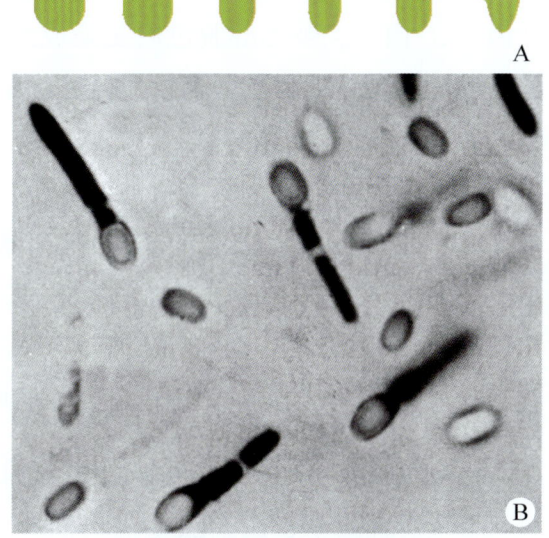

图 2-9　细菌芽孢形态图
A. 芽孢示意图；B. 芽孢电镜图（20 000×）

考点　细菌的结构

三、细菌形态的检查方法

（一）常用的显微镜

1. 普通光学显微镜　是用可见光为光源，可见光波长为 0.4～0.7μm，平均为 0.5μm。普通光学显微镜的目镜放大倍数为 10 倍，物镜有放大 4 倍（低倍）、10 倍（低倍）、40 倍（高倍）和 100 倍（油镜），其总的放大率为 40 倍、100 倍、400 倍、1000 倍。人肉眼一般可看见最小的物体为 0.1～0.2mm。一般细菌都大于 0.25μm，在普通光学显微镜放大 1000 倍后均可见到。

2. 电子显微镜　是利用电子流代替光线，用电磁圈代替放大透镜。电子波长仅为可见光波长的十万分之一，故其放大倍数很高。电子显微镜只能在真空干燥的状态下检查，不能检查活的微生物。

此外，还有暗视野显微镜、相差显微镜、荧光显微镜等，适用于观察不同情况下的细菌形态和（或）结构。

(二)不染色标本检查法

不染色标本检查法即细菌标本不经染色直接在镜下观察,可用于观察活菌的形态、大小及运动情况,包括压滴法和悬滴法。

(三)染色标本检查法

将细菌染色后能更清楚地观察其大小、形态和结构。染色之前,一般要经过涂片、干燥、固定3道程序。染色的方法很多,如革兰氏染色法、抗酸染色法、特殊染色(如芽孢染色、异染颗粒染色)等。其中革兰氏染色法是最常用、最重要的鉴别染色方法之一。

1. 革兰氏染色法 是将标本固定后,先用碱性染料结晶紫初染,再用碘液媒染,使之生成结晶紫-碘复合物,此时细菌均染成深紫色,然后用95%乙醇脱色,一些细菌被脱色,一些则不能,最后用稀释复红或沙黄复染。结果:不被乙醇脱色的细菌呈紫色,为革兰氏阳性菌(G^+菌);被乙醇脱色后复染成红色的细菌,为革兰氏阴性菌(G^-菌)。革兰氏染色法在鉴别细菌、选择抗菌药物、研究细菌致病性等方面具有重要意义。

2. 抗酸染色法

(1)步骤 先用浓石炭酸复红热染,随即以3%盐酸乙醇脱色,最后用碱性亚甲蓝复染。

(2)镜检 染成红色的细菌称为抗酸性细菌;染成蓝色的细菌称为非抗酸性细菌。

(3)临床意义 鉴别结核分枝杆菌、麻风分枝杆菌。

第2节 细菌的生长繁殖与变异

一、细菌的生长繁殖

(一)细菌生长繁殖的条件

1. 营养物质 是细菌新陈代谢的物质基础,主要包括水、碳源、氮源、无机盐等。有些细菌,培养时还必须为其提供某些生长因子,如B族维生素、某些嘌呤、嘧啶等。

2. 酸碱度(pH) 细菌的新陈代谢需要酶参与,而酶在一定的pH下才具有活性。多数病原菌最适宜生长的pH为7.2~7.6。少数细菌对pH的要求不同,如霍乱弧菌最适宜pH为8.4~9.2,结核分枝杆菌最适宜pH为6.5~6.8,乳酸杆菌最适宜pH为5.5~6.0。

3. 温度 多数病原菌最适宜生长的温度为37℃。

4. 气体 与细菌生长繁殖有关的气体主要是氧气和二氧化碳。依据细菌对氧气的需求不同,将细菌分为四类。

(1)专性需氧菌 指必须在有氧的条件下才能生长繁殖的细菌,如结核分枝杆菌。

(2)微需氧菌 在低氧分压(氧浓度为5%~6%)的环境中生长最好,如幽门螺杆菌。

(3)专性厌氧菌 指必须在无氧的条件下才能生长繁殖的细菌,如破伤风梭菌。

(4)兼性厌氧菌 在有氧或无氧的条件下均能生长,但在有氧时生长较好,如伤寒沙门菌。

(二)细菌生长繁殖的方式与速度

1. 细菌的繁殖方式 细菌以无性二分裂方式进行繁殖,即1个分裂为2个,2个分裂为

4个，以此类推。

2. 细菌的繁殖速度　在适宜的条件下，多数细菌20～30min繁殖一代（即1代），个别细菌如结核分枝杆菌18～20h繁殖一代。

> **链　接**
>
> 大肠埃希菌的传代时间为20min，以此计算，在最佳条件下繁殖，10h后可超过10亿，24h后，细菌繁殖的数量可庞大到难以计数的程度。
>
> 由于细菌繁殖过程中营养物质的消耗，毒性产物的积聚及环境酸碱度的改变，细菌不可能始终保持原速度无限增殖。经过一定时间后，细菌繁殖的速度越来越慢，死菌数越来越多，活菌数越来越少。

二、细菌的人工培养

（一）培养基及其种类

以人工方法配制而成的供细菌生长繁殖所需的营养基质，称为培养基。培养基的分类方法和种类见表2-2。

表2-2　培养基的分类方法和种类

分类方法	种类
物理性状	液体培养基、固体培养基、半固体培养基
成分	天然培养基、半合成培养基、合成培养基
用途	基础培养基、选择培养基、鉴别培养基、厌氧培养基、营养培养基
微生物的种类	细菌培养基、放线菌培养基、酵母菌培养基和霉菌培养基

根据培养基物理性状的不同分为液体培养基、固体培养基和半固体培养基。

1. 液体培养基中的生长现象　将不同的细菌接种在液体培养基中，经培养后可出现混浊、沉淀和膜状生长。液体培养基常用于增菌培养和细菌鉴别培养。在临床护理工作实践中，应注意观察注射用制剂的性状变化，严禁将可能被细菌污染的制剂注入机体。

2. 固体培养基中的生长现象　将细菌划线接种于固体培养基上，经培养后可见单个细菌生长繁殖所形成的细菌集团，称为菌落，多个菌落相互融合，称为菌苔（图2-10）。不同细菌形成的菌落大小、形状、颜色、透明度、湿润度等都存在差异，因此，菌落的特征可作为鉴别细菌的重要依据。固体培养基主要用于细菌的分离培养及药敏试验等。

3. 半固体培养基中的生长现象　将细菌用穿刺接种法接种于半固体培养基上，经培养后可见有鞭毛的细菌呈扩散生长，穿刺线不清；无鞭毛的细菌只沿着穿刺线生长，穿刺线清晰。半固体培养基主要用于观察细菌的动力和菌种保存等。

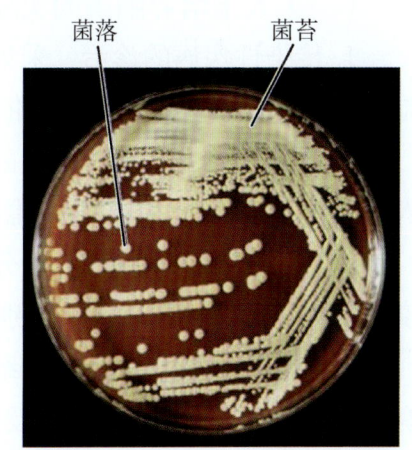

图2-10　固体培养基上生长的细菌

（二）细菌的群体生长现象

将一定量的细菌接种于适宜的培养基内培养，定时检测细菌的数量，然后以培养时间为横坐标，以细菌数的对数为纵坐标，绘制出了一条曲线，称为生长曲线。依据生长规律，细菌的生长繁殖可分为四期：迟缓期、对数期、稳定期和衰亡期（图2-11）。

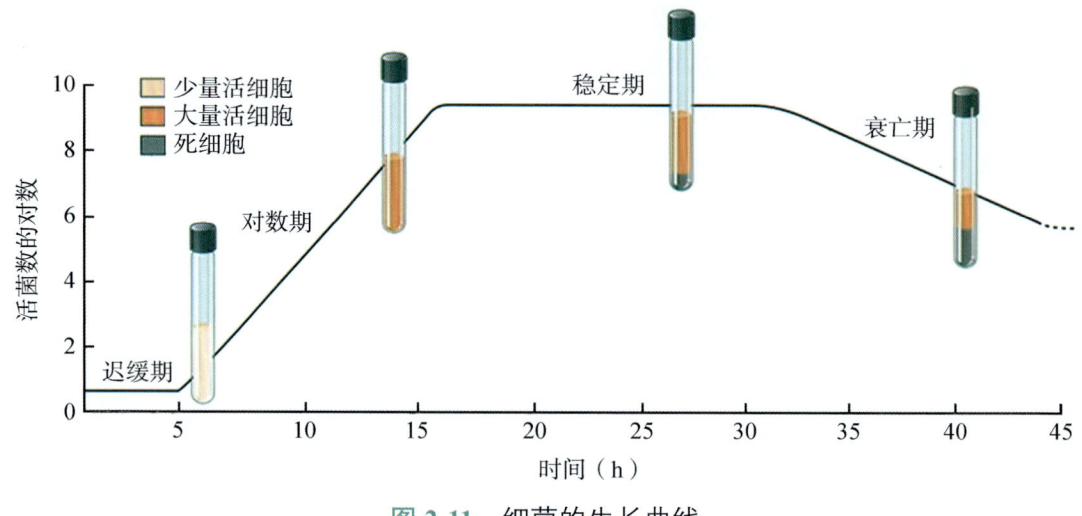

图 2-11 细菌的生长曲线

1. 迟缓期　指细菌进入新环境后的短暂适应阶段。该期细菌数量基本不变，菌体增大，代谢活跃，产生酶、辅酶及必要中间产物。

2. 对数期　细菌在此期生长迅速，活细菌数量以恒定的几何级数增长，生长曲线图上细菌数的对数呈直线上升。对数期细菌的形态、染色、生理活性等较典型，对外界环境因素敏感。因此期细菌生物学特征典型，故适合作细菌研究。

3. 稳定期　因培养基中营养物质的消耗，有害代谢产物的堆积，细菌的繁殖速度逐渐减慢，死亡数量逐渐增加，新增的细菌与死亡的细菌数量大致相当，细菌总数不再变化。此期细菌的典型生物学性状改变，可形成芽孢、外毒素、抗生素等代谢产物。

4. 衰亡期　此期细菌死亡数量越来越多，生理代谢趋于停滞，菌体形态衰变或畸形，难以辨认。

（三）人工培养细菌的实际意义

1. 传染性疾病的诊治　采集患者的标本，分离培养出病原菌，并对其进行鉴定和药敏试验，是诊断传染性疾病的可靠依据，同时可指导临床用药。

2. 细菌的研究　培养出细菌是体外研究细菌的先决条件，同时在培养细菌的过程中也为人类发现未知病原菌提供了可能性。

3. 生物制品的制备　利用分离培养出的纯种细菌可制备成各种生物制品，如诊断菌液、疫苗、类毒素、抗毒素等，分别用于传染病的诊断、预防和治疗。

4. 在基因工程中的应用　细菌易培养，繁殖快，在基因工程中常选作受体细胞，如将带有目的基因的重组DNA导入受体菌，可使其在受体菌内获得高度表达（如干扰素、胰岛素等的制备）。这样既可以对基因产物提取纯化，又可极大地降低生产成本。

三、细菌的代谢产物

细菌的新陈代谢包括合成代谢和分解代谢。这两类代谢过程均生成多种中间代谢产物,其中一些代谢产物在医学上有重要意义。

(一)合成代谢产物

1. 与致病有关的合成代谢产物

(1)毒素 是病原菌在代谢过程中合成的对机体有毒性的物质,包括外毒素和内毒素两大类。

(2)侵袭性酶 是某些细菌产生的、与毒力有关的酶。它有促进细菌在机体内扩散、生长、繁殖的作用,是细菌致病的物质基础。如链球菌产生的透明质酸酶、链道酶,金黄色葡萄球菌产生的血浆凝固酶等。

(3)热原质 多为G^-菌菌体中的脂多糖。热原质有两层含义:①是指其注入机体或动物体内能引起发热,故名热原质。②是指其耐受高温,不被高压蒸汽灭菌法(121.3℃,15~20min)所破坏,须加热(180℃,4h)或采用蒸馏法才会被破坏、去除,故在制备、使用注射药品时,应严格无菌操作,防止热原质污染。

2. 与鉴别有关的合成代谢产物

(1)色素 是细菌产生的有颜色物质,因颜色不同,可鉴别不同细菌。色素分为两类:①水溶性色素:可溶于水,能弥散至培养基或周围环境中,如铜绿假单胞菌产生的绿脓素。②脂溶性色素:不溶于水,仅局限于菌落内。如金黄色葡萄球菌产生的金黄色色素。

(2)细菌素 是某些细菌产生的具有杀菌或抑菌作用的蛋白质,其作用范围窄,仅对同种近缘菌株具有拮抗作用,可用于细菌分型和流行病学调查。

3. 与治疗有关的合成代谢产物

(1)抗生素 某些微生物代谢过程中产生的具有抑制或杀灭其他微生物或肿瘤细胞的化学物质称为抗生素。多由放线菌和真菌产生,少数由细菌产生,用于感染性疾病和肿瘤的治疗。

(2)维生素 某些细菌能合成维生素,除供自身所需外,还可分泌到菌体外,如人体肠道内的大肠埃希菌能合成维生素B_6、维生素B_{12}、维生素K_2等。

(二)分解代谢产物

各类细菌所具有的酶不同,分解营养物质所产生的代谢产物各异。利用这样的差异,通过生化试验,来检测和观察这些代谢产物,从而鉴别细菌,称为细菌的生化反应。

1. 糖分解代谢产物 细菌分解糖所产生的代谢产物各异,常用于鉴别的生化试验如糖发酵试验等。

2. 蛋白质分解代谢产物 细菌分解蛋白质和氨基酸的能力以及产生的代谢产物均不同,常用于鉴别的生化试验如靛基质试验(吲哚试验)等。

四、细菌的遗传与变异

遗传与变异是细菌的基本特性之一。在一定条件下,细菌子代与亲代之间生物学性状相似的现象称为遗传,遗传保证了细菌物种性状的相对稳定。细菌子代与亲代之间生物学性状的差异称为变异，变异推动了细菌种属的进化。

（一）遗传变异的物质基础

1. 细菌染色体　即细菌的核质，仅由一条裸露的环状双链 DNA 分子反复盘绕而成。控制细菌的各种遗传性状和生命活动。

2. 质粒　是独立于细菌染色体外的遗传物质，由一条环状双链的 DNA 分子构成。质粒非细菌生命所必需结构，但赋予细菌某些特定的遗传性状。质粒可通过接合等方式在细菌间转移，使细菌失去或获得某些生物学特性（如耐药性、致病性等）。因此，质粒与细菌的遗传变异有关。

3. 噬菌体　是一类侵袭细菌、真菌等微生物的病毒。主要由蛋白质和核酸构成，多为蝌蚪形，由头部和尾部组成。根据感染宿主菌后的不同结局可分为两种类型：①烈性噬菌体，能在宿主菌内复制、增殖并使之裂解。②温和噬菌体，感染宿主菌后不增殖，而是将其基因组整合在宿主菌的基因组中，随宿主菌的基因组复制而复制，并随宿主菌的分裂将其基因组分配至子代细菌的基因组中。带有噬菌体基因组的细菌称为溶原性细菌。整合在细菌染色体上的噬菌体基因组称为前噬菌体。某些前噬菌体可赋予细菌一些新的遗传性状，称为溶原性转换。如白喉棒状杆菌感染 β- 棒状杆菌噬菌体后，可产生白喉毒素，就是因为前噬菌体带有编码毒素蛋白的结构基因。

（二）细菌的变异现象

1. 形态结构变异　在某些因素的影响下，细菌的形态、结构可发生变异。

（1）形态变异　将鼠疫杆菌接种在含 3%～6% NaCl 的培养基中，可呈现丝形、哑铃形等多种形态。

（2）结构变异　基本结构和特殊结构均可变异，在培养基中加入青霉素，G^+ 菌细胞壁合成受阻，细胞壁缺损；肺炎链球菌在体外培养多次传代可丢失荚膜。

2. 菌落变异　细菌的菌落有两种类型：即光滑（S）型与粗糙（R）型菌落。用患者体内新分离的菌株作培养，一般菌落表面光滑、湿润，边缘整齐，称为 S 型菌落。经人工连续培养多次，菌落表面变为粗糙、干燥且边缘不整齐，称为 R 型菌落。这种菌落变异称为 S-R 变异，常见于肠杆菌。

3. 毒力变异　细菌的毒力可增强或减弱。

（1）毒力减弱　通过人工诱导，可使细菌的毒力降低但仍保留免疫原性，利用毒力减弱可制备疫苗。如卡介苗（BCG）就是将有毒的牛型结核分枝杆菌接种到含有甘油、胆汁、马铃薯的培养基中，经过 13 年 230 代培养获得的减毒活疫苗，用于结核病的预防。

（2）毒力增强　产肠毒素大肠埃希菌通过获得质粒而产生编码毒素、黏附因子等致病物质的能力，毒力增强。

4. 耐药性变异　是指细菌对某一抗菌药物由敏感变为耐药。细菌耐药性形成有两方面原因：①抗生素应用不合理，如剂量不足、疗程不够及联合用药不当等；②细菌本身的变异性。

> **链 接**
>
> **滥用抗微生物药物可能致命**
>
> 根据世界卫生组织定义,抗微生物药物耐药性是指某种微生物令抗微生物药物对其失去效力。随着抗微生物药物被过度使用、不合理应用,导致微生物耐药性问题越来越严重,已成为全球公共卫生重大问题。世界卫生组织指出,若不采取行动,到2030年,抗微生物药物耐药性问题可能会使多达2400万人陷入极端贫困;到2050年,全球每年死于抗微生物药物耐药性感染的将有1000万人。世界卫生组织总干事在例行发布会上表示,抗微生物药物耐药性有可能破坏一个世纪以来的医学进步。
>
> 未来,我们要进一步提高感染性疾病诊断水平和抗微生物药物合理应用能力,引导全社会了解抗微生物药物,合理用药。遏制微生物耐药是我们每一个人的责任和义务。

(三)遗传变异在医学上的应用

1. 诊断疾病　在一定条件下,细菌的生物学性状可发生改变,如菌体形态、染色性、抗原性和毒力等,甚至出现变种和新种。因此,了解细菌的变异规律,才能做出正确的诊断。

2. 治疗疾病　滥用抗生素,致使耐药菌株日趋增多,如金黄色葡萄球菌经青霉素诱导产生的降解青霉素的β-内酰胺酶,对青霉素形成耐药性。故可通过药敏试验,筛选敏感药物,合理使用药物,提高疗效。

3. 预防疾病　细菌的毒力在一定条件下可通过人工诱变明显减弱或消失,细菌成为仍具有免疫原性的减毒株或无毒株,可制备成预防疾病的各种疫苗,如卡介苗的制备。

4. 基因工程中应用　利用细菌遗传变异原理,人工将目的基因重组于载体(质粒、噬菌体)上,然后导入受体菌,从而获得目的基因表达出的基因产物。通过基因工程,获得干扰素、脑啡肽、胰岛素、乙肝疫苗等生物制品。

第3节　细菌与外界环境

案例 2-3

> 患者,男,20岁。3天前酗酒后淋雨,继而出现寒战、高热、咳嗽、咳铁锈色痰等症状,今日患者感呼吸困难、胸痛,急诊入院。X线检查提示:左肺下叶见大片均匀致密阴影。痰培养找到肺炎链球菌。入院诊断为:肺炎链球菌肺炎。
>
> 问题:1. 细菌可以分布在哪些地方?
> 　　　2. 什么是正常菌群和条件致病菌?
> 　　　3. 该患者为何会感染肺炎链球菌?

一、细菌的分布

细菌种类繁多,广泛分布于土壤、水、空气等自然界中。在人体的体表及与外界相通的腔道黏膜中,也存在着不同种类和数量的细菌。它们与外界环境及宿主一起构成了相对平衡的生态体系。当某些细菌侵入人体或人体内微生态平衡失调时,便可引起相应感染性疾病。因此,为了预防感染,防止疾病的传播,应了解细菌的分布,认识它们与人类的关系,正确使用消毒、灭菌的方法，树立牢固的无菌观念，严格执行无菌操作，对预防感染、防止传染病流行等有着重要意义。

（一）细菌在自然界的分布

1. 土壤中的细菌　土壤具有细菌生长繁殖的良好条件。土壤中的细菌种类多，数量大，1g肥沃的土壤中细菌数以亿万计，其中多数为非病原菌。土壤中也有来自人和动物的排泄物及死于传染病的人、动物尸体中的病原菌。部分细菌能形成芽孢，如破伤风梭菌、产气荚膜梭菌、炭疽杆菌等，在土壤中可存活几年甚至几十年，可通过伤口侵入人体，引起创伤感染。因此，被泥土污染且深而狭窄的伤口，容易发生破伤风、气性坏疽等疾病，应及时清创，防止感染。

2. 水中的细菌　水是细菌生存的天然环境，细菌的种类数量因水源不同而有差异。一般来说地面水比地下水含菌多，静止水比流动水含菌多。水中的细菌主要来自土壤和人、动物的排泄物。水中常见的病原菌有伤寒沙门菌、痢疾志贺菌、霍乱弧菌等。水源污染可引起多种肠道传染病的流行，因此，保护好水源，加强粪便管理，对预防和控制肠道传染病有重要的意义。

3. 空气中的细菌　空气中缺乏营养物质，且受阳光的照射，因此空气中细菌的种类和数量较少。空气中细菌主要来自土壤、尘埃、人和动物的呼吸道及口腔排出物。尤其在人群密集的公共场所和医院，空气中细菌种类和数量明显增多。常见的病原菌有结核分枝杆菌、乙型溶血性链球菌、金黄色葡萄球菌等，可引起呼吸道传染病或创伤感染。此外，空气中的细菌也可造成培养基、药物制剂、生物制品等污染。因此，传染病患者应隔离治疗，手术室、病房、制剂室、细菌接种室等应采用不同的方式进行空气消毒，以防感染和污染的发生。

（二）细菌在正常人体的分布

由于人类与自然界密切接触，故正常人体的体表以及与外界相通的腔道均有微生物存在，但正常人体的血液、骨骼、肌肉、内脏等部位是没有细菌的。

1. 正常菌群　正常人体的体表以及与外界相通的腔道（如口腔、鼻咽腔、消化道、泌尿生殖道等）黏膜上存在着不同种类和数量的微生物，这些微生物通常对人体无害，甚至有益，称为正常微生物群或正常菌群。人体各部位常见的正常菌群见表2-3。

表2-3　人体各部位常见的正常菌群

部位	主要微生物
皮肤	葡萄球菌、类白喉棒状杆菌、铜绿假单胞菌、短棒菌、白假丝酵母菌、非致病性分枝杆菌等
口腔	葡萄球菌、甲型和丙型链球菌、肺炎链球菌、奈瑟菌、乳杆菌、类白喉棒状杆菌、梭杆菌、螺旋体、白假丝酵母菌、放线菌等
鼻咽腔	葡萄球菌、甲型和丙型链球菌、肺炎链球菌、非致病性奈瑟菌、类杆菌等
外耳道	葡萄球菌、类白喉棒状杆菌、铜绿假单胞菌、非致病性分枝杆菌等
眼结膜	葡萄球菌、干燥棒状杆菌、非致病性奈瑟菌等
胃	一般无菌

续表

部位	主要微生物
肠道	大肠埃希菌、产气肠杆菌、变形杆菌、铜绿假单胞菌、葡萄球菌、肠球菌、类杆菌、产气荚膜梭菌、破伤风梭菌、双歧杆菌、乳杆菌、白假丝酵母菌等
尿道	葡萄球菌、类白喉棒状杆菌、非致病性分枝杆菌等
阴道	乳杆菌、大肠埃希菌、阴道棒状杆菌、白假丝酵母菌等

2. 正常菌群的生理意义　　正常情况下，人体与正常菌群之间、正常菌群内各微生物之间相互依存、相互制约，构成微生态平衡。其生理意义主要有以下几方面。

（1）生物拮抗作用　　正常菌群可以在宿主皮肤、黏膜表面黏附、定居、繁殖，形成重要的生物屏障，通过种间竞争、营养竞争，产生代谢产物等方式，抑制和排斥病原菌的定居或生长繁殖，维持宿主微生态平衡。如口腔中的链球菌产生的过氧化氢能抑制脑膜炎奈瑟菌和白喉棒状杆菌的入侵与生长。

（2）营养作用　　正常菌群参与宿主的物质代谢、营养转化、合成和吸收。如大肠埃希菌能合成维生素B、维生素K等供人体利用，具有营养作用。若机体肠道菌群紊乱，则可出现维生素B、维生素K缺乏引起的疾病。

（3）免疫作用　　正常菌群能促进机体免疫器官的发育和成熟，刺激免疫应答的发生。产生的免疫物质能抑制或杀灭病原菌。

（4）抗衰老及抗肿瘤作用　　正常菌群中的某些细菌，如双歧杆菌、乳杆菌及肠球菌等能分泌多种酶类，可通过催化自由基、抗氧化损伤、降解某些致癌物质（如亚硝酸胺）和激活巨噬细胞活性等发挥抗衰老、抗肿瘤作用。

链接

阴道的自净功能

正常情况下，女性阴道内有乳杆菌、兼性厌氧菌、厌氧菌、支原体、念珠菌属真菌等多种微生物，它们构成了一种正常的生态平衡。阴道上皮在雌激素的影响下增生变厚，能增强对病原菌的抵抗力。阴道内的乳杆菌能分解阴道上皮细胞中的糖原产生乳酸，维持阴道的酸性环境（pH为3.9～4.4），抑制其他病原微生物的生长繁殖，这种作用称为阴道的自净作用。

3. 条件致病菌　　正常菌群与人体的平衡状态在某些特定条件下可被打破，正常菌群可以引起疾病，因此把这些细菌称为条件致病菌或机会致病菌。条件致病菌的致病条件主要有以下几个。

（1）寄居部位改变　　当寄居于机体某一部位的正常菌群进入其他部位时，可引起相应部位的感染。如寄居在肠道的大肠埃希菌，由于手术、外伤等原因，使细菌进入血液、腹腔，由于留置导尿管进入泌尿道，可引起相应部位的感染。

（2）宿主免疫功能低下　　大量使用皮质激素、抗肿瘤药物，放射治疗，慢性消耗性疾病，AIDS晚期患者，器官移植后使用免疫抑制剂等，可造成宿主免疫功能降低，因此，正常菌群中的某些细菌可引起自身感染而出现各种疾病。

（3）菌群失调　　是指受某些因素的影响使正常菌群中各种细菌的种类、数量和比例发生较大幅度的变化。严重的菌群失调可使机体产生一系列临床表现，称为菌群失调症。在临床上，菌群失调症多是在抗菌药物治疗原有感染性疾病过程中产生的一种新的感染，故又称二重感染或重叠感染。引起二重感染的细菌以金黄色葡萄球菌、革兰氏阴性杆菌、白念珠菌多见，临床表现为假膜性肠炎、鹅口疮、医院内肺炎、尿路感染、败血症等。若发生二重感染，临床除应立即停用正在使用的抗菌药物外，还需进行药敏试验，选用敏感药物治疗。同时，可用微生态制剂，如双歧杆菌、乳杆菌等，协助调整菌群类型和数量，恢复微生态平衡。在临床护理工作中，对长期使用抗生素、免疫抑制剂、激素等的患者，应注意口腔护理，密切观察病情，防止发生二重感染。

考点 正常菌群的生理意义和条件致病菌的致病条件

二、消毒与灭菌

（一）基本概念

1. 消毒　是指杀灭物体上或环境中病原微生物的方法。消毒不一定能杀灭细菌芽孢和非病原微生物。用于消毒的化学药品称为消毒剂。

2. 灭菌　是指杀灭物体上的所有微生物（包括病原微生物、非病原微生物及芽孢）的方法。灭菌比消毒要求高，通常使用物理方法。

3. 防腐　是指防止或抑制微生物生长繁殖的方法。用于防腐的化学药品称为防腐剂。防腐一般不致细菌死亡。许多化学药品在高浓度时为消毒剂，低浓度时为防腐剂。

4. 无菌及无菌操作　无菌是指物体上无活的微生物存在。防止微生物进入机体或物体的操作技术，称为无菌操作或无菌技术。如外科手术、换药、注射等医疗技术操作及微生物学实验均需无菌操作。护理工作者在临床工作中必须牢固树立无菌观念，遵守无菌操作规范，熟练掌握无菌技术，防止微生物感染或污染。

（二）物理消毒灭菌法

1. 热力灭菌法　是利用高温使细菌蛋白质和酶发生凝固或变性，导致细菌死亡的方法。热力灭菌法分为干热灭菌法和湿热灭菌法两类。在同一温度下，湿热的灭菌效果比干热好。因为湿热环境中菌体蛋白容易凝固变性，而且湿热比干热的穿透力强，湿热时产生的水蒸气变为水时释放出大量热量，能迅速提高灭菌物品的温度。

（1）干热灭菌法　主要通过脱水和大分子变性导致细菌死亡。

1）焚烧：直接点燃或在焚烧炉内焚烧，是一种彻底的灭菌方法。适用于废弃物品或动物尸体。

2）烧灼：直接用火焰烧灼灭菌。适用于微生物实验室的金属器械（如接种环）、试管口、瓶口等。

3）干烤：利用干烤箱灭菌，加热至160～170℃维持2h。适用于耐高温的物品，如玻璃器皿、金属物品、滑石粉等。

（2）湿热灭菌法　是最常用的消毒灭菌方法。湿热的杀菌作用主要使细菌蛋白质变性凝固导致细菌死亡。

1）煮沸法：100℃煮沸15min，可杀灭细菌的繁殖体，杀灭细菌的芽孢则需要1～2h。如果在水中加入碳酸氢钠配成浓度为1%～2%的溶液时，沸点可达105℃，既能提高杀菌力，又能防止金属器皿生锈。适用于一般外科器械、玻璃注射器、食具等物品的消毒。

2）巴氏消毒法：是利用较低温度杀灭液体中的病原菌或特定的微生物，而又不破坏物品中不耐热的营养成分的方法。61.1～62.8℃加热30min或71.7℃加热保持15～30s，现广泛采用后者。该方法由巴斯德创用而得名，常用于牛奶和酒类的消毒。

3）高压蒸汽灭菌法：是一种最常用、灭菌效果最好的灭菌方法之一。利用密闭的高压蒸汽灭菌器，将压力调到103.4kPa（1.05kg/cm²），温度达121.3℃，维持15～20min，可杀灭包括芽孢在内的所有微生物。适用于耐高温、耐潮湿的物品灭菌，如手术衣、敷料、手术器械、生理盐水及普通培养基等。高压蒸汽灭菌法在使用时应注意须将锅内冷空气排尽，物品摆放不宜过于紧密，否则会影响灭菌效果。

4）流通蒸汽法：是用普通蒸笼或流通蒸汽灭菌器进行消毒。通常100℃保持15～30min可杀灭细菌的繁殖体，但不能杀灭细菌芽孢。适用于一般外科器械、餐具等的消毒。

5）间歇蒸汽灭菌法：是利用连续3次的流通蒸汽加热，将芽孢分批杀死，以达到灭菌目的。把经过流通蒸汽消毒的物品放置在37℃恒温箱内过夜，使芽孢发育成繁殖体，次日再经流通蒸汽消毒，如此重复3次可达到灭菌目的。此法适用于不耐高温的营养培养基的灭菌。

考点 湿热灭菌法

2. 辐射杀菌法　主要包括紫外线和电离辐射。

（1）日光与紫外线　日光消毒是最简便而经济的方法，主要依靠日光中的紫外线。波长200～300nm的紫外线具有杀菌作用，其中265～266nm紫外线杀菌力最强。因为此波长的紫外线被细菌DNA吸收最多，杀菌机制主要是通过干扰细菌DNA复制和转录，导致细菌变异或死亡。由于紫外线穿透力弱，普通玻璃、纸张、尘埃、水蒸气等均能阻挡，故只适用于物体的表面及空气的消毒，如手术室、病房、无菌室等空气消毒。消毒时，有效距离不超过2m，照射时间不少于30min。灭菌波长的紫外线对人体皮肤和眼睛有损伤作用，使用时应注意防护。

（2）电离辐射　包括高速电子、X射线、γ射线等。电离射线具有较高的能量，在足够剂量时对各种细菌均有致死作用。电离辐射的杀菌机制主要是干扰细菌DNA合成。电离辐射对人体有损害，因此很少用于常规消毒，此法常用于一次性医用塑料制品，如注射器、导管的消毒，也可用于食品、药品和生物制品的消毒。

3. 滤过除菌法　是利用机械方法除去液体或空气中的细菌，以达到无菌目的的方法，但不能除去病毒、支原体和某些L型细菌。常用的器具是滤菌器，滤菌器的滤板或滤膜上有小孔，只允许液体或气体通过，而大于孔径的细菌等颗粒不能通过。此法常用于不耐热的血清、抗毒素、抗生素、药物液体制剂及空气的除菌。

（三）化学消毒灭菌法

1. 化学消毒剂的作用机制　不同消毒剂作用机制不同。

（1）使菌体蛋白变性或凝固　如醇类、重金属盐类、酸碱类、醛类等。

（2）干扰细菌的酶系统和代谢　如某些氧化剂、重金属盐类能与细菌的—SH结合使有关酶失去活性。

（3）损伤细菌细胞膜或病毒包膜　如酚类、表面活性剂、脂溶剂等。

2. 消毒剂　对细菌和人体细胞都有毒性作用，所以只能用于人体体表、器械、排泄物和周围环境的消毒，不能口服和注射。

（1）常用消毒剂的名称、浓度及用途　见表2-4。

表2-4　常用消毒剂的名称、浓度及用途

消毒剂名称	常用浓度	用途
漂白粉	≥20%（按有效氯计）	物体表面、织物等污染物品，以及水、果蔬、食饮具等消毒
二氯异氰尿酸钠	≥55%（按有效氯计）	物体表面、织物等污染物品，以及水、果蔬、食饮具等消毒
过氧化氢	3%	伤口、皮肤黏膜消毒
过氧乙酸	0.1%～0.5%	物品表面、地面消毒
戊二醛	2.0%～2.5%	医疗器械的浸泡消毒与灭菌
乙醇	70%～80%	皮肤消毒及较小物体表面消毒
碘酊	有效碘18～22g/L，乙醇40%～50%配制	手术部位、注射和穿刺部位皮肤、新生儿脐部位皮肤消毒
碘伏	有效碘2～10g/L	手及前臂部位皮肤消毒，黏膜冲洗消毒
苯扎溴铵	0.05%～0.10%溶液	皮肤、黏膜、物品表面消毒
高锰酸钾	0.1%	皮肤、黏膜、食饮具、果蔬消毒
氯己定	0.02%～0.05%	皮肤、黏膜、物品表面消毒
生石灰	按1∶8～1∶4配成糊状	地面、排泄物消毒

（2）影响消毒剂作用的因素　消毒效果受环境、微生物种类、消毒剂性质及使用方法等多种因素影响。主要因素有以下几种。

1）消毒剂的性质、浓度和作用时间：消毒剂的理化性质不同，对微生物的作用效果也有差别。一般来说，消毒剂浓度越大，作用时间越长，杀菌效果也越好。但乙醇例外，70%～75%浓度的乙醇消毒效果最好。因为高浓度乙醇可以使菌体表面蛋白质迅速凝固，影响乙醇渗透入菌体内，从而降低杀菌效果。

2）微生物的种类、数量和状态：不同种类的细菌对消毒剂的敏感程度不同，同一细菌其芽孢比繁殖体抵抗力强。微生物数量越多，所需消毒的时间越长。

3）环境中有机物质的存在：环境中的有机物与消毒剂结合，可降低消毒剂的杀菌效果。临床护理工作中，消毒皮肤、器械等，应先清洁再消毒，以保证消毒效果。

此外，环境温度、湿度和酸碱度等因素也会影响消毒剂的消毒效果。

3. 防腐剂　防腐剂与消毒剂之间并无严格的区别，同一化学药品低浓度是防腐剂，高浓度时则为消毒剂，如3%～5%的苯酚用于消毒，而0.5%的苯酚则用于防腐。防腐剂主要用于生物制品、注射剂及口服制剂等的防腐。

第4节 细菌的致病性

案例 2-4

患者，男，25岁，在车间工作时不慎被生锈的钉子扎伤左足底，伤口未处理。一周后足部疼痛加剧并伴呼吸急促，面色发绀，牙关紧闭，"苦笑"面容，颈项强直，角弓反张等，急诊入院。诊断为破伤风。

问题：1. 破伤风梭菌在什么条件下会生长繁殖？
　　　2. 导致患者出现上述症状的原因是什么？
　　　3. 结合本节内容思考如何治疗？

一、细菌的致病因素

细菌引起机体疾病的性能称为致病性。具有致病性的细菌称为致病菌或病原菌。不同的病原菌对机体可引起不同的病理过程和不同的疾病，如霍乱弧菌引起霍乱，结核分枝杆菌引起结核病。有些细菌可引起多种病理过程和多种疾病，如金黄色葡萄球菌可引起化脓性感染、食物中毒、皮肤烫伤样综合征、假膜性肠炎等。

病原菌侵入机体能否致病取决于其致病性、机体的防御能力和环境因素等。细菌的致病性（图2-12）包括细菌的毒力、侵入数量和侵入途径。

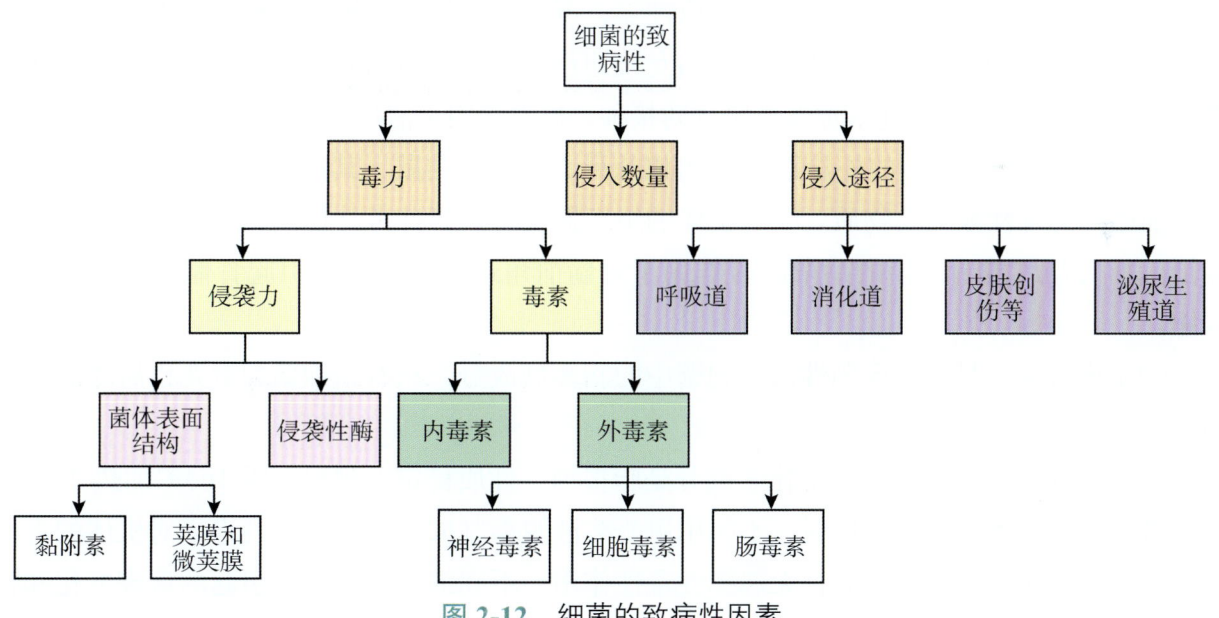

图 2-12　细菌的致病性因素

（一）细菌的毒力

毒力是指病原菌致病性的强弱程度。不同病原菌的毒力常不一致，同种细菌的毒力也可因菌型或菌株不同而有差异。构成细菌毒力的要素是侵袭力和毒素。

1. **侵袭力**　病原菌突破机体的防御功能，侵入机体，在体内定居、生长繁殖、扩散的能力，称为侵袭力。主要包括菌体表面结构和侵袭性酶。

（1）菌体表面结构　主要包括荚膜、黏附因子等。

1）荚膜：细菌荚膜具有抗吞噬和抵抗体液中杀菌物质的作用，有利于病原菌在宿主体内繁殖和扩散。有些细菌具有荚膜，如肺炎链球菌、炭疽杆菌等。有些细菌表面有类似荚膜的物质，但不如荚膜厚而明显称为微荚膜，如伤寒沙门菌的 Vi 抗原、A 群链球菌的 M 蛋白、大肠埃希菌的 K 抗原等。当其失去荚膜或微荚膜后，病原菌能迅速被吞噬杀灭。

2）黏附因子：细菌黏附于宿主细胞表面是致病的首要条件。具有黏附作用的细菌结构和组分，称为黏附因子或黏附素，包括菌毛和非菌毛黏附素。多数革兰氏阴性菌通过菌毛与宿主细胞表面的相应受体结合而黏附定居在黏膜表面，有助于细菌侵入，如痢疾志贺菌的菌毛。革兰氏阳性菌的黏附因子是菌体表面的蛋白质或多糖，如 A 群链球菌的膜磷壁酸。

（2）侵袭性酶　是某些病原菌产生的一种合成代谢产物，能保护病原菌抵抗吞噬细胞的吞噬或协助病原菌在机体内扩散。如金黄色葡萄球菌产生的血浆凝固酶、A 群链球菌产生的透明质酸酶、链激酶、链球菌 DNA 酶（链道酶）等。

2. 毒素　细菌在代谢过程中产生的对机体有毒性作用的物质，是病原菌的主要致病物质。细菌毒素按其来源、性质和作用不同，分为外毒素和内毒素。

（1）外毒素　是细菌生长繁殖过程中合成并分泌（或释放）到菌体外的毒性物质。主要由革兰氏阳性菌和少数革兰氏阴性菌产生。

外毒素的主要特性包括：①化学成分是蛋白质，性质不稳定，易被热、酸碱、蛋白酶分解破坏。但也有例外，如金黄色葡萄球菌产生的肠毒素能耐受 100℃高温维持 30min，并能抵抗胰蛋白酶的分解。②外毒素的免疫原性强，可刺激机体产生抗体，称为抗毒素。外毒素用 0.3%～0.4% 甲醛处理脱去毒性只保留免疫原性，制成的生物制品称为类毒素，如破伤风类毒素等。其中类毒素用于病原菌感染预防接种，抗毒素用于治疗和紧急预防。③外毒素的毒性极强，如肉毒梭菌产生的外毒素 1mg 可以杀死 2 亿只小白鼠，其毒性比氰化钾强 1 万倍，是目前已知的毒性最强的物质。④对机体的组织器官有选择性毒性作用，引起特征性症状和体征。如破伤风梭菌产生的痉挛毒素作用于脊髓前角运动神经元，引起骨骼肌强直性痉挛收缩。

（2）内毒素　是革兰氏阴性菌细胞壁中的脂多糖成分，只有当细菌裂解死亡后才能释放出来。

内毒素的主要特性包括：①化学成分是脂多糖，性质稳定，耐热，需 160℃加热 2～4h 才能破坏。②内毒素免疫原性弱，不能用甲醛溶液脱毒制成类毒素。③内毒素对机体的毒性较外毒素弱。④对机体组织器官无选择性毒性作用，不同细菌的内毒素引起的病理变化和临床表现基本相似。主要有发热、白细胞反应、内毒素血症与休克、弥散性血管内凝血等。

外毒素与内毒素的主要区别见表 2-5。

表 2-5　外毒素与内毒素的主要区别

区别要点	外毒素	内毒素
来源	G^+ 菌和部分 G^- 菌	G^- 菌
释放方式	活菌分泌或少数菌裂解后释放	细菌裂解死亡后释放
化学成分	蛋白质	脂多糖

续表

区别要点	外毒素	内毒素
稳定性	不稳定，60～80℃保持30min被破坏	稳定，160℃保持2～4h才被破坏
免疫原性	强，能刺激机体产生抗毒素；经甲醛处理脱毒可成为类毒素	弱，经甲醛处理不能成为类毒素
毒性作用	强，对组织器官有选择性毒害作用，可引起特殊临床症状	弱，各种细菌内毒素的毒性作用大致相同，可引起发热、白细胞反应、休克及弥散性血管内凝血等

考点 外毒素和内毒素的主要区别

（二）细菌的侵入数量

病原菌进入机体后，能否引起疾病，除需有一定的毒力外，还与侵入的数量有关。细菌致病的数量取决于病原菌毒力的强弱和机体免疫力的高低。通常细菌毒力越强，引起感染所需的细菌数量越少；反之，所需细菌数量越大。

（三）细菌的侵入途径

病原菌除具有一定的毒力和足够的数量外，还需经适当的侵入途径才能致病。根据病原菌侵入途径的不同，可有下列传播方式和途径。

1. 呼吸道传播　流行性脑脊髓膜炎、白喉、百日咳等，由患者或带菌者通过咳嗽、打喷嚏或大声说话，将病原菌经呼吸道分泌物散布到空气中，被易感者吸入而感染。此外，通过吸入含有病原菌的尘埃亦可引起。

2. 消化道传播　伤寒、痢疾、霍乱及食物中毒等，一般都由患者或者带菌者的排泄物污染食物后，经口入消化道传播，苍蝇、污染的手及食具等起媒介作用。

3. 创伤途径传播　化脓性细菌（如葡萄球菌、链球菌）等可侵入皮肤黏膜的微小伤口，引起化脓性感染。深部创伤被带有厌氧芽孢梭菌的泥土等污染后，细菌大量繁殖产生的外毒素使机体致病。

4. 接触传播　淋病奈瑟球菌、麻风分枝杆菌等可通过直接接触或间接接触而传染，导致淋病、麻风病。

5. 节肢动物传播　有些病原菌需通过节肢动物为媒介而传染，如鼠疫耶尔森菌可经跳蚤作媒介而传播鼠疫。

有的致病菌的合适侵入部位不止一个，可经多种途径侵入。例如，结核分枝杆菌，经呼吸道、消化道、皮肤创伤等部位都可以造成感染，细菌进入机体后还可扩散到全身，引起全身其他器官感染（如脑结核、肾结核、骨结核等）。

二、感染的来源与类型

感染是指在一定条件下，病原菌突破机体防御功能，侵入机体生长繁殖，与机体相互作用而引起不同程度的病理损伤过程。

（一）感染的来源

感染按病原体来源可分为外源性感染和内源性感染两种。

1. 外源性感染　病原体来自宿主体外，传染源如患者、带菌者、患病或带菌的动物以及环境（食物、土壤、水、空气等）中的病原体。

2. 内源性感染　病原体来自患者体内或体表，引起内源性感染的细菌多为正常菌群中的条件致病菌。

（二）感染的类型

感染的发生、发展及结局，是机体的免疫力和病原菌的致病性相互斗争的过程。根据双方力量对比可出现隐性感染、显性感染和带菌状态三种类型。

1. 隐性感染　侵入机体的病原体毒力较弱、数量少，机体的免疫力较强，感染后对人体损害较轻，不出现或仅出现不明显的临床症状，称隐性感染或亚临床感染。通过隐性感染，机体可获得一定免疫力，能抵御同种病原体的再次感染。

2. 显性感染　机体抗感染免疫力较弱，或入侵的病原体毒力较强、数量较多，使机体的组织细胞受到不同程度的病理损害，出现明显的临床症状和体征，称显性感染或临床感染。

显性感染按其发病快慢和病程长短可分为急性感染和慢性感染。前者发病突然，病程较短，持续数日至数周，病愈后病原菌从体内消失，如霍乱、流行性脑脊髓膜炎等；后者起病缓慢，病程较长，可持续数月至数年，如结核病、麻风等。介于急性与慢性之间者为亚急性感染，如亚急性细菌性心内膜炎等。

显性感染按感染发生部位可分为局部感染和全身感染。病原菌侵入局部繁殖，造成组织损害，称局部感染，如化脓性球菌引起的疖、痈等。全身感染为病原体和（或）毒性产物向全身扩散，引起全身性症状。全身感染可有下列不同类型。

（1）毒血症　病原菌在入侵的局部组织生长繁殖，不侵入血流，但其产生的外毒素入血，引起特殊的中毒症状。如破伤风、白喉等。

（2）菌血症　是病原菌一时性或间歇侵入血流，但未在血中繁殖或极少量繁殖的状态。如伤寒和流行性脑脊髓膜炎的早期可发生菌血症。

（3）败血症　病原菌侵入血流，并在其中大量繁殖，产生毒性代谢产物，引起全身中毒症状，如高热、白细胞增多、肝脾肿大等，严重者可导致休克死亡。如鼠疫耶尔森菌、炭疽杆菌等可引起败血症。

（4）脓毒血症　化脓性细菌引起败血症时，细菌随着血流扩散到全身其他脏器或组织，引起新的化脓性病灶。如金黄色葡萄球菌引起的脓毒血症，可导致发生多发性肝脓肿、肾脓肿等。

（5）内毒素血症　革兰氏阴性菌在感染的机体内产生大量的内毒素进入血流，引起明显的全身症状，称为内毒素血症。严重的革兰氏阴性菌感染时，常发生内毒素血症。

3. 带菌状态　机体在隐性或显性感染后，病原菌仍在体内继续存在，并不断向体外排出，称为带菌状态。处于带菌状态的人称为带菌者。带菌者没有临床症状，但会经常或间歇排出病原菌，是重要的传染源。及时检出带菌者并进行隔离和治疗，对于控制传染病的流行具有重要意义。

考点 感染的类型

自 测 题

A1 型题

1. 细菌细胞壁的共有成分为（　　）
   A. N-乙酰葡糖胺　　B. 脂多糖
   C. 肽聚糖　　　　　D. 磷壁酸
   E. 脂蛋白

2. 青霉素的杀菌机制是（　　）
   A. 干扰脂多糖的合成
   B. 抑制肽聚糖的合成
   C. 干扰磷壁酸的合成
   D. 抑制蛋白质的合成
   E. 干扰细菌 DNA 的复制

3. 细菌大小的测量单位是（　　）
   A. cm　　　　　　　B. mm
   C. μm　　　　　　　D. nm
   E. m

4. 需要在电镜下才能观察到的细菌特殊结构是（　　）
   A. 荚膜　　　　　　B. 鞭毛
   C. 菌毛　　　　　　D. 芽孢
   E. 核质

5. 细菌核质以外的遗传物质是指（　　）
   A. mRNA　　　　　 B. 核糖体
   C. 质粒　　　　　　D. 异染颗粒
   E. 荚膜

6. 细菌的繁殖方式是（　　）
   A. 有丝分裂　　　　B. 有性繁殖
   C. 无性二分裂　　　D. 复制式
   E. 多分裂

7. 下列代谢产物中，哪一种与致病性无关（　　）
   A. 细菌素　　　　　B. 内毒素
   C. 外毒素　　　　　D. 侵袭性酶
   E. 热原质

8. 下列细菌中繁殖速度最慢的是（　　）
   A. 大肠埃希菌　　　B. 链球菌
   C. 结核分枝杆菌　　D. 破伤风梭菌
   E. 志贺菌

9. 与致病有关的细菌代谢产物是（　　）
   A. 色素　　　　　　B. 细菌素
   C. 热原质　　　　　D. 维生素
   E. 细菌素和热原质

10. BCG 是应用细菌的哪种变异制备的（　　）
    A. 菌落变异　　　　B. 形态变异
    C. 毒力变异　　　　D. 耐药性变异
    E. 结构变异

11. 杀灭物体上所有微生物的方法是（　　）
    A. 消毒　　　　　　B. 灭菌
    C. 防腐　　　　　　D. 无菌
    E. 无菌操作

12. 防止微生物进入机体或其他物品的操作方法是（　　）
    A. 消毒　　　　　　B. 灭菌
    C. 无菌　　　　　　D. 防腐
    E. 无菌技术

13. 高压蒸汽灭菌法需要的条件是（　　）
    A. 160℃ 15～20min
    B. 151.3℃ 15～20min
    C. 121.3℃ 15～20min
    D. 120℃ 15～30min
    E. 100℃ 15～30min

14. 外毒素的特点不包括（　　）
    A. 主要由革兰氏阳性菌产生
    B. 多由细菌裂解后释放
    C. 由蛋白质组成
    D. 有选择性毒性作用
    E. 可制备成类毒素

15. 病原菌侵入血流并在其中大量繁殖，产生毒素代谢产物，引起严重的全身症状，称为（　　）
    A. 菌血症　　　　　B. 败血症
    C. 脓毒血症　　　　D. 酮血症
    E. 病毒血症

（王　利　周　璐）

第3章 常见病原菌

> **学习目标**
> 1. 养成刻苦钻研、积极探索的学习精神和爱岗敬业的职业品格。
> 2. 能描述葡萄球菌有无致病性的鉴别指标、链球菌的分类、结核分枝杆菌的生物学性状及破伤风梭菌的防治原则。
> 3. 能掌握常见病原菌的致病物质及所致疾病。
> 4. 能区别抗"O"试验、肥达试验及结核菌素试验的临床意义。
> 5. 运用所学知识开展相关疾病的防治、护理及健康教育活动。

病原菌是众多细菌中专门与人类"作对",引起人类感染性疾病发生的"异己"分子。根据细菌的生物学特性、致病性等特点可把病原菌分为化脓性球菌、肠杆菌、弧菌属、分枝杆菌属、厌氧菌及其他病原性细菌。

第1节 化脓性球菌

化脓性球菌是一类能够引起机体化脓性炎症的细菌。根据革兰氏染色性的不同,化脓性球菌可分为革兰氏阳性球菌和革兰氏阴性球菌两类。常见的化脓性球菌有葡萄球菌属、链球菌属、奈瑟菌属等。

一、葡萄球菌属

案例 3-1

患者,女,38岁,就餐后2h突发恶心、呕吐、腹痛、腹泻等症状,急诊入院。查体:体温38℃,脉搏88次/分,呼吸20次/分,血压120/70mmHg。血常规检查:白细胞计数$14.0×10^9$/L。取呕吐物及剩余食物进行微生物学检查,镜下见葡萄串状排列的革兰氏阳性球菌,普通培养基培养可见圆形、表面光滑的金黄色菌落。
问题:1. 该患者疑为何种疾病?
      2. 最可能的病原菌是什么?

葡萄球菌属因常堆集、排列成葡萄串状而得名。广泛分布于自然界、人和动物的体表及与外界相通的腔道中,少数为致病菌,其中最重要的是金黄色葡萄球菌。病原性葡萄球菌是最常见的化脓性细菌之一,医护人员带菌率高达70%,是医院感染的重要来源。

(一)生物学性状

1. **形态与染色** 葡萄球菌菌体呈球形,直径为0.4~1.2μm,排列不规则,常聚集成葡萄串状,革兰氏染色阳性(图3-1)。

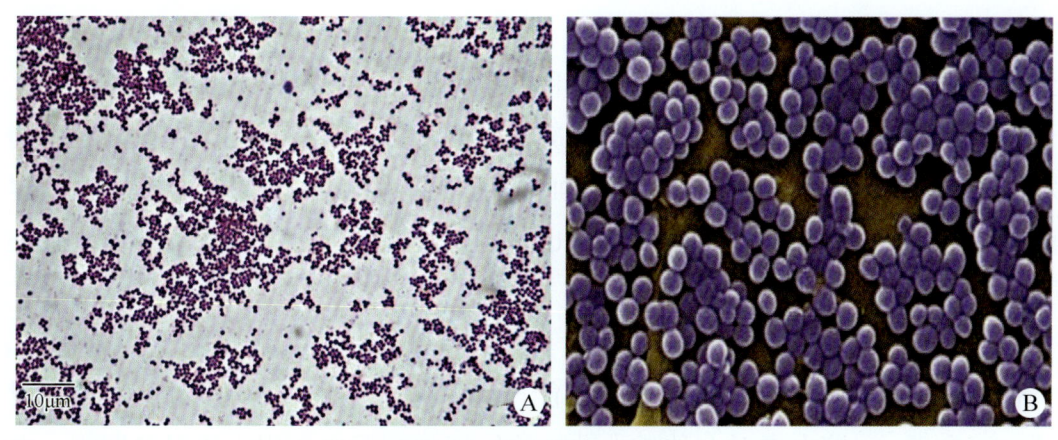

图 3-1　葡萄球菌形态图
A. 革兰氏染色光镜图（1000×）；B. 葡萄球菌电镜伪彩图（10 000×）

2. **培养特性和生化反应**　葡萄球菌对营养要求不高，在普通培养基上生长良好，需氧或兼性厌氧，最适生长温度为37℃，最适pH为7.4。在普通琼脂平板上培养24～48h可形成圆形、边缘整齐、表面光滑、不透明的隆起菌落。不同菌株的葡萄球菌可产生不同的脂溶性色素，如金黄色、白色或柠檬色等色素，并使菌落着色，有鉴别意义。在血琼脂平板上，多数致病性菌株菌落周围可形成透明溶血环。致病性菌株能分解甘露醇，产酸。触酶试验阳性。

3. **抗原构造**　葡萄球菌抗原构造复杂，已发现的抗原有30种以上，其中以葡萄球菌A蛋白（SPA）较为重要，该抗原存在于葡萄球菌细胞壁表面，是一种蛋白抗原。90%以上的金黄色葡萄球菌菌株有此抗原。

4. **分类**　根据色素和生化反应的不同，葡萄球菌可分为金黄色葡萄球菌、表皮葡萄球菌和腐生葡萄球菌三种。三种葡萄球菌主要性状见表3-1。

表 3-1　三种葡萄球菌的主要性状

性状	金黄色葡萄球菌	表皮葡萄球菌	腐生葡萄球菌
色素呈色	金黄色	白色	白色或柠檬色
血浆凝固酶	+	-	-
α溶血素	+	-	-
SPA	+	-	-
分解甘露醇	+	-	-
致病性	强	弱或无	无

5. **抵抗力**　葡萄球菌是无芽孢细菌中抵抗力最强的细菌。耐干燥，在脓汁、痰液干燥后可存活2～3个月；耐热，60℃加热1h或80℃加热30min才被杀死。对甲紫敏感，可用2%～4%的甲紫治疗皮肤黏膜的感染。对青霉素、红霉素和庆大霉素等抗生素敏感。随着抗生素的广泛使用，耐药菌株逐年增多。目前，金黄色葡萄球菌对青霉素的耐药菌株已达90%以上，尤其是耐甲氧西林金黄色葡萄球菌（MRSA）已成为院内感染最常见的致病菌之一。

（二）致病性与免疫性

1. 致病物质 金黄色葡萄球菌可产生多种毒素和酶，主要有以下几种。

（1）血浆凝固酶 能使人或兔血浆发生凝固。致病菌株大多数能产生血浆凝固酶，所以它是鉴别葡萄球菌有无致病性的重要指标。血浆凝固酶能阻止吞噬细胞对细菌的吞噬与杀灭，保护细菌免受体液中杀菌物质的破坏，同时也限制了细菌向外扩散。故葡萄球菌感染易局限化，且脓汁黏稠。

> **考点** 鉴别葡萄球菌有无致病性的重要指标

（2）葡萄球菌溶血素 致病性葡萄球菌能产生α、β、γ、δ、ε等多种溶血素，对人致病的主要是α溶血素。α溶血素对多种哺乳动物的红细胞有溶血作用，还对白细胞、血小板、肝细胞、成纤维细胞、血管平滑肌细胞等有损伤作用。

（3）杀白细胞素 能破坏中性粒细胞和巨噬细胞，增强细菌侵袭力。

（4）肠毒素 耐热，100℃ 30min 不能完全破坏，能抵抗胃液中蛋白酶的水解作用。人误食含肠毒素的食物后出现以呕吐为主要症状的急性肠炎，称为食物中毒。

此外，金黄色葡萄球菌还能产生表皮剥脱毒素、毒性休克综合征毒素-1（TSST-1）和其他毒性物质。

> **考点** 葡萄球菌的致病物质

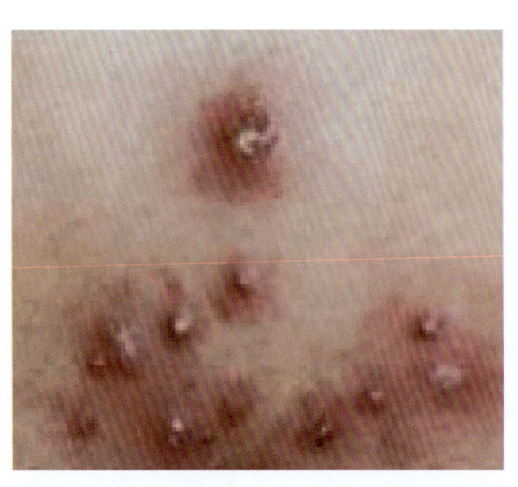

图 3-2 葡萄球菌引起的疖肿（病灶局限）

2. 所致疾病

（1）化脓性炎症 ①局部感染：皮肤及软组织感染，如毛囊炎、疖、痈、蜂窝织炎、伤口化脓等，其脓液黄而黏稠，病灶呈局限性，与周围组织界线明显（图3-2）；内脏器官感染，如肺炎、脓胸、中耳炎等。②全身感染：如败血症、脓毒血症等。

（2）毒素性疾病 ①食物中毒：因误食被肠毒素污染的食物引发，潜伏期短，1～6h，可出现严重的恶心、呕吐、痉挛性腹痛及虚脱，常伴有腹泻，病程短，常为1～2天，可呈暴发型。②假膜性肠炎：长期大量使用抗生素后导致肠道菌群失调，耐药的葡萄球菌乘机大量繁殖，产生肠毒素，引起以腹泻为主的急性胃肠炎。病理特点是肠黏膜被一层炎性假膜所覆盖，该假膜由炎性渗出物、坏死肠黏膜和细菌组成。③烫伤样皮肤综合征：由表皮剥脱毒素引起，多见于新生儿及免疫功能低下者。表现为皮肤红斑、起皱、水疱，继而表皮大片脱落。④毒性休克综合征：由 TSST-1 引起，病死率高。主要表现为高热、低血压、呕吐、腹泻，严重时可发生休克。

> **考点** 金黄色葡萄球菌可引起的疾病

3. 免疫性 人体对葡萄球菌有一定的天然免疫力，只有当皮肤黏膜受伤后，或宿主免疫力降低时，才易引起感染。但病后免疫力不牢固，难以防止再次感染。

(三) 微生物学检查

根据不同疾病采集不同标本，如化脓性病灶取脓液，败血症者取血液，食物中毒者取呕吐物、可疑食物和粪便等。

1. 直接涂片镜检　根据细菌形态、排列和染色性作出初步诊断。

2. 分离培养与鉴定　标本接种于血琼脂平板上，37℃孵育18～24h后，挑选可疑菌落涂片染色镜检，然后做必要的鉴定试验。

(四) 防治原则

注意个人卫生，及时处理皮肤创伤；严格无菌操作，防止医院感染；合理使用抗生素，根据药敏试验选择敏感抗生素，预防耐药菌株形成；加强食品卫生管理。对反复发作的顽固性疖病患者，可试用自身菌苗疗法。

二、链球菌属

链球菌属是另一类常见的化脓性球菌，广泛分布于自然界和人体鼻咽部、胃肠道等处，多为人体正常菌群，对人致病的主要有A群链球菌和肺炎链球菌。

案例 3-2

患儿，女，12岁。因头痛、眼睑水肿两日急诊入院。患儿于两周前因发热、咽痛到当地卫生所诊治，给予退热药与抗生素治疗后，病情好转。两日前患儿又突发头痛、尿少等症状。入院检查：体温36℃，脉搏100次/分，血压160/80mmHg。眼睑及面部水肿，抗"O"抗体（ASO）：800单位。尿常规检查：蛋白定性"++"，镜下红细胞"++"。初步诊断为急性肾小球肾炎。

问题：引起本病最有可能的病原菌是什么？

(一) 链球菌

1. 生物学性状

（1）形态与染色　链球菌菌体呈球形或椭圆形，直径为0.5～1.0μm，链状排列，长短不一，革兰氏染色阳性（图3-3）。无芽孢、无鞭毛。

（2）培养特性和生化反应　链球菌属营养要求较高，需在含血液、血清、葡萄糖的培养基中才能生长；需氧或兼性厌氧。在血琼脂平板上形成灰白色、透明或不透明、表面光滑、边缘整齐的细小菌落，不同菌株溶血现象不同。链球菌能发酵葡萄糖，一般不发酵菊糖，不被胆汁溶解。

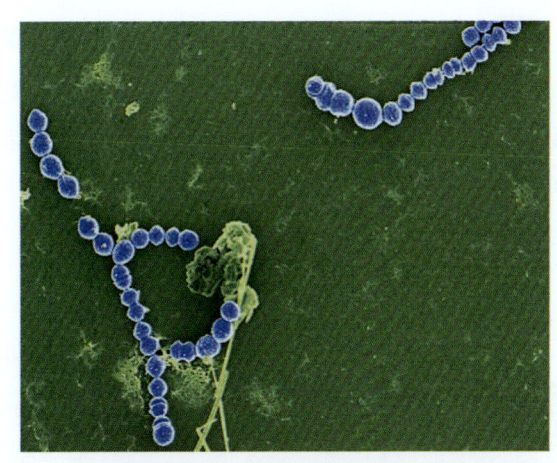

图3-3　链球菌形态电镜伪彩图（10 000×）

（3）分类　链球菌根据溶血现象可分为甲型溶血性链球菌、乙型溶血性链球菌和丙型溶血性链球菌三类，其致病性不同（表3-2）。

考点　链球菌的分类

表 3-2　三种链球菌的溶血现象及致病性

类别	名称	溶血现象	致病性
甲型溶血性链球菌	α 溶血	草绿色溶血环	条件致病菌
乙型溶血性链球菌	β 溶血	宽大透明溶血环	致病性强
丙型链溶血性球菌	γ 溶血	无溶血环	一般无致病性

（4）抵抗力　链球菌抵抗力不强，60℃ 30min 可被杀死，对常用消毒剂敏感。对青霉素、红霉素和磺胺类药等敏感，极少发现耐青霉素的菌株。

2. 致病性与免疫性

（1）致病物质　致病性链球菌具有较强的侵袭力，能产生多种外毒素和侵袭性酶。

1）菌体表面结构：①脂磷壁酸（LTA），可增强细菌的黏附性。② M 蛋白，具有抗吞噬作用。此外，M 蛋白与心肌、肾小球基底膜有共同抗原，故与急性肾小球肾炎、风湿热等超敏反应性疾病的发生有关。

2）外毒素：①致热外毒素，又称红疹毒素或猩红热毒素，是引起人类猩红热的主要致病物质，可引起发热和皮疹等。②链球菌溶血素，能溶解红细胞，破坏白细胞和血小板。根据其对氧的稳定性，分为链球菌溶血素 O（SLO）和链球菌溶血素 S（SLS）两种。其中链球菌溶血素 O 对氧敏感，免疫原性强，在链球菌感染 2～3 周至病愈后数月，85%～90% 患者血清中可出现链球菌溶血素 O 抗体（抗"O"抗体）。临床上测定患者血清中的抗 O 抗体含量，可作为链球菌新近感染的指标之一。

3）侵袭性酶：有透明质酸酶、链激酶、链道酶等。透明质酸酶能分解细胞间质的透明质酸；链激酶能使血液中纤维蛋白酶原变成纤维蛋白酶，溶解血块或阻止血浆凝固；链道酶能降解脓液中有高度黏稠性的 DNA，使脓液稀薄。上述酶的作用，使链球菌感染易扩散。

链接

链激酶的利与弊

链激酶能使血液中纤维蛋白酶原变成纤维蛋白酶，可溶解血块或阻止血液凝固，有利于病原菌在组织中扩散。正因链激酶的上述作用，临床将其用于急性心肌梗死等血栓性疾病的溶栓治疗。由于链激酶静脉滴注后机体可产生抗体，在 1 年内重复给药，其疗效可能降低，故 1 年内不宜重复给药。

（2）所致疾病　引起的疾病分为化脓性、中毒性、超敏反应性三类。

1）化脓性感染：①局部化脓性感染，如疖、痈、蜂窝织炎（图 3-4）、中耳炎、气管炎等，其特点是脓液稀薄，病灶与周围组织界线不清，感染易扩散。②全身感染，本菌可沿淋巴管或血液扩散，引起淋巴管炎、淋巴结炎、败血症等。

2）中毒性疾病：主要是猩红热。普通型猩红热发病急骤，出现发热、咽峡炎、皮疹。发热第 2 天开始发疹，皮肤呈弥漫性充血潮红，其间有针

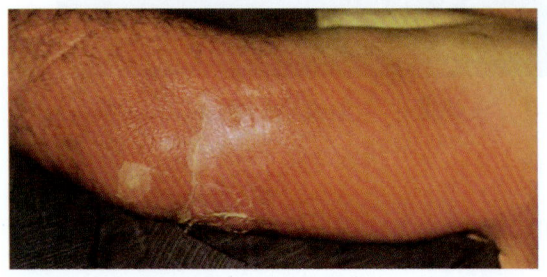

图 3-4　链球菌引起的蜂窝织炎（病灶弥散）

尖大小充血性红疹，压之褪色，伴有痒感。2～5天后皮疹消退，疹退后皮肤有脱屑或脱皮。

3）超敏反应性疾病：主要有风湿热和急性肾小球肾炎等。

考点 链球菌所致疾病

链 接

急性肾小球肾炎

急性肾小球肾炎是一组不同病因所致感染后免疫反应引起的急性弥漫性肾小球炎性病变。急性肾小球肾炎起病急，多有前驱感染，临床主要表现有少尿、血尿、水肿、高血压，伴有不同程度蛋白尿或肾功能不全等。原发性急性肾小球肾炎根据致病的病原菌不同可分为急性链球菌感染后肾小球肾炎和非链球菌感染后肾小球肾炎，其中以乙型溶血性链球菌感染后引起者在小儿中最为常见，一般预后良好。

（3）免疫性　感染后可获得一定的免疫力，但各型之间无交叉免疫力，故常发生反复感染。猩红热病愈后可产生同型的致热外毒素抗体，能形成牢固的同型抗毒素免疫力。

3.微生物学检查　根据不同疾病采取不同的标本，可取脓液、咽拭子、血液等。

（1）直接涂片镜检　脓液标本可直接涂片，根据细菌形态、排列和染色性作出初步诊断。

（2）分离培养和鉴定　将标本接种于血琼脂平板上（血液标本需先增菌），培养后挑取可疑菌落涂片染色镜检，根据菌体形态、染色性、菌落特点、溶血性及生化试验进行鉴定。

（3）抗链球菌溶血素O试验　简称抗"O"试验，用于风湿热的辅助诊断。活动性风湿热患者血清中抗"O"抗体一般超过400单位。

考点 抗"O"试验的临床意义

4.防治原则　注意个人卫生；加强医院管理，防止交叉感染；对急性咽炎、扁桃体炎患者，应及时彻底治疗，以防止风湿热或急性肾小球肾炎的发生。治疗首选青霉素。

（二）肺炎链球菌

肺炎链球菌俗称肺炎球菌，常寄居在正常人的鼻咽腔内，多数不致病，少数引起大叶性肺炎、脑膜炎、支气管炎等疾病。

1.生物学性状　肺炎链球菌菌体呈矛头状，多呈双排列，钝端相对，在机体内能形成厚荚膜，革兰氏染色阳性（图3-5）。肺炎链球菌营养要求较高，需在含血液或者血清的培养基上才能生长。抵抗力较弱，56℃ 20min即可被杀死，有荚膜的菌株对干燥抵抗力较强，在干痰中可存活1～2个月。对青霉素、红霉素、头孢曲松钠、阿奇霉素等敏感。

2.致病性与免疫性　肺炎链球菌致病物质主要是荚膜，通过呼吸道感染后主要引起大叶性肺炎，其次是支气管炎。大叶性肺炎患者起病急，高热、寒战、胸痛、咳铁锈色痰。肺炎后可继发胸膜炎、脓胸，也可引起中耳炎、乳突炎和脑膜

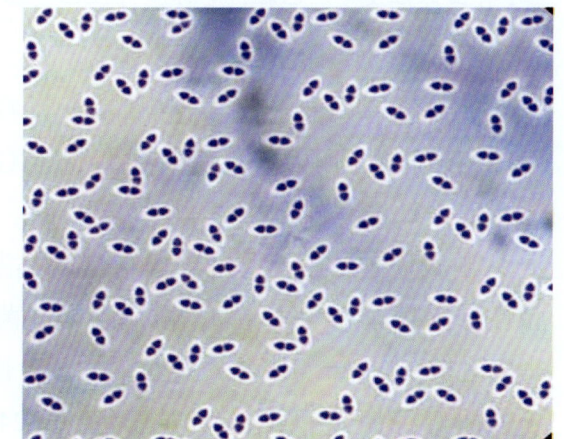

图3-5　肺炎链球菌革兰氏染色形态图
（光镜1000×）

炎等。病后可获得同型肺炎链球菌的牢固免疫力。

考点 肺炎链球菌的致病性

3. 防治原则　接种荚膜多糖疫苗进行特异性预防，效果明显。治疗可选用青霉素G，耐药者可选用林可霉素、万古霉素等抗生素。

三、奈瑟菌属

奈瑟菌属是一群革兰氏染色阴性双球菌，对人致病的有脑膜炎奈瑟菌和淋病奈瑟球菌。

（一）脑膜炎奈瑟菌

1. 生物学性状　脑膜炎奈瑟菌菌体呈肾形或豆形，成双排列，凹面相对，革兰氏染色阴性（图3-6）。专性需氧，营养要求较高，最常用经80℃以上加热的血琼脂平板培养，血液经热变色似巧克力，故名巧克力琼脂培养基。该菌抵抗力很弱，对冷、热、干燥、消毒剂极其敏感，55℃ 5min内被破坏。脑膜炎奈瑟菌室温中3h即可死亡，故标本应保温、保湿并立即送检。

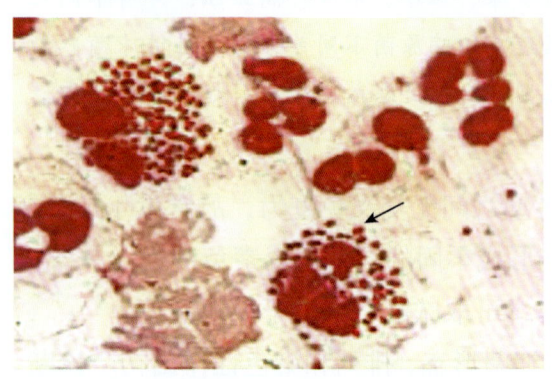

图3-6　脑膜炎奈瑟菌革兰氏染色形态图（光镜1000×）

2. 致病性　脑膜炎奈瑟菌的主要致病物质有内毒素、荚膜、菌毛。通过呼吸道感染，引起流行性脑脊髓膜炎（简称流脑），该病冬春季流行。易感者主要为15岁以下儿童。患者先有呼吸道炎症，继而大量繁殖的病原菌从鼻咽部黏膜进入血流，引起菌血症或败血症，表现为突发寒战高热、恶心和出血性皮疹。脑膜炎奈瑟菌到达中枢神经系统主要侵犯脑脊髓膜，引起化脓性脑脊髓膜炎，导致剧烈头痛、喷射状呕吐、颈项强直等脑膜刺激征。

考点 脑膜炎奈瑟菌所致疾病

链接

流脑与乙脑

流脑，由脑膜炎奈瑟菌引起，通过呼吸道传播，冬春季流行。患者除有脑膜刺激征外，皮肤可有出血性皮疹。乙脑，全称流行性乙型脑炎，由流行性乙型脑炎病毒感染引起，通过蚊子叮咬传播，夏秋季流行。

3. 防治原则　患者须早隔离、早治疗。对儿童接种流脑疫苗进行特异性预防，流行期间可服用磺胺类药预防，治疗首选青霉素G。

（二）淋病奈瑟球菌

淋病奈瑟球菌简称淋球菌，是人类淋病的病原菌，是奈瑟于1879年首先在淋病患者的脓性分泌物涂片中发现的。淋病奈瑟球菌菌体呈肾形或蚕豆形，常成对排列，凹面相对，大小为0.6～0.8μm，革兰氏染色阴性。专性需氧，营养要求高，常用巧克力琼脂培养基培养。一般而言，在巧克力琼脂培养基上生长24h，可形成直径为0.5～1.0mm，呈圆形、凸起、湿润、光滑、半透明或灰白色菌落。淋病奈瑟球菌只分解葡萄糖，产酸不产气，不分解麦芽糖、蔗糖和乳糖。对冷、热、干燥和消毒剂极度敏感，对磺胺类药物、青霉素均敏感，但易产生耐药性。

淋病奈瑟球菌主要致病因素为菌毛、外膜蛋白、脂多糖和 IgA 蛋白酶。淋病是由淋病奈瑟球菌感染泌尿生殖系统、肛门直肠、咽部等所致的，以化脓性炎症为主要特征的一种性传播疾病。主要通过性接触传播引起尿道炎、宫颈炎、直肠炎、咽炎等。如不及时治疗，可向周围组织扩散，引起相应的并发症和后遗症，甚至通过血行扩散引起脑膜炎、心内膜炎等，也可通过母婴垂直传播引起新生儿眼炎等。加强卫生宣教，洁身自好，是预防淋病的重要环节。淋病治疗首选青霉素 G，新生儿可用 1% 硝酸银滴眼，以预防新生儿眼炎。

考点 淋病奈瑟球菌所致疾病

第 2 节　肠　杆　菌

肠杆菌是一大群寄居在人和动物肠道中生物学性状相似的革兰氏阴性短小杆菌，多数属于肠道正常菌群，少数是致病菌。肠杆菌主要包括埃希菌属、志贺菌属、沙门菌属等。

一、埃希菌属

埃希菌属一般不致病，为肠道中的正常菌群，以大肠埃希菌为代表。当宿主免疫力下降或侵入肠外组织时，可引起肠外化脓感染。某些菌株具有致病性，可造成肠道内感染，称为致病性肠杆菌。

（一）生物学性状

埃希菌属为革兰氏阴性杆菌，中等大小（图 3-7），多数有周鞭毛，有菌毛（图 3-8），无芽孢。埃希菌属对营养要求不高，兼性厌氧。能分解乳糖产酸，在肠道鉴别培养基上使指示剂变色，以此与沙门菌属、志贺菌属等进行区别。该菌抵抗力不强，对常用化学消毒剂敏感，对链霉素、卡那霉素、妥布霉素等抗生素敏感，但易产生耐药性。

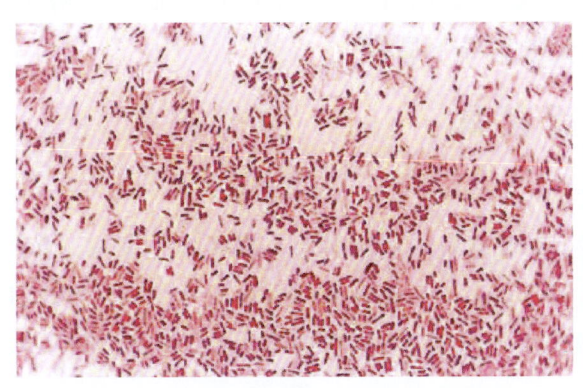

图 3-7　大肠埃希菌革兰氏染色形态图
（光镜 1000×）

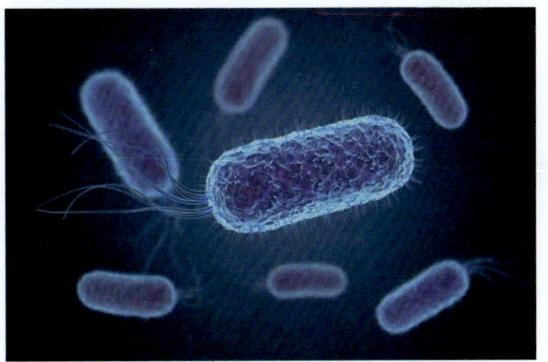

图 3-8　大肠埃希菌菌毛示意图

（二）致病性

1. 致病物质

（1）定居因子　又称为黏附素，是指细菌的普通菌毛，对肠黏膜有很强的黏附作用，可破坏肠黏膜细胞造成严重腹泻，与细菌侵袭力有关。

（2）肠毒素　重要的有肠产毒型大肠埃希菌产生的肠毒素，分不耐热肠毒素（LT）和耐热肠毒素（ST）两种，两者均可使肠道细胞中cAMP水平增高引起肠液大量分泌而导致腹泻；肠出血型大肠埃希菌产生的志贺样毒素，可致血性腹泻；肠集聚型大肠埃希菌产生的肠集聚耐热毒素，可致肠黏膜细胞分泌功能亢进引起腹泻。

2. 所致疾病

（1）肠外感染　多为机会感染，以女性泌尿系统感染最为常见，如尿道炎、膀胱炎、肾盂肾炎等。亦可引起化脓性感染，如腹膜炎、胆囊炎、阑尾炎、手术创口感染等。婴幼儿、老年人或免疫力低下者可引起脑膜炎及败血症等。

（2）肠道感染　主要表现为腹泻，由致病性大肠埃希菌引起，主要有五种类型：①肠产毒性大肠埃希菌（ETEC），是旅游者腹泻和婴儿腹泻的重要病因。②肠致病性大肠埃希菌（EPEC），引起婴幼儿腹泻。③肠出血性大肠埃希菌（EHEC），临床表现为严重的腹痛和血便。④肠侵袭性大肠埃希菌（EIEC），症状类似菌痢样腹泻。⑤肠集聚性大肠埃希菌（EAEC），引起婴儿持续性腹泻。

考点 致病性大肠埃希菌的五种类型

（三）微生物学检查

1. 临床细菌学检查　根据感染情况可采取中段尿、脓液、血液、脑脊液、粪便等标本。进行分离培养后，挑选可疑菌落进行涂片染色镜检，必要时做生化反应或血清分型进行鉴定。

2. 卫生细菌学检查　大肠埃希菌随粪便排出可污染周围环境、水源、食品等。样品中大肠埃希菌越多，表示样品被粪便污染越严重。我国卫生标准：每1000ml饮水中大肠菌群不得超过3个，每100ml瓶装果汁、汽水中不得超过5个。

考点 大肠埃希菌的卫生细菌学检查意义

（四）防治原则

目前对埃希菌属无特异性预防方法，需要加强对水和食品的卫生检查。临床严格无菌操作，防止医源性感染。抗生素治疗应在药敏试验的指导下进行。

二、志贺菌属

案例 3-3

患者，男，26岁。因腹痛、脓血便2天就诊。2天前因不洁饮食后出现腹痛、腹泻，粪便为黏液脓血便，伴里急后重。患者精神萎靡，体温38.5℃。血常规检查：白细胞计数12.0×10^9/L。粪常规检查：黏液"++"，红细胞3个/HP，白细胞8个/HP。取粪便革兰氏染色镜检，镜下见G⁻短小杆菌。

问题：1. 患者最有可能的诊断是什么？
2. 你认为患者感染了哪种病原菌？其致病物质是什么？

志贺菌属细菌又称痢疾杆菌，是引起细菌性痢疾的病原菌，也是感染性腹泻最重要、最常见的病原体之一。根据菌体抗原（O抗原）将志贺菌属分为四群：痢疾志贺菌（A群）、福氏志贺菌（B群）、鲍氏志贺菌（C群）、宋内氏志贺菌（D群）。

(一) 生物学性状

志贺菌为革兰氏阴性短小杆菌，大小为（0.5～0.7）μm×（2～3）μm（图3-9），无鞭毛，无芽孢，无荚膜，多数有菌毛。营养要求不高，属兼性厌氧菌。除宋内氏志贺菌能迟缓分解乳糖外，其他志贺菌均不能分解乳糖，在肠道选择培养基上形成无色菌落，可与非致病菌区别。该菌对理化因素抵抗力较弱，加热60℃ 10min即可被杀死。对酸和一般消毒剂敏感。在粪便中志贺菌可在数小时内死亡，故粪便标本应迅速送检。

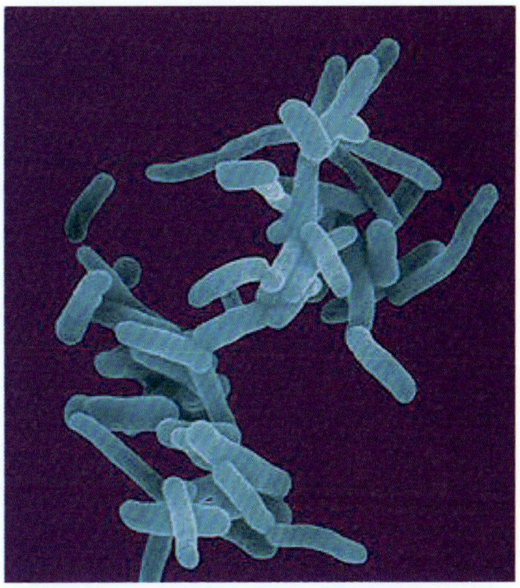

图3-9 志贺菌伪彩图（10 000×）

(二) 致病性与免疫性

1. **致病物质** 主要包括侵袭力和内毒素，有些菌株尚可产生外毒素。

（1）菌毛 具有黏附性，构成细菌的侵袭力。

（2）内毒素 作用于肠黏膜及肠壁自主神经，引起发热、意识障碍、中毒性休克、黏液脓血便、腹痛、里急后重等症状。

（3）外毒素 志贺毒素属外毒素，可引起神经麻痹、细胞坏死和水样腹泻。

2. **所致疾病** 志贺菌引起的细菌性痢疾，简称菌痢。患者和带菌者是主要的传染源，慢性病患者排菌时间长，为重要传染源。通过感染者粪便污染的食物、水、生活用品及手经口感染；亦可经过苍蝇、蟑螂等媒介传播；人与人之间的生活传播也较为常见。细菌性痢疾有急性、慢性和中毒型三种类型。急性细菌性痢疾起病急，有发热、腹痛、腹泻、里急后重、黏液便或脓血便等症状。急性细菌性痢疾反复发作或迁延不愈，病程超过2个月为慢性。中毒型痢疾多见于小儿，表现为全身中毒症状，伴有不同程度的消化道症状。

考点 志贺菌属的致病物质和所致疾病

3. **免疫性** 人群普遍易感，但以学龄前儿童和青壮年多发。病后仅产生短暂而不稳定的免疫力，不同菌群及血清型之间无交叉免疫。易重复感染和多次发病。

(三) 微生物学检查

尽量在患者服用抗生素前，采集患者新鲜粪便中脓血、黏液部分，立即送检。如患者不能自然排出大便，可用灭菌直肠棉拭子或采便管由肛门插入直肠内3～5cm处，旋转360°采集样本，立即送检。分离培养后挑取可疑菌落，进行生化反应和血清学试验鉴定。也可用间接血凝试验、酶联免疫吸附试验等血清学诊断方法进行快速诊断。

(四) 防治原则

早诊断、早隔离、早治疗，控制传染源。加强饮水、食品卫生管理，防蝇灭蝇。在流行季节，口服减毒活疫苗进行特异性预防。治疗可用磺胺、诺氟沙星、庆大霉素等抗生素。本菌易产生耐药性，必要时做药敏试验。

三、沙门菌属

沙门菌属由沙门（Salmon）于1885年首次分离成功，故被命名沙门菌。对人类致病的主要有伤寒沙门菌，甲、乙、丙型副伤寒沙门菌等。

（一）生物学性状

沙门菌为革兰氏阴性杆菌，中等大小，多数有周鞭毛，无芽孢（图3-10）。该菌营养要求不高，不分解乳糖。沙门菌属抗原结构复杂，主要有菌体抗原（O抗原）和鞭毛抗原（H抗原）。该菌对热抵抗力不强，对一般消毒剂敏感，对氯霉素、复方磺胺甲噁唑等敏感。

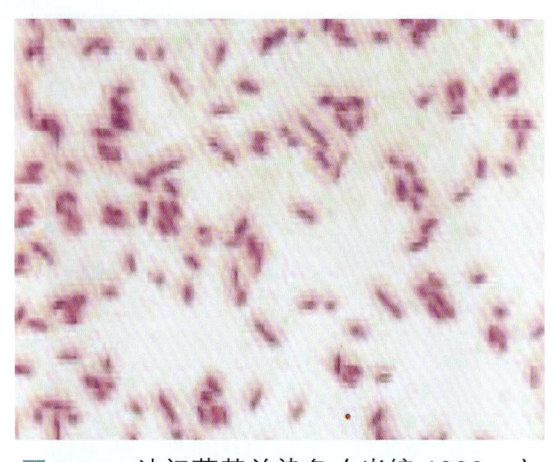

图3-10　沙门菌革兰染色（光镜1000×）

（二）致病性与免疫性

1. 致病物质

（1）侵袭力　Vi抗原具有抗吞噬作用，菌毛具有黏附性，共同构成了细菌的侵袭力。

（2）内毒素　沙门菌死亡后释放出内毒素，可引起体温升高、白细胞减少，大剂量时可导致中毒性休克，是沙门菌主要的致病物质。

（3）肠毒素　为外毒素，性质类似ETEC产生的肠毒素，可引起严重腹泻。

2. 所致疾病

（1）伤寒和副伤寒　是由伤寒沙门菌和甲、乙、丙型副伤寒沙门菌引起的急性肠道传染病。临床表现以持续发热、神经系统中毒症状和消化道症状、玫瑰疹、肝脾肿大、白细胞减少为特征。主要并发症为肠出血、肠穿孔、中毒性肝炎、中毒性心肌炎等。1%～5%伤寒或副伤寒患者，在症状消失后1年仍可在其粪便中检出相应的沙门菌，称为无症状带菌者。病因主要是滞留在胆囊中的病原菌不断排出。传染源为患者及带菌者，其中无症状带菌者是伤寒、副伤寒重要的传染源。发病机制和临床表现如图3-11所示。

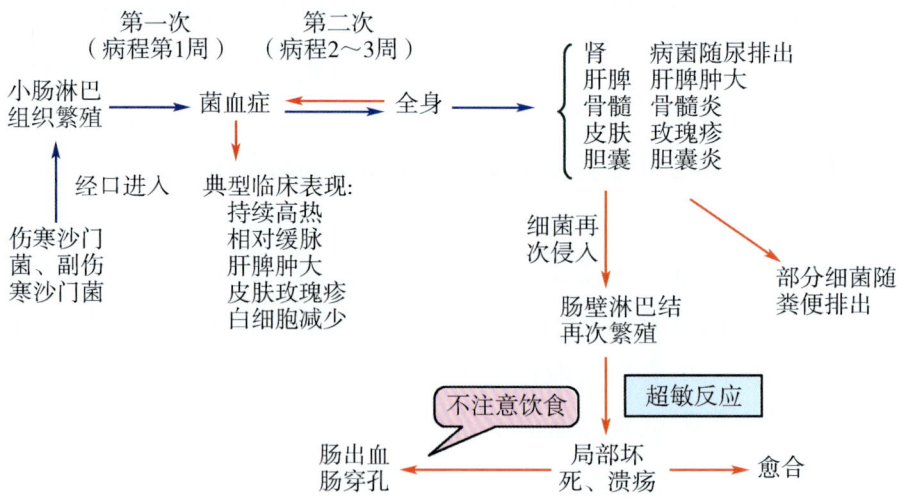

图3-11　伤寒和副伤寒发病机制和临床表现

（2）急性胃肠炎（食物中毒）　由于摄入大量被猪霍乱沙门菌、鼠伤寒沙门菌、肠炎沙门菌等污染的食物而感染。起病急，主要症状为发热、恶心、呕吐、腹痛、腹泻等。一般2～4天可自愈。

（3）败血症　多见于儿童或免疫力低下的成人，常由猪霍乱沙门菌、丙型副伤寒沙门菌、鼠伤寒沙门菌、肠炎沙门菌等引起。进入肠道的细菌迅速侵入血液大量生长繁殖，患者出现高热、寒战、厌食等症状。

> **考点**　沙门菌属的致病物质和所致疾病

3. 免疫性　伤寒或副伤寒沙门菌为胞内寄生菌，机体免疫以细胞免疫为主，病后获得牢固免疫力，很少再感染。

（三）微生物学检查

1. 病原菌的分离鉴定

（1）标本　伤寒、副伤寒根据病程采集不同种类的标本：在病程的第 1 周采集血液标本；在病程的第 2～3 周采集粪便标本；在整个病程可采集骨髓标本。食物中毒者采集可疑食物、呕吐物或粪便标本。败血症者采集血液标本。

> **考点**　不同时期标本采集

（2）分离培养和鉴定　将标本接种于肠道选择培养基上进行分离培养，挑取无色半透明的可疑菌落进行生化反应和血清学鉴定。

（3）快速诊断　近年来通过酶联免疫吸附试验、放射免疫测定、SPA 协同凝集试验等方法检测患者血清、尿液、粪便中沙门菌可溶性抗原进行快速诊断。

2. 血清学试验　最常用的是肥达试验。用标准伤寒沙门菌"O"、"H"抗原和甲、乙、丙型副伤寒沙门菌的 H 抗原（诊断菌液），与患者的血清做定量凝集试验，测定受检者血清中有无相应抗体及其效价，以辅助诊断伤寒和副伤寒。一般伤寒沙门菌"O"抗体凝集效价≥1：80，"H"抗体凝集效价≥1：160，副伤寒沙门菌"H"抗体凝集效价≥1：80 时，有诊断意义。恢复期血清中特异性抗体效价较急性期血清特异性抗体效价增高 4 倍以上者有诊断价值。

> **考点**　肥达试验的意义

（四）防治原则

早发现、早隔离、彻底治疗患者及带菌者，控制传染源。加强饮水和食品卫生管理，切断传播途径。接种伤寒、副伤寒疫苗为特异性预防措施。治疗可用环丙沙星、氯霉素、氨苄西林、复方三甲氧烯胺等药物。

第 3 节　弧 菌 属

案例 3-4

患者，女，37 岁。突发腹泻 6h，腹泻 10 余次，无发热，无里急后重。查体：表情呆滞、皮肤弹性差、眼窝凹陷，血压 85/55mmHg，脉搏 108 次 / 分，腹软，无压痛、反跳痛。大便常规检查：米泔水样便，白细胞 0～1 个 /HP。

问题：1. 患者可能患了什么疾病？如何确诊？

　　　2. 该病应如何进行防治？

弧菌属是一群菌体短小，弯曲呈弧状的革兰氏阴性菌。本菌广泛存在于自然界中，以水中多见。大多数为非致病菌，对人致病的主要有霍乱弧菌和副溶血性弧菌。

一、霍乱弧菌

霍乱弧菌是引起霍乱的病原体。霍乱是一种烈性消化道传染病，发病急、传播速度快、死亡率高，是我国法定的甲类传染病。

（一）生物学性状

1. 形态染色　霍乱弧菌菌体呈弧形或逗点状，革兰氏染色阴性（图3-12）。菌体一端有单鞭毛，运动活泼，取患者的米泔水样粪便标本，在镜下可见其排列如鱼群状，快速穿梭样运动。有菌毛，无芽孢，某些菌株有荚膜。

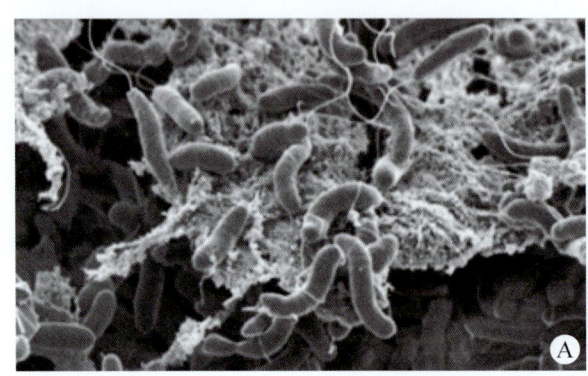 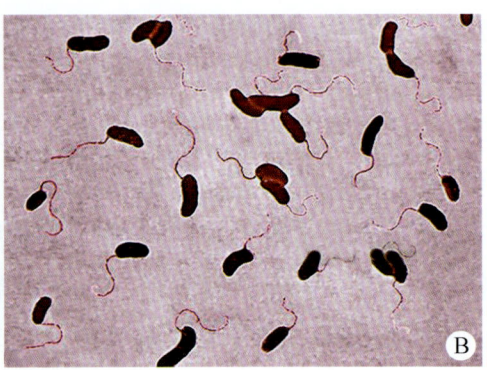

图3-12　霍乱弧菌形态图
A. 电镜图（10 000×）；B. 鞭毛染色光镜图（1000×）

2. 培养特性　霍乱弧菌营养要求不高，兼性厌氧，耐碱不耐酸，在pH为8.8～9.0的碱性蛋白胨水或碱性琼脂平板上生长良好，形成圆形、透明、无色的扁平型菌落。

考点　霍乱弧菌的最适pH

3. 抗原结构与分型　霍乱弧菌有O抗原和H抗原。根据O抗原的不同将其分为200多个血清群，其中O1群和O139群引起霍乱。O1群因表型的不同又可分为两个生物型：古典生物型和El Tor生物型。

4. 抵抗力　该菌抵抗力较弱，对热、干燥、酸及一般消毒剂敏感。用1∶4的含氯石灰处理患者呕吐物和排泄物1h可达到消毒效果。霍乱弧菌耐低温、耐碱，在水中可存活1～3周。

（二）致病性与免疫性

1. 致病物质　该菌中O1群和O139群产生的霍乱毒素是主要致病物质，也是目前已知致泻毒素中作用最强的。霍乱毒素导致肠黏膜上皮细胞分泌功能亢进，大量肠液潴留于肠腔中，从而导致严重的腹泻和呕吐。此外，霍乱弧菌可借助鞭毛运动穿过肠黏膜表面的黏液层；借助菌毛使细菌黏附于肠黏膜上皮细胞内并迅速生长繁殖。

2. 所致疾病　霍乱弧菌引起烈性消化道传染病霍乱。人是霍乱弧菌的唯一易感者。霍乱的传染源为患者和带菌者。细菌通过污染的水源或食物经消化道感染机体，产生的霍乱肠毒素使患者出现剧烈的腹泻和呕吐，腹泻物呈米泔水样。由于大量水分和电解质丧失而导致严重脱水，电解质紊乱和代谢性酸中毒，如不及时治疗处理，死亡率可高达60%。

考点　霍乱弧菌的致病物质和所致疾病

3. 免疫性　病后可获得牢固的免疫力，再感染者少见。

（三）微生物学检查

霍乱是消化道烈性传染病，传播快、危害极大，应快速、准确确诊首例患者并及时上报疫情。标本采集患者米泔水样粪便或呕吐物，用悬滴法检查有无穿梭样运动的细菌；革兰氏染色镜检有无鱼群状排列的革兰氏阴性弧菌，并将标本接种于培养基中进行分离培养，选择可疑菌落进行生化反应并做进一步鉴定。

霍乱毒素基因的PCR检测在霍乱诊断上具有重要的诊断价值，该方法特异性和灵敏度均较高。目前还可以使用霍乱弧菌胶体金快速检测法，该方法主要针对检测O1群和O139群霍乱弧菌抗原成分，操作简单。

（四）防治原则

早发现、早隔离、早治疗是防治霍乱的基本原则。加强检疫，及时检出患者，严格隔离治疗，必要时实行疫区封锁；加强饮水和食品卫生管理，培养良好的个人卫生习惯；接种霍乱疫苗，提高人群免疫力；治疗原则以及时补液，纠正水、电解质、酸碱平衡紊乱为主，同时使用四环素、氧氟沙星、诺氟沙星等抗生素。

二、副溶血性弧菌

副溶血性弧菌是一种嗜盐性弧菌，主要存在于海水、海底沉积物及鱼、贝壳等海产品中。该菌是我国沿海地区引起食物中毒最常见的病原菌之一。

副溶血性弧菌菌体呈弧状、杆状、卵圆状等多种形态，革兰氏染色阴性，有端鞭毛和侧鞭毛，运动活泼。嗜盐性强，在3.5%～5.0%氯化钠培养基中生长良好。人因进食被该菌污染的海产品或盐腌食物而感染，导致副溶血性弧菌肠炎，多数起病急骤，常先吐后泻，排便前往往有肠鸣、阵发性腹部剧痛，早期常有发热症状。常年均可发生。

第4节　分枝杆菌属

案例3-5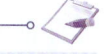

患者，男，30岁，因发热、咳嗽、咳痰、胸痛数日入院。患者主诉近3个月出现低热、咳嗽、消瘦、夜间盗汗，给予抗感冒药物治疗，疗效不佳。X线检查可见肺纹理增粗，左肺尖有片状阴影。结核菌素试验强阳性。

问题：1. 该患者可能感染了什么病原体？如何进一步确诊？
　　　2. 结核菌素试验有何意义？

分枝杆菌属是一类细长略弯曲的杆菌，因呈分枝状排列而得名，革兰氏染色阳性，细胞壁含有大量脂质，一般不易着色，因能抵抗盐酸乙醇的脱色作用又称抗酸杆菌。对人致病的主要有结核分枝杆菌。

一、结核分枝杆菌

结核分枝杆菌简称结核杆菌，是引起结核病的病原菌。对人致病的主要有人型结核分枝杆菌和牛型结核分枝杆菌。

（一）生物学性状

1. **形态与染色**　本菌为细长直或稍弯曲、两端圆钝的杆菌，大小为（1～4）μm×（0.3～0.6）μm，常单个、分枝状或团束状排列，无芽孢、无鞭毛、有荚膜，经抗酸染色后呈红色，其他非抗酸菌和细胞被染成蓝色（图3-13）。

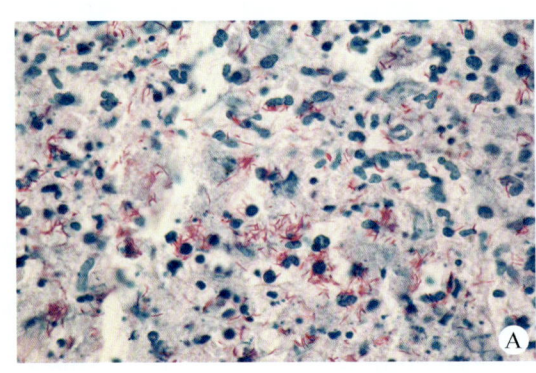 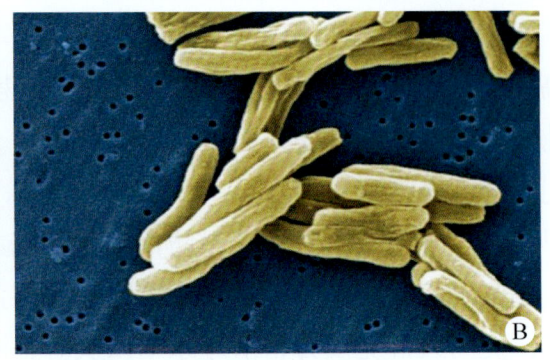

图3-13　结核分枝杆菌形态图
A.抗酸染色光镜图（1000×）B.电镜伪彩图（10 000×）

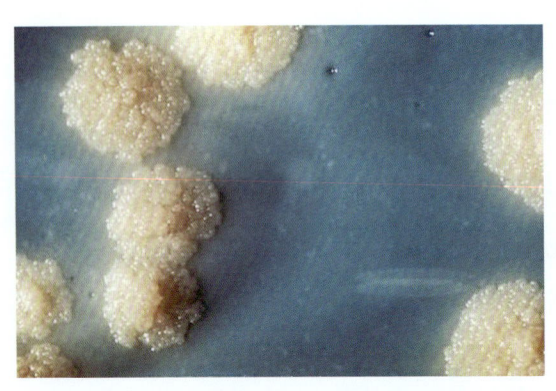

图3-14　结核分枝杆菌菌落图

2. **培养特性**　本菌为专性需氧菌，最适温度为37℃，最适酸碱度为pH 6.5～6.8。营养要求高，常用含甘油、蛋黄、马铃薯、孔雀绿及无机盐的罗氏培养基培养，生长速度缓慢，需18～20h繁殖一代，接种后2～4周才能出现乳白色或米黄色、干燥、表面粗糙、呈菜花状的菌落（图3-14）。在液体培养基中形成菌膜。

3. **抵抗力**　结核分枝杆菌细胞壁中含有大量的脂质，对理化因素抵抗力较强。在干燥的痰中可存活6～8个月；在3%盐酸、6%硫酸和4%氢氧化钠中可存活30min，因此常用酸、碱处理细菌标本中的杂菌。该菌对湿热、紫外线和乙醇敏感，加热65℃ 30min或95℃ 1min，日光直射2～3h，75%乙醇作用数分钟即可被杀死。

4. **变异性**　结核分枝杆菌可发生形态、菌落、毒力、耐药性及L型细菌等变异。卡介苗（Bacille Calmette-Guérin，BCG）是将有毒的牛型结核分枝杆菌接种于含有甘油、胆汁、马铃薯的培养基中，经13年230次传代，使其毒力发生变异，成为对人无致病性，仍保持良好免疫原性的疫苗株，现已广泛用于结核病的预防。单一使用链霉素、异烟肼、利福平等抗结核药物或选择药物方案不当，易产生耐药性变异。

考点　结核分枝杆菌生物学性状

（二）致病性与免疫性

结核分枝杆菌不产生毒素和侵袭性酶，其致病作用与细菌在组织细胞内大量繁殖引起的炎症反应、菌体成分和代谢产物的毒性作用以及机体迟发型超敏反应引起的免疫损伤等有关。

1. 致病物质　与脂质、荚膜和蛋白质有关。

（1）脂质　约占细胞壁干重的60%。主要成分有磷脂、索状因子、硫酸脑苷脂、蜡质D；磷脂能刺激单核细胞增生，促使炎症病灶中巨噬细胞转变为类上皮细胞，使病灶增生形成结核结节及干酪样坏死；索状因子是重要的致病因子，能抑制中性粒细胞游走和吞噬，引起慢性肉芽肿；硫酸脑苷脂可抑制吞噬体与溶酶体的融合，使结核分枝杆菌能在吞噬细胞中长期存活；蜡质D是细胞壁的主要成分，具有免疫佐剂的作用，刺激机体发生迟发型超敏反应。

（2）荚膜　主要成分是多糖、脂质和蛋白质，有助于结核分枝杆菌黏附和侵入宿主细胞，具有抗吞噬、抗杀菌物质的作用。

（3）蛋白质　有抗原性，与蜡质D结合后能使机体发生超敏反应，引起组织坏死和全身中毒症状，并在形成结核结节中发挥一定作用。

2. 所致疾病　结核分枝杆菌可经呼吸道、消化道及破损的皮肤黏膜等多种途径感染机体，侵犯全身各组织器官，引起相应器官的结核病，其中以肺结核最多见。

（1）肺部感染　主要是细菌经呼吸道侵入肺部引起，分为原发感染和原发后感染。

1）原发感染：多见于儿童，是机体初次感染结核分枝杆菌后在肺部发生的病变，引起急性渗出性炎症病灶，称为原发灶；病灶内细菌沿淋巴管扩散到肺门淋巴结大量繁殖，引起淋巴管炎、肺门淋巴结肿大，在X线胸片可见原发灶、淋巴管炎和肺门淋巴结肿大呈哑铃状阴影，称为原发复合征。随着机体抗结核免疫的建立，原发灶大多可纤维化和钙化而自愈。少数免疫力低下者，细菌经血流扩散，可引起全身粟粒性结核或结核性脑膜炎。

2）原发后感染：多见于成人，大多由潜伏在原发灶中的结核分枝杆菌复燃（内源性感染）引起；少数为新的结核分枝杆菌入侵（外源性感染）引起。原发感染后机体已对结核分枝杆菌形成适应性免疫，因此病灶多局限，易形成结核结节、纤维化和干酪样坏死。

（2）肺外感染　部分患者体内病菌可经血液、淋巴液扩散到肺外组织器官，引起结核性脑膜炎、肾结核、关节结核、骨结核等。还可通过经破损皮肤感染引起皮肤结核。

3. 免疫性　结核分枝杆菌为胞内寄生菌，抗感染免疫以细胞免疫为主，属于有菌免疫或传染性免疫，免疫力的持久性依赖于结核分枝杆菌及其组分在体内的存在，一旦体内病原菌及其组分消失，这种免疫力也随之消失。机体在产生抗结核免疫的同时，也发生Ⅳ型超敏反应，即感染、免疫、超敏反应共存。

4. 结核菌素试验　是用结核菌素来测定机体对结核分枝杆菌是否会发生迟发型超敏反应的一种皮肤试验，同时可判断机体对结核分枝杆菌有无免疫力。

（1）试剂　结核菌素试剂有两种：一种为旧结核菌素（OT）；另一种为纯蛋白衍生物（PPD），目前多用PPD。

（2）方法　取PPD 5单位注入受试者前臂掌侧皮内，48～72h观察局部皮肤有无红肿硬结，并测量其直径。

(3) 结果及意义　见表3-3。

表3-3　结核菌素试验结果及意义

红肿硬结直径	结果	意义
<5mm 或无反应	阴性	表明机体未感染过结核分枝杆菌或未接种过卡介苗，对该菌无免疫力；或感染早期或细胞免疫功能低下
5～15mm	阳性	表明机体曾感染过结核分枝杆菌或卡介苗接种成功，对该菌有特异性免疫力
≥15mm	强阳性	表明体内可能有活动性结核，应进一步检查

考点　结核菌素试验的原理、方法、结果及意义

（4）应用　筛选卡介苗接种对象及接种后免疫效果的测定；婴幼儿结核病的辅助诊断；结核病的流行病学调查；测定机体的细胞免疫功能。

（三）微生物学检查

根据病变部位不同采集标本，如痰、尿、脑脊液、腹腔积液等，将标本直接涂片，用抗酸染色后镜检，若发现抗酸杆菌即可初步诊断。进一步可通过分离培养、生化反应、免疫学实验进行鉴定。PCR技术用于结核分枝杆菌的DNA鉴定，对结核病的快速诊断具有重要意义。

（四）防治原则

1. 预防　接种卡介苗是预防结核病的有效措施。接种对象是新生儿和结核菌素试验阴性的人群。积极开展卫生宣传及健康教育，发现和治疗患者，切断传播途径是基本预防措施。

2. 治疗　应遵循早发现、早隔离、早治疗、联合用药、彻底治愈的原则。常用药物有异烟肼、利福平、乙胺丁醇、吡嗪酰胺、左氧氟沙星等。治疗采用联合用药可减少耐药菌株产生，还应定期进行结核分枝杆菌药物敏感试验，以指导临床合理用药。

链接

世界防治结核病日

1995年底，世界卫生组织（WHO）把每年3月24日定为"世界防治结核病日"，以进一步推动全球预防与控制结核病。据WHO《2023年全球结核病报告》，全球新发结核病患者2020年1000万，2021年1030万，2022年1060万。

二、麻风分枝杆菌

麻风分枝杆菌简称麻风杆菌，是引起麻风病的病原菌。本菌革兰氏染色阳性，抗酸染色阳性，菌体细长，呈束状排列。本菌是典型的胞内寄生菌，至今在体外人工培养尚未成功。患者渗出物标本中可见大量麻风分枝杆菌存在于细胞内，胞质呈泡沫状，称为麻风细胞。麻风分枝杆菌对干燥和低温有抵抗力，但对紫外线和湿热敏感。

麻风病是一种慢性传染病，主要表现为皮肤、黏膜和神经末梢的损害，晚期可侵犯深部组织和器官形成肉芽肿。患者的鼻咽腔分泌物、痰液、汗液、乳汁、阴道分泌物、精液中均有麻风杆菌的排出，通过直接接触传播。根据免疫状态、病理变化和临床表现，可将大部分患者分为瘤型麻风和结核样型麻风。瘤型麻风是进行性损害和病情严重的临床类型，传染性强，常在患者皮肤或黏膜下形成麻风结节，面部的结节可融合呈"狮面容"，是瘤型麻风的

典型特征；结核样型麻风为自限性疾病，传染性小，较稳定，损害可自行消退。

麻风病的诊断主要靠微生物学检查。常刮取患者鼻黏膜或皮肤破损处病变组织涂片，经抗酸染色后镜检，根据麻风细胞、麻风分枝杆菌特点获得诊断。

麻风病目前尚无有效疫苗进行特异性预防，主要依靠早发现、早隔离、早治疗。治疗的药物主要是氨苯砜、醋氨苯砜、苯丙砜、利福平等，为防止耐药性的发生，应采用多种药物联合治疗。

第5节 厌 氧 菌

案例 3-6

患者，男，40岁。1天前体温38.5℃，1h前因出现牙关紧闭，全身肌肉痉挛就诊。1周前在施工中右足被铁钉扎伤，伤口较深。脑电图、颅CT、MRI正常。实验室检查：伤口分泌物直接涂片染色见鼓槌样革兰氏阳性杆菌。临床初步诊断：破伤风。

问题：1. 该病的病原体是什么？如何致病的？
　　　2. 作为护士，该患者入院后应做哪些护理工作？

厌氧菌是一群必须在无氧环境下才能生长繁殖的细菌。根据能否形成芽孢，将其分成厌氧芽孢梭菌和无芽孢厌氧菌两大类。

一、厌氧芽孢梭菌

芽孢梭菌是一群专性厌氧，能形成芽孢，芽孢直径比菌体宽，使菌体膨大呈梭形，革兰氏染色阳性的大杆菌。主要分布在土壤、人和动物肠道中，多数为腐生菌，少数为致病菌，对人类致病的主要有破伤风梭菌、产气荚膜梭菌、肉毒梭菌。

（一）破伤风梭菌

破伤风梭菌是引起破伤风的病原菌。

1. 生物学性状　破伤风梭菌是革兰氏阳性杆菌，菌体细长，有周鞭毛，无荚膜。芽孢呈圆形宽于菌体，位于菌体顶端呈鼓槌状，为本菌典型形态特征。芽孢抵抗力强，通常100℃ 1h，芽孢可被完全破坏；但在干燥的土壤和尘埃中可存活数年（图3-15）。

2. 致病性

（1）致病条件　破伤风梭菌主要经创伤侵入机体，伤口厌氧微环境是细菌生长繁殖的重要条件。伤口窄而深，伴有泥土或异物污染，易形成厌氧环境；大面积创伤、烧伤、坏死组织多、局部组织缺血，伴有需氧菌或兼性厌氧菌的混合感染，也易造成厌氧微环境。

考点 破伤风梭菌感染的致病条件

（2）致病物质　破伤风梭菌在伤口局部繁殖产生破伤风痉挛毒素和破伤风溶血素。破伤风痉

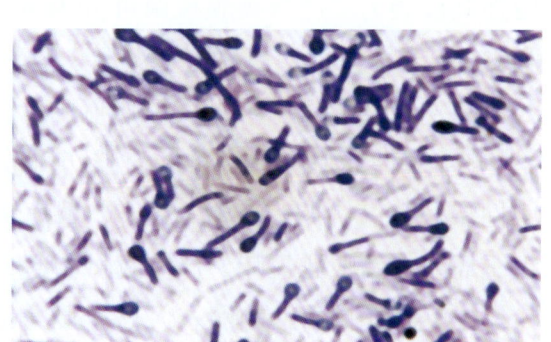

图 3-15　破伤风梭菌革兰氏染色形态图（光镜 1000×）

痉毒素是引起破伤风的主要致病物质，属神经毒素，毒性强，对脑干和脊髓前角神经元有高度亲和力，能阻止抑制性神经递质从抑制性神经元突触前膜释放，导致屈肌和伸肌同时发生强烈收缩，出现强直性痉挛。破伤风溶血素能溶解、破坏红细胞和其他各种血细胞。

（3）所致疾病　破伤风。潜伏期为7～14天，发病早期有发热、头痛、肌肉酸痛等前驱症状，随后出现牙关紧闭、苦笑面容、角弓反张等典型症状，严重者可因呼吸肌痉挛而窒息死亡。

3.防治原则

（1）正确处理伤口　用3%过氧化氢清洗伤口，及时清创、扩创，防止厌氧微环境的形成。

（2）人工主动免疫　接种百白破疫苗，建立基础免疫。《国家免疫规划疫苗儿童免疫程序及说明（2021年版）》要求儿童分别于3月龄、4月龄、5月龄及18月龄接种百白破疫苗；对易受伤的人群接种破伤风类毒素可有效预防破伤风。

（3）人工被动免疫　对伤口较深或污染较严重者，应立即注射破伤风抗毒素（TAT）进行紧急预防，但注射前必须先做皮肤试验（简称皮试），皮试阳性者采用脱敏疗法。

（4）治疗　应早期足量使用破伤风免疫球蛋白，中和游离的外毒素，同时选择敏感抗生素治疗。

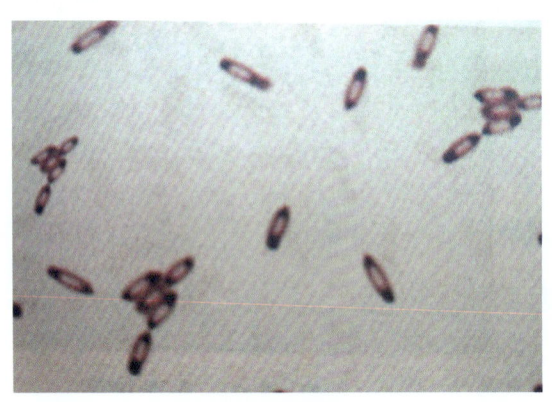

图 3-16　产气荚膜梭菌革兰氏染色形态图（光镜 1000×）

考点　破伤风的防治原则

（二）产气荚膜梭菌

产气荚膜梭菌是引起气性坏疽的主要病原菌。

1.生物学性状　产气荚膜梭菌是革兰氏阳性粗大杆菌，有荚膜，无鞭毛。芽孢略小于菌体，位于菌体中央或次极端（图3-16）。能分解多种糖和蛋白质产酸产气，在牛奶培养基中，分解乳糖产酸使酪蛋白凝固，同时产生大量气体冲散凝固的酪蛋白呈蜂窝状，称为"汹涌发酵"现象，是鉴别本菌的主要特征。

2.致病性

（1）致病物质　产气荚膜梭菌至少能产生12种外毒素和多种侵袭性酶，同时还有荚膜增强其侵袭力。产气荚膜梭菌可分为A、B、C、D、E 5个血清型，对人致病的主要是A型和C型。

（2）所致疾病　常见气性坏疽、食物中毒和坏死性肠炎。

1）气性坏疽：致病条件与破伤风梭菌相同，为由A型产气荚膜梭菌引起的严重创伤感染性疾病。潜伏期为8～48h，严重病例表现为组织剧烈胀痛、水气夹杂、触摸有捻发音、组织坏死伴腐败恶臭味，严重者可引起毒血症、休克，死亡率高。

2）食物中毒：因食入大量产肠毒素的A型产气荚膜梭菌污染的食物引起。潜伏期约10h，临床以腹痛、腹胀、水样腹泻最常见，少数伴发热、恶心、呕吐。1～2天可自愈。

3）坏死性肠炎：由C型产气荚膜梭菌污染食物引起。发病急，临床表现为剧烈腹痛、血样腹泻、肠黏膜出血性坏死，甚至穿孔导致腹膜炎和休克。

3. 防治原则　及时对伤口进行清创、扩创，局部用3%过氧化氢冲洗或湿敷。对所有器械和敷料彻底灭菌。早期使用气性坏疽多价抗毒素中和毒素，使用大剂量抗生素杀灭病原菌；高压氧舱可抑制厌氧菌的生长。目前无疫苗用于疾病的预防。

（三）肉毒梭菌

肉毒梭菌主要存在于土壤和动物粪便中。该菌污染食物后，在厌氧环境中能产生肉毒毒素，引起进食者中毒，出现神经中毒症状。

1. 生物学性状　肉毒梭菌为革兰氏阳性杆菌，有周鞭毛，无荚膜。芽孢呈椭圆形位于菌体次极端，宽于菌体，使菌体呈汤匙状或网球拍状（图3-17）。

2. 致病性

（1）致病物质　主要是肉毒毒素，是已知毒性最强烈的外毒素，比氰化钾毒性强1万倍，对人的致死量为0.1μg。该毒素为嗜神经毒素，作用于外周胆碱能神经，抑制神经肌肉接点处神经递质乙酰胆碱的释放，导致肌肉弛缓性瘫痪。

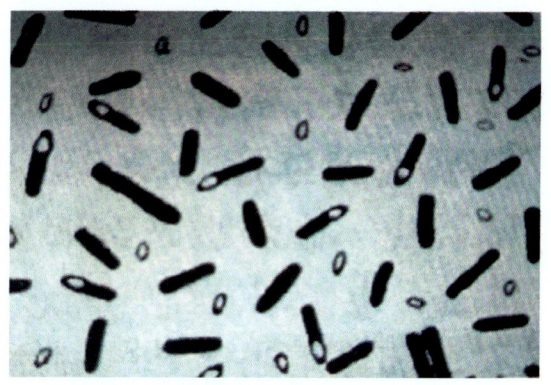

图3-17　肉毒梭菌革兰氏染色形态图（光镜1000×）

（2）所致疾病　食物中毒，因食入被肉毒梭菌污染的发酵豆制品、发酵面制品、罐头、香肠、腊肠等食品引起，其临床表现以神经系统症状为主，不发热，神志清楚。先有乏力、头痛、头晕，接着出现斜视、复视、眼睑下垂，再出现咽部肌肉麻痹，出现吞咽、咀嚼困难，口齿不清，继而出现膈肌麻痹、呼吸困难，严重者因呼吸肌和心肌麻痹而死亡。

考点　肉毒毒素的致病特点

3. 防治原则　加强食品管理和监督；食品低温保存，进食前加热煮沸是预防肉毒梭菌感染的主要措施。治疗应早期足量注射多价抗毒素血清，同时加强护理和对症治疗，以降低病死率。

二、无芽孢厌氧菌

无芽孢厌氧菌是一类存在于人和动物体内的正常菌群。在人体正常菌群中占有绝对优势，是需氧菌和兼性厌氧菌数量的10～1000倍。在特定状态下可作为条件致病菌引起内源性感染，在临床厌氧菌感染中，无芽孢厌氧菌的感染占90%，以混合感染多见。主要为化脓性感染，可遍及全身组织器官，如口腔与牙周慢性感染、呼吸道感染、女性生殖道和盆腔感染、腹部感染、皮肤及软组织感染、败血症等。

第6节　其他病原性细菌

其他常见的病原性细菌的主要生物学特性、致病性及防治原则，见表3-4。

表 3-4　其他病原性细菌

病原菌	主要生物学特性	致病性	防治原则
白喉棒状杆菌	G^+ 细长微弯杆菌，一端或两端膨大呈棒状，呈栅栏状、V形或L形，无荚膜，无鞭毛，无芽孢，有异染颗粒。吕氏培养基上生长迅速	致病物质是白喉外毒素，主要经呼吸道飞沫传播，引起白喉	特异性预防用百白破联合疫苗或白喉类毒素；紧急预防和治疗用白喉抗毒素
百日咳鲍特菌	G^- 短小杆菌，有荚膜和菌毛，鲍-金培养基上生长良好	致病物质是荚膜、菌毛和多种毒素，经呼吸道飞沫传播，引起百日咳，是儿童常见的急性呼吸道传染病	接种百白破联合疫苗进行特异性预防
流感嗜血杆菌	G^- 小杆菌，呈多形态，有菌毛、荚膜。苛养菌，培养需生长因子X、V。在巧克力血平板上与金黄色葡萄球菌共同培养时，可见卫星现象	致病物质主要是内毒素、荚膜、菌毛。经呼吸道飞沫传播。本菌是流感时继发细菌感染的常见菌，可引起脑膜炎、咽炎、肺炎、菌血症等	加强锻炼，提高免疫力；接种流感嗜血杆菌荚膜多糖疫苗进行特异性预防
嗜肺军团菌	G^- 球杆菌，形态易变，有鞭毛、菌毛，水中存活时间长	致病物质主要是菌毛、毒素和多种酶类。主要经呼吸道传播，引起军团菌病或医院感染	无特异性疫苗。加强环境、水源管理及人工输水管道和设施的消毒
炭疽杆菌	G^+ 粗大杆菌，两端平切，无鞭毛，呈竹节状排列，芽孢呈椭圆形位于菌体中央，是致病菌中最大的细菌	致病物质为荚膜、炭疽毒素。经皮肤黏膜、呼吸道、消化道等途径侵入机体引起皮肤炭疽、肺炭疽和肠炭疽	加强病畜管制，病畜应严格隔离或处死焚烧。接种炭疽减毒活疫苗
铜绿假单胞菌	G^- 小杆菌，有荚膜、鞭毛、菌毛，产生水溶性绿色色素，抵抗力强，易耐药	致病物质是多种毒素和侵袭性酶。该菌为条件致病菌，是医院感染的重要病原菌，引起各种继发感染，如皮肤感染、中耳炎、菌血症、败血症等	加强医院环境消毒灭菌工作，医务人员应严格执行无菌操作，防止医源性感染
幽门螺杆菌	G^- 菌，呈螺旋形、S形、海鸥状，有鞭毛，有菌毛。快速脲酶试验强阳性，为鉴定该菌的依据	致病物质是侵袭因子和毒素。主要经粪-口途径传播，传染源主要是人。主要引起胃炎、消化性溃疡，与胃癌的发病有关	无特异性疫苗，预防的关键是改善饮食习惯，提倡分餐制，定期消毒餐具等
空肠弯曲菌	G^- 菌体细长，弯曲呈弧形、S形、螺形或海鸥状，有鞭毛	致病物质是鞭毛和毒素等。经接触或消化道感染引起婴幼儿细菌性肠炎、成人食物中毒。家禽和家畜是主要传染源。腹泻是本菌最常见的临床表现	无特异性疫苗，注意饮食卫生，加强粪便管理

续表

病原菌	主要生物学特性	致病性	防治原则
鼠疫耶尔森菌	G^-两极浓染的卵圆形短杆菌，有荚膜，无鞭毛，无芽孢	致病物质为毒素、荚膜等。引起鼠疫，为自然疫源性传染病，啮齿类动物是鼠疫耶尔森菌的储存宿主，传播媒介为鼠蚤，人类主要通过带菌节肢动物叮咬或经呼吸道传播，引起腺鼠疫、肺鼠疫和鼠疫败血症	鼠疫属甲类传染病，灭鼠、灭蚤，加强检疫发现患者立即上报并严密隔离，流行地区接种鼠疫减毒活疫苗
布鲁菌属	G^-短小杆菌，有荚膜，无鞭毛，无芽孢	致病物质主要是内毒素。引起布鲁菌病，家畜感染引起母畜流产等，人类主要通过接触病畜及其分泌物或被污染的畜产品经皮肤、黏膜、消化道等不同途径感染，引起布鲁菌病（波浪热）等	控制和消灭病畜，加强乳制品及肉类的卫生监督管理。免疫接种以畜群为主，疫区人群也应接种人用布鲁菌减毒活疫苗

自 测 题

A1 型题

1. 葡萄球菌有无致病性的鉴别指标是（   ）
   A. 透明质酸酶　　B. 肠毒素
   C. 链激酶　　　　D. 链道酶
   E. 血浆凝固酶
2. 肺炎链球菌主要的致病物质是（   ）
   A. 鞭毛　　　　　B. 荚膜
   C. 芽孢　　　　　D. 菌毛
   E. 质粒
3. 链球菌感染引起的超敏反应性疾病是（   ）
   A. 急性肾小球肾炎　B. 猩红热
   C. 出血热　　　　D. 蜂窝织炎
   E. 疖
4. 可辅助诊断风湿热的试验是（   ）
   A. 结核菌素试验
   B. 肥达试验
   C. 抗"O"试验
   D. 乳糖发酵试验
   E. 外斐试验
5. 肥达试验可辅助诊断（   ）
   A. 风湿热　　　　B. 伤寒、副伤寒
   C. 急性肾小球肾炎　D. 肺炎
   E. 细菌性痢疾
6. 鉴别肠道致病菌和非致病菌经常选用（   ）
   A. 吲哚试验　　　B. 葡萄糖发酵试验
   C. 乳酸发酵试验　D. 菊糖发酵试验
   E. 乳糖发酵试验
7. 霍乱患者典型的粪便性状是（   ）
   A. 蛋花样便　　　B. 黏液脓血便
   C. 米泔水样便　　D. 果酱样便
   E. 柏油样便
8. 关于霍乱弧菌的防治，错误的是（   ）
   A. 加强水源管理
   B. 患者严格隔离
   C. 治疗的关键是使用敏感抗生素
   D. 接种霍乱疫苗
   E. 治疗以及时补充液体和电解质为主，同时使用抗生素
9. 关于结核分枝杆菌的生物学特性错误的是（   ）

A. 营养要求高　　B. 抗酸染色呈红色
C. 专性需氧　　　D. 菌落干燥
E. 对乙醇不敏感

10. 破伤风的紧急预防应使用（　　）
A. 破伤风类毒素　　B. 破伤风抗毒素
C. 破伤风外毒素　　D. 百白破疫苗
E. 青霉素

11. 肺结核诊断最可靠的依据是（　　）
A. 结核菌素试验　　B. 红细胞沉降率
C. 胸部CT检查　　　D. 痰结核分枝杆菌检查
E. 胸部X线片

12. 结核菌素试验应在注射后多长时间内判断结果（　　）
A. 4～6h　　　　B. 8～10h
C. 12～18h　　　D. 24～36h
E. 48～72h

13. 患儿，男，1岁半。PPD试验硬结直径为20mm，未种过卡介苗。护士考虑该患儿（　　）
A. 受过结核感染，但不一定有活动病灶
B. 新近有结核感染
C. 曾经感染过结核
D. 体内有新的结核病灶
E. 有活动性结核

14. 患者，男，36岁。背部烫伤后感染，创面有黄绿色分泌物伴恶臭味。引起感染的细菌考虑为（　　）
A. 金黄色葡萄球菌　B. 溶血性链球菌
C. 变形杆菌　　　　D. 铜绿假单胞菌
E. 白念珠菌

15. 结核分枝杆菌常用的染色方法是（　　）
A. 革兰氏染色法　　B. 抗酸染色法
C. 美兰染色法　　　D. 负染色法
E. 荚膜染色法

16. 能引起气性坏疽的细菌是（　　）
A. 炭疽芽孢杆菌　　B. 产气荚膜梭菌
C. 肉毒梭菌　　　　D. 破伤风梭菌
E. 无芽孢厌氧菌

17. 肉毒梭菌所致食物中毒主要表现是（　　）
A. 胃肠道症状　　　B. 败血症
C. 肌肉麻痹　　　　D. 肌肉痉挛
E. 化脓性感染

18. 革兰氏染色阳性杆菌，芽孢圆形，大于菌体，位于菌体顶端，形如鼓槌的细菌是（　　）
A. 白喉棒状杆菌　　B. 炭疽芽孢杆菌
C. 产气荚膜梭菌　　D. 肉毒梭菌
E. 破伤风梭菌

19. 目前已知生物毒素中毒性最剧烈的毒素是（　　）
A. 肉毒毒素　　　　B. 外毒素
C. 内毒素　　　　　D. 破伤风痉挛毒素
E. 抗毒素

20. 卡介苗是（　　）
A. 经甲醛处理后的人型结核分枝杆菌
B. 保持免疫原性的人型结核分枝杆菌
C. 发生了抗原变异的牛型结核分枝杆菌
D. 保持免疫原性的减毒牛型结核分枝杆菌
E. 保持免疫原性的减毒人型结核分枝杆菌

（刘翠翠　梁惠冰）

第 4 章
免疫学基础

> **学习目标**
> 1. 养成科学严谨、坚韧不拔的学习精神和敬佑生命、救死扶伤的职业道德。
> 2. 能描述抗原、抗体、免疫球蛋白、补体、免疫应答、固有免疫、适应性免疫、免疫耐受的概念。
> 3. 能说出免疫系统的组成、免疫应答的类型与基本过程、抗感染免疫的组成与作用。
> 4. 能简述医学上重要抗原、免疫球蛋白的结构与功能、吞噬细胞的吞噬过程和结果、免疫系统的组成和基本功能。
> 5. 运用所学知识开展增强抗感染免疫能力、开展疫苗接种等内容的健康教育。

第 1 节 抗 原

案例 4-1

患者,男,40岁。1个月前左眼被铁钉冲击刺伤,导致当时出血且失明,随后在当地保守治疗。5天前发现右眼视力有显著下降趋势,随后入院就诊。入院时左眼没有光感且角膜水肿,角膜下端3mm处可见明显的陈旧穿孔创口,伤口嵌顿有色素组织,眼内结构模糊;右眼结膜显著充血,角膜透明,角膜后沉着物(+)。大夫初步诊断为交感性眼炎。
问题:1. 本病的病因是什么?为什么患者左眼受伤会影响到右眼视力?
2. 什么是自身抗原?

一、抗原的概念与性能

(一)抗原的概念

抗原(antigen,Ag)是一类能刺激机体免疫系统产生特异性免疫应答,并能与相应的免疫应答产物(抗体或效应T细胞)在体内或体外发生特异性结合的物质。

(二)抗原的性能

1. **免疫原性** 是指抗原刺激机体产生相应的免疫应答产物(抗体或效应T细胞)的性能。
2. **抗原性** 又称免疫反应性,是指抗原与相应抗体或效应T细胞发生特异性结合的性能。

同时具有免疫原性和抗原性的物质称为完全抗原。如病原微生物、异种血清和大多数蛋白质等都属于这种。只具有抗原性而无免疫原性的物质称为半抗原或不完全抗原。如多糖、类脂和某些药物等,它们不能单独刺激机体产生免疫应答。半抗原与蛋白质载体结合后,可获得免疫原性成为完全抗原(图4-1)。

考点 抗原的概念;完全抗原和半抗原的区别

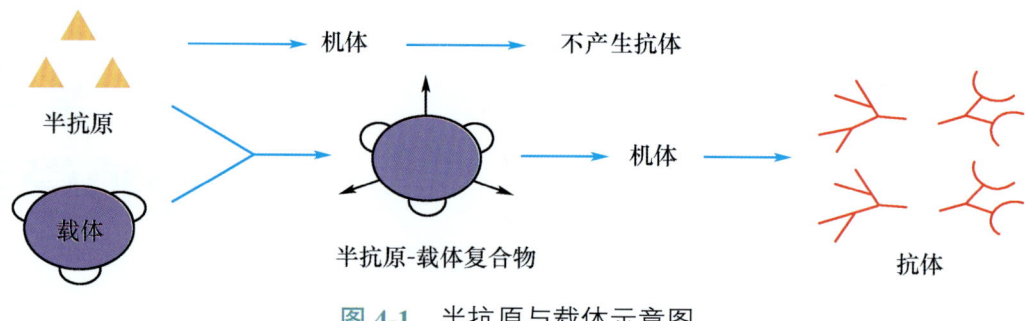

图 4-1　半抗原与载体示意图

> **链　接**
>
> **青霉素使用前为什么必须做皮肤过敏试验？**
>
> 绝大多数人接受青霉素治疗时，青霉素在体内降解后可随尿液排出，不会使机体过敏。但有的人接受青霉素治疗后，青霉素中的大分子杂质、降解产物青霉噻唑酸和青霉烯酸等半抗原，与组织蛋白结合后转化为完全抗原，刺激机体产生相应抗体，使机体处于致敏状态，当机体再次应用青霉素时，就会发生过敏反应，甚至过敏性休克而死亡。因此使用青霉素前必须做皮肤过敏试验，防止过敏反应的发生。

二、抗原的特异性

特异性是指两种物质之间的相互针对性、专一性，就像钥匙和锁的关系就具有特异性。抗原的特异性表现在免疫原性和抗原性两个方面。即某一抗原刺激机体只能产生相应的抗体或效应 T 细胞，也只能与相应的抗体或效应 T 细胞特异性结合。特异性是免疫应答最基本的特点，也是免疫学诊断、防治的理论依据。如接种乙肝疫苗只能预防乙型肝炎，而不能预防甲型肝炎。

决定抗原特异性的结构基础是抗原决定簇。抗原决定簇是抗原分子中决定抗原特异性的特殊化学基团，又称抗原表位。其性质、数目和空间构型决定抗原的特异性。它既是抗原被机体免疫细胞作为异物来识别的标志，也是抗原分子与抗体或效应 T 细胞发生特异性结合的部位。一个抗原分子可具有一种或多种不同的抗原决定簇，一种抗原决定簇刺激机体只能产生一种相应的抗体或效应 T 细胞。

天然抗原（如细菌、病毒、细胞等）通常含有多种抗原决定簇，不同的抗原物质可存在相同或相似的抗原决定簇，称为共同抗原。共同抗原的存在会导致交叉反应的发生，即共同抗原刺激机体产生的抗体可以和具有相同或相似抗原决定簇的另一种抗原发生反应（图 4-2）。

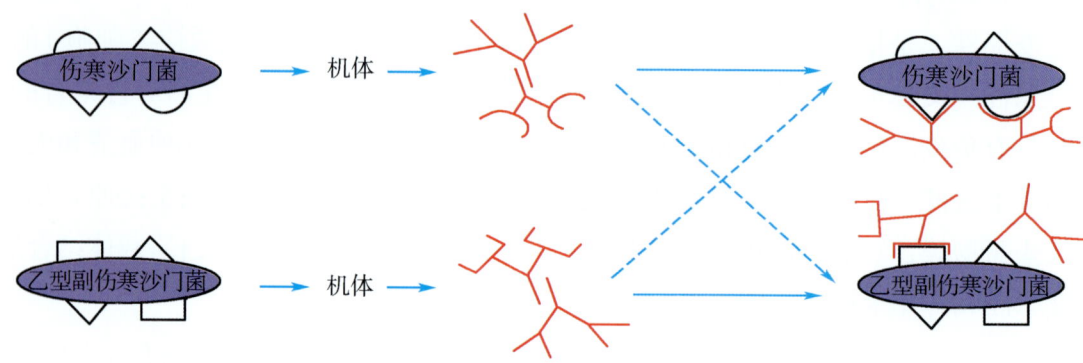

图 4-2　共同抗原与交叉反应示意图

三、影响抗原免疫原性的因素

（一）异物性

正常情况下，机体免疫系统具有识别"自己"和"非己"的能力，对自身物质不发生免疫应答，只清除"非己"物质，因此异物性是决定抗原免疫原性的首要条件。免疫学中的异物泛指在胚胎时期未与免疫细胞接触过的物质。根据异物来源，可分为三种：①异种物质，抗原与机体之间种族关系越远，其免疫原性越强。如病原生物、异种蛋白对人体均为异物，具有很强的免疫原性。②同种异体物质，同一种属不同个体由于遗传基因不同，某些组织成分具有不同的免疫原性。如血型抗原、人类白细胞抗原。③自身物质，正常情况下，机体自身组织成分无免疫原性，但在感染、外伤、药物等因素影响下自身成分分子结构发生改变，或与免疫系统隔绝的自身隐蔽成分（如精子、眼晶状体蛋白等）释放，可成为自身抗原，引起自身免疫病。

（二）理化性状

并非所有异物都具有免疫原性，抗原物质必须具有一定的理化性状，这是决定免疫原性强弱的重要因素。

1. **分子量大小**　抗原通常为大分子物质，分子量一般在 10kDa 以上，分子量低于 4000Da 一般无免疫原性。一般而言，分子量越大，免疫原性越强。

2. **化学组成和结构**　抗原必须具备一定的化学组成和结构，化学组成和结构越复杂，免疫原性越强。多数大分子蛋白质的免疫原性强，含有芳香族氨基酸特别是含酪氨酸的蛋白质，其免疫原性更强。由单一氨基酸组成的聚合物，即使分子量较大，免疫原性仍然较弱。如胰岛素分子量仅 5734Da，但因其含芳香族氨基酸，免疫原性较强；而明胶分子量高达 100kDa，因其仅由直链氨基酸组成，结构简单，容易在机体内降解成为低分子量物质，故免疫原性较弱。

3. **物理性状**　一般情况下，聚合状态的蛋白质较单体蛋白质、颗粒性抗原较可溶性抗原的免疫原性强，因此常将免疫原性弱的物质吸附在载体蛋白或某些大颗粒上，以增强其免疫原性。

（三）其他因素

抗原的免疫原性还与抗原进入机体的途径、剂量、次数、间隔时间及机体的遗传因素、年龄、性别、生理状况等因素有关。

1. **免疫途径**　可影响免疫应答的强度，抗原进入机体的不同途径引起的免疫应答强弱顺序为：皮内＞皮下＞肌内＞静脉。口服易诱导免疫耐受。

2. **免疫剂量**　合适剂量可诱导抗体产生，特大或特小剂量都容易产生免疫耐受。大多数抗原需要多次注射才能产生明显的免疫效果，免疫次数和间隔时间也影响免疫应答的发生。

3. **机体因素**　不同个体由于遗传因素的差异，对同一种抗原的免疫应答能力也不同。此外，年龄、性别、生理状况也影响机体对抗原的应答能力。通常青壮年比婴幼儿和老年人免疫应答能力强。

> **考点** 影响抗原免疫原性的因素

四、医学上的重要抗原

（一）异种抗原

异种抗原是指来自另一物种的抗原物质。

1. 病原生物及其代谢产物　各种病原生物如细菌、病毒、寄生虫等，对人体来说属于异种物质。虽然结构简单，但化学成分复杂，含有多种蛋白质、多糖、类脂，是多种抗原的聚合体，对人体具有很强的免疫原性，感染人体后可使机体获得一定的免疫力，临床上也可将病原生物制成疫苗用于疾病的预防。

病原生物的一些代谢产物也是典型的抗原，如细菌外毒素，化学成分是蛋白质，有很强的免疫原性，可刺激机体产生相应的抗体，即抗毒素。外毒素经 0.3%～0.4% 甲醛处理后可失去毒性而保留免疫原性，称为类毒素。类毒素可使机体产生抗毒素，有效中和外毒素的毒性，因此类毒素常作为预防接种的生物制品，如百白破三联疫苗中的白喉类毒素和破伤风类毒素。

> **考点** 外毒素和类毒素的异同点

2. 动物免疫血清　是用类毒素免疫动物（通常为马）所制备的含有抗毒素的动物血清，也称抗毒素血清。临床上常用抗毒素血清对相应疾病进行特异性治疗及紧急预防，如破伤风抗毒素（TAT）用于破伤风的治疗和紧急预防。动物免疫血清对人体具有双重作用：一方面可提供抗毒素中和相应的外毒素，起到紧急预防或治疗作用；另一方面动物免疫血清对人体来说是异种蛋白，具有很强免疫原性，可刺激机体产生相应抗体，反复使用可能发生超敏反应，因此应用前必须做皮肤过敏试验。

（二）同种异型抗原

同种异型抗原是指同一种属不同个体之间的抗原物质。人类的同种异型抗原主要有两种。

1. 血型抗原　指存在于红细胞表面的同种异型抗原。血型抗原有 ABO 血型抗原和 Rh 血型抗原。

（1）ABO 血型抗原　根据人类红细胞表面 A、B 抗原的不同将人类血型分为 A 型、B 型、AB 型、O 型，每个人血清中不含有与自己血型抗原相对应的抗体。若 ABO 血型不同的个体间相互输血，可引起严重的输血反应，因此输血前必须进行交叉配血试验。

（2）Rh 血型抗原　是表达在人类红细胞上的一种血型抗原。临床上以红细胞上是否存在 RhD 抗原判定 Rh 血型的阳性和阴性。含有 RhD 抗原称为 Rh 阳性（Rh$^+$），无 RhD 抗原称为 Rh 阴性（Rh$^-$）。我国汉族人群绝大多数为 Rh 阳性。Rh 阴性的妇女再次孕育 Rh 阳性的胎儿，可引起新生儿溶血症。

2. 组织相容性抗原　即人类白细胞抗原（HLA），是广泛存在于人类白细胞、血小板及各种有核细胞表面并代表个体特异性的抗原物质。除同卵双生者外，无关个体之间 HLA 相同的可能性极小。器官移植时供体和受体 HLA 差异可引起移植排斥反应。HLA 也参与免疫应答和免疫调节。

(三) 自身抗原

自身抗原是指能诱导机体发生免疫应答的自身组织成分。自身组织通常对机体没有免疫原性，但在下列情况下可成为自身抗原。

1. **隐蔽的自身抗原**　体内某些组织成分如眼晶状体蛋白、精子、甲状腺球蛋白等，正常情况下与免疫系统隔绝，不能激发免疫应答，称为隐蔽抗原。当外伤、手术或感染等原因进入血液成为自身抗原，可引起自身免疫病。如精子进入血流可导致男性不育症。

2. **修饰的自身抗原**　自身组织成分在感染、烧伤、电离辐射或化学药物等因素影响下结构改变可成为自身抗原，能刺激机体产生免疫应答，引起自身免疫病。如长期服用甲基多巴，可导致红细胞发生改变，引起自身免疫性溶血性贫血。

(四) 异嗜性抗原

异嗜性抗原是指存在于人、动物、微生物等不同种属生物间的共同抗原。如溶血性链球菌与人肾小球基底膜、心肌组织存在共同抗原，故链球菌感染机体所产生的抗体能与心、肾组织发生交叉反应，引起急性肾小球肾炎或心肌炎。

临床上也可以借助异嗜性抗原辅助诊断某些疾病。如变形杆菌与某些立克次体有共同抗原，可以用变形杆菌抗原代替立克次体抗原检测患者血清中的立克次体抗体，辅助诊断立克次体病，即外斐反应。

(五) 肿瘤抗原

肿瘤抗原是指细胞在癌变过程中新出现的或异常表达的抗原物质，包括两大类。

1. **肿瘤特异性抗原**　是只存在于某种肿瘤细胞表面而不存在于正常细胞的抗原物质。如已在黑色素瘤、结肠癌、乳腺癌中检测到肿瘤特异性抗原。

2. **肿瘤相关抗原**　非肿瘤细胞特有，正常人体内也存在，只是其含量在发生肿瘤时明显增加。如结肠癌患者，血清中癌胚抗原（CEA）含量明显增加；肝细胞癌变时，患者血清中甲胎蛋白（AFP）含量明显增加，因此通过检测 CEA 和 AFP 水平，可辅助诊断结肠癌和原发性肝癌。

> **考点**　医学上重要的抗原物质

第 2 节　免疫系统

案例 4-2

患者，男，26 岁。因高热、咽痛、头晕乏力 2 周入院。查体：体温 39.2℃，高热面容，精神萎靡，全身皮肤多处散在出血点，浅表淋巴结无肿大，心率 120 次/分，肝脾未触及。血常规：白细胞计数 $1.2×10^9$/L，中性粒细胞占比 10%，淋巴细胞占比 75%，血红蛋白 52g/L，血小板计数 $8×10^9$/L，网织红细胞 0.2%。骨髓涂片有核细胞增生极度低下，全片未见巨核细胞，易见非造血细胞。诊断为再生障碍性贫血，伴有严重感染。

问题：1. 该患者是哪个器官出现功能障碍？该器官主要功能有哪些？

　　　2. 患者发生严重感染的根本原因是什么？

免疫系统是机体完成免疫功能的物质基础，由免疫器官、免疫细胞和免疫分子组成。

一、免疫器官

免疫器官根据功能不同，分为中枢免疫器官和外周免疫器官（图4-3），两者通过血液循环和淋巴循环相互联系形成免疫系统的网络。

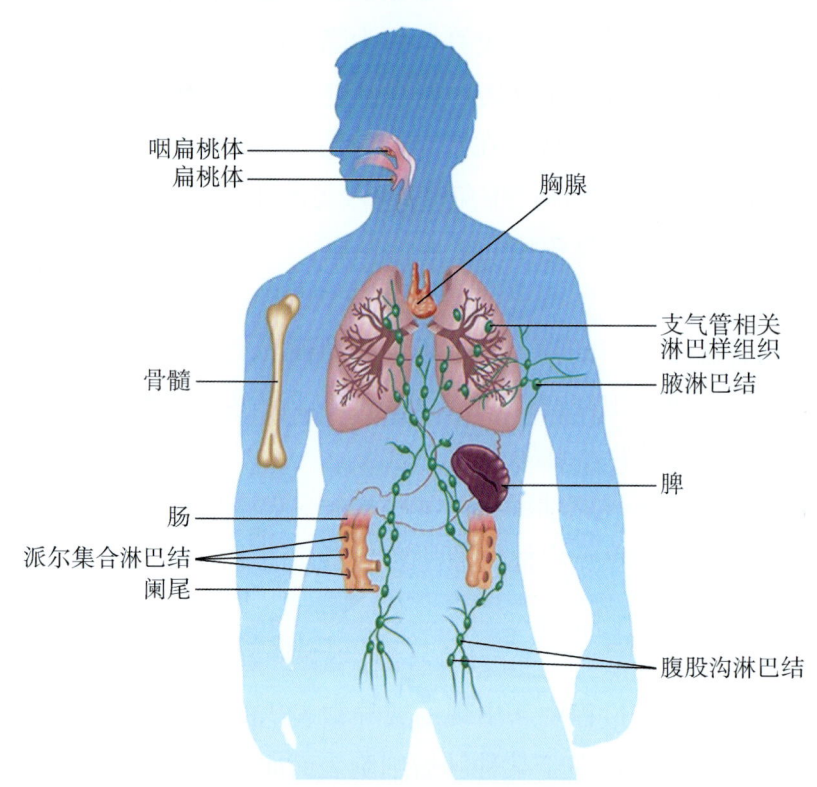

图4-3 人体的免疫器官和组织

（一）中枢免疫器官

中枢免疫器官是免疫细胞发生、分化、成熟的场所，对外周免疫器官的发育和全身免疫功能起调节作用，包括骨髓、胸腺和禽类特有的腔上囊。

1.骨髓　是造血器官，是所有血细胞和免疫细胞的发源地，也是人类B淋巴细胞分化、发育和成熟的场所。

骨髓位于骨髓腔中，分为红骨髓和黄骨髓。骨髓中的多能干细胞可分化为髓样祖细胞和淋巴干细胞。髓样祖细胞分化发育为成熟的粒细胞、红细胞、单核吞噬细胞、血小板等。淋巴干细胞一部分在骨髓可分化、发育、成熟，称为B淋巴细胞，又称骨髓依赖性淋巴细胞，简称B细胞；另一部分淋巴干细胞进入胸腺继续分化、发育。

禽类特有的中枢免疫器官是腔上囊，又称法氏囊，位于泄殖腔的后上方，是禽类B淋巴细胞分化成熟的场所。

2.胸腺　是发生最早的免疫器官，是T淋巴细胞分化、发育和成熟的场所。位于胸腔纵隔上部，胸骨后方，分左右两叶。出生后胸腺随年龄逐渐长大，青春期最重，之后逐渐退化，老年期胸腺被脂肪组织取代，导致免疫功能减退。来自骨髓的部分淋巴干细胞进入胸腺后，在胸腺微环境下逐渐发育成熟，称为 T 淋巴细胞，又称胸腺依赖性淋巴细胞，简称 T 细胞。

考点 中枢免疫器官的组成和功能

（二）外周免疫器官

外周免疫器官是免疫细胞定居、增殖、发生免疫应答的场所，包括淋巴结、脾和黏膜相关淋巴组织。

1. 淋巴结　人体淋巴结直径为 2～10mm，呈圆形或肾形，广泛分布于全身非黏膜淋巴通道上，成群分布在浅表的颈部、腋窝、腹股沟及深部的纵隔和腹腔内，有 500～600 个。淋巴结内 T 淋巴细胞约占淋巴细胞总数的 75%，B 淋巴细胞约占淋巴细胞总数的 25%。淋巴结是 T 淋巴细胞和 B 淋巴细胞定居、发生免疫应答的主要场所，具有清除病原微生物、过滤淋巴液、参与淋巴细胞再循环等功能。

2. 脾　是人体最大的免疫器官，位于左上腹，胃后方，邻近隔膜，具有造血、储血和清除衰老红细胞的作用，也是 T 淋巴细胞和 B 淋巴细胞定居、接受抗原刺激发生免疫应答的主要场所。脾淋巴细胞中，B 淋巴细胞约占总数的 60%，T 淋巴细胞约占总数的 40%。在免疫系统中，脾负责对血源抗原产生免疫应答。

3. 黏膜相关淋巴组织　包括呼吸道、消化道、泌尿生殖道黏膜固有层和上皮细胞下大量散在的无被膜淋巴组织，如扁桃体、派尔集合淋巴结、阑尾等。黏膜相关淋巴组织是执行局部特异性免疫功能的主要场所，是机体免疫系统的重要组成部分，是具有独特结构和功能的独立免疫体系。黏膜相关淋巴组织在抵抗病原体感染方面起着极其重要的作用，构成机体抗感染的第一道防线。

二、免疫细胞

免疫细胞是指参与免疫应答或与免疫应答相关的细胞。主要包括三类：①淋巴细胞，包括 T 淋巴细胞、B 淋巴细胞和自然杀伤细胞。②抗原提呈细胞，包括单核巨噬细胞、树突状细胞、B 淋巴细胞等。③其他免疫细胞，包括红细胞、粒细胞、肥大细胞、血小板等。其中 T 淋巴细胞和 B 淋巴细胞接受抗原刺激后可活化、增殖和分化，发生特异性免疫应答，称为免疫活性细胞。

考点 免疫活性细胞的种类

（一）T 淋巴细胞

T 淋巴细胞在外周血中占淋巴细胞总数的 65%～80%，参与细胞免疫应答，同时辅助体液免疫应答。

1. T 淋巴细胞主要表面标志　T 淋巴细胞表面有许多重要的糖蛋白分子，是 T 淋巴细胞与其他细胞和分子间相互识别及作用的物质基础，可作为鉴别 T 淋巴细胞及其活性状态的表面标志（图 4-4）。

（1）T 细胞抗原受体（T cell receptor，TCR）　是 T 淋巴细胞特异性识别和结合抗原的结构，是所有 T 淋巴细胞表

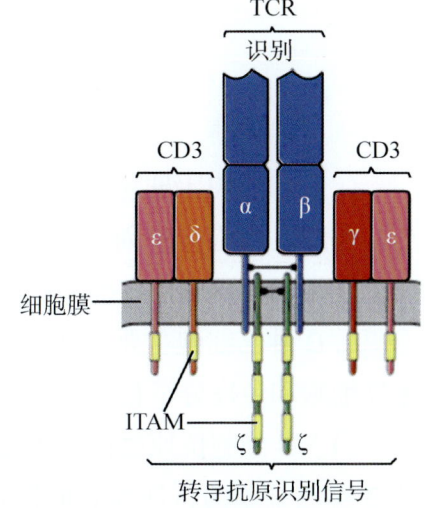

图 4-4　T 淋巴细胞主要表面标志
ITAM：免疫受体酪氨酸激活模体

面的特征性标志。

（2）CD2分子　在体外能与绵羊红细胞结合形成E花环（E花环试验），故又称绵羊红细胞受体或淋巴细胞功能相关抗原分子-2，是人类T淋巴细胞特有的重要表面标志。

（3）CD3分子　可与TCR结合形成TCR-CD3复合体，参与T淋巴细胞的抗原识别和活化信号的传递。其中，T淋巴细胞依靠TCR识别特异性抗原，并通过CD3分子将该信号传递到细胞内。

（4）CD4/CD8分子　成熟T淋巴细胞只表达CD4或CD8。CD4和CD8分子功能相似，分别与主要组织相容性复合体（major histocompatibility complex，MHC）Ⅱ类分子和MHCⅠ类分子结合，增强T淋巴细胞与抗原提呈细胞（APC）或细胞毒性T淋巴细胞（CTL或Tc细胞）与靶细胞的相互作用，辅助TCR识别接受抗原。

2. T淋巴细胞亚群及功能　根据成熟T淋巴细胞表面CD分子的不同，将T淋巴细胞分为$CD4^+$ T淋巴细胞和$CD8^+$ T淋巴细胞，在外周淋巴组织中，$CD4^+$ T淋巴细胞约占65%，$CD8^+$ T淋巴细胞约占35%。

（1）$CD4^+$ T淋巴细胞　指细胞表面表达CD4分子的T淋巴细胞，又称辅助性T细胞（Th细胞）。Th细胞又分为Th1细胞和Th2细胞。Th1细胞主要分泌IL-2、IFN-γ、TNF-β等细胞因子，引起炎症反应和介导迟发型超敏反应；Th2细胞可促进B淋巴细胞增殖、分化、产生抗体，辅助体液免疫应答。

（2）$CD8^+$ T淋巴细胞　指细胞表面表达CD8分子的T淋巴细胞，包括Tc细胞（Tc或CTL）和抑制性T细胞（Ts细胞）。Tc细胞主要功能是特异性杀伤靶细胞，尤其是病毒感染细胞和肿瘤细胞；Ts细胞能抑制免疫应答（表4-1）。

考点　T淋巴细胞的主要表面标志、亚群及功能

表4-1　T淋巴细胞亚群及功能

T淋巴细胞亚群	细胞名称	主要功能
$CD4^+$ T淋巴细胞	辅助性T细胞1（Th1细胞）	参与细胞免疫应答，并介导迟发型超敏反应
	辅助性T细胞2（Th2细胞）	辅助体液免疫应答
$CD8^+$ T淋巴细胞	细胞毒性T细胞（CTL或Tc细胞）	特异性杀伤靶细胞
	抑制性T细胞（Ts细胞）	抑制免疫应答

（二）B淋巴细胞

B淋巴细胞在外周血中占淋巴细胞总数的10%～15%，主要功能是产生抗体，发挥体液免疫作用，同时也有提呈抗原和免疫调节作用。

1. B淋巴细胞主要表面标志　B淋巴细胞表面具有多种膜表面分子，借以识别抗原、与免疫细胞和免疫分子相互作用，也是鉴别B淋巴细胞的重要依据。

（1）B细胞抗原受体（B cell receptor，BCR）　是B淋巴细胞识别和结合抗原的结构，是B淋巴细胞的特征性表面标志。BCR是位于B淋巴细胞膜上的免疫球蛋白，称为膜表面免疫球蛋白（SmIg）。不成熟B淋巴细胞只表达SmIgM，成熟B淋巴细胞同时表达SmIgM和SmIgD。

（2）补体受体　多数 B 淋巴细胞表达补体 C3b 受体（C3bR，CD35），能与 C3b 结合产生生物学效应。

（3）IgG Fc 受体　能与 IgG Fc 片段结合，促进 B 淋巴细胞捕获抗原及 B 淋巴细胞活化。

2. B 淋巴细胞亚群　根据 B 淋巴细胞表面是否表达 CD5 分子，将 B 淋巴细胞分为 B1 淋巴细胞（CD5$^+$）和 B2 淋巴细胞（CD5$^-$），后者即通常所指的 B 淋巴细胞，是机体内主要的抗体产生细胞。

（三）自然杀伤细胞

自然杀伤细胞（natural killer cell）即 NK 细胞，来源于骨髓多能干细胞，是既不表达 TCR，也不表达 BCR 的淋巴细胞。NK 细胞在外周血占淋巴细胞总数的 10%～15%，主要分布在骨髓、肝、肺、脾、淋巴结和黏膜等器官，在肝和肺中比例较高，占淋巴细胞总数的 10%～30%。

NK 细胞表面无抗原受体，不需要抗原预先刺激和活化即可直接杀伤靶细胞（病毒感染细胞、肿瘤细胞），在早期抗病毒感染和早期抗肿瘤的免疫监视中发挥重要作用。

NK 细胞杀伤靶细胞的作用方式有如下三种。

1. 直接杀伤效应　NK 细胞直接释放穿孔素、颗粒酶等杀伤介质，使靶细胞凋亡，此过程需要 NK 细胞识别受体与靶细胞直接接触。

2. 胞膜表面分子介导杀伤效应　NK 细胞胞膜上有多种肿瘤坏死因子家族分子，通过这些分子与靶细胞的相应受体结合，诱导靶细胞凋亡，此过程不需要 NK 细胞识别受体与靶细胞直接接触。

3. 抗体依赖性细胞介导的细胞毒作用　NK 细胞表面有 IgG 的 Fc 受体，当靶细胞膜上的抗原与 IgG 的 Fab 段结合后，IgG 的 Fc 段与 NK 细胞表面 Fc 受体结合，从而激发 NK 细胞的活性，释放穿孔素和颗粒酶等细胞毒物质，杀伤靶细胞。这种杀细胞作用需要抗体辅助，称为抗体依赖性细胞介导的细胞毒作用（antibody-dependent cell-mediated cytotoxicity，ADCC）（图 4-5）。

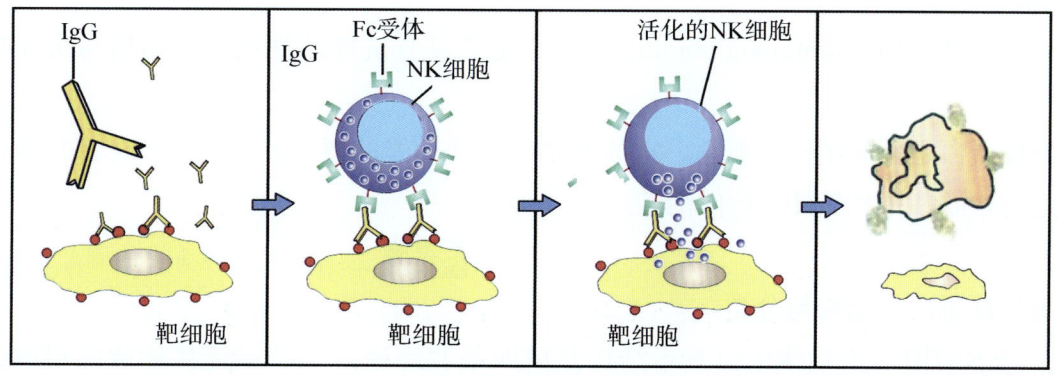

图 4-5　ADCC 示意图

（四）抗原提呈细胞

抗原提呈细胞（antigen-presenting cell，APC）是一类能捕获、加工、处理抗原，并将处理后的抗原肽提呈给 T 淋巴细胞的一类免疫细胞。其共同特征是细胞膜表面有 MHC Ⅱ 类分子。主要包括单核吞噬细胞、树突状细胞、B 淋巴细胞。

1. 单核吞噬细胞　包括血液中的单核细胞和组织中的巨噬细胞，表面具有多种受体，与其多种免疫功能有关。主要免疫功能有：①吞噬杀伤作用，可吞噬杀伤多种病原微生物、肿瘤细胞、体内衰老细胞等，是参与机体固有免疫的重要免疫细胞之一。细胞表面有 IgG Fc 受体、补体 C3b 受体，在特异性 IgG 抗体或补体参与下，可通过调理作用增强吞噬功能，更有效地发挥抗感染作用。②处理、提呈抗原，单核吞噬细胞可将抗原加工处理成抗原肽，以抗原肽-MHC Ⅱ／Ⅰ类分子复合物形式表达于细胞表面，启动 T 淋巴细胞发生免疫应答。③分泌多种生物活性物质，参与免疫应答的调节和产生其他免疫效应。

2. 树突状细胞　是一类重要的专职抗原提呈细胞，广泛分布于脑以外的全身组织和脏器，数量较少，仅占外周血单个核细胞的 1%，因其成熟时伸出许多树突状或伪足状突起而得名。

3. B 淋巴细胞　既是抗原提呈细胞，能将抗原肽提呈给 $CD4^+$ T 淋巴细胞，也是免疫活性细胞，参与特异性体液免疫应答。

（五）其他免疫细胞

体内的各种粒细胞、肥大细胞、血小板、红细胞等参与炎症反应、超敏反应等免疫应答过程，故也属于免疫细胞。

三、免 疫 分 子

免疫分子包括抗体、补体、细胞因子等多种参与免疫应答的生物活性物质。既是免疫应答的效应分子，又是免疫应答过程中各个环节相互调节、相互作用的物质，在整个免疫应答过程中起着十分重要的作用。

（一）抗体与免疫球蛋白

1. 概念

（1）抗体（antibody，Ab）　B 淋巴细胞识别抗原后活化、增殖分化为浆细胞，由浆细胞产生的能与相应抗原特异性结合的球蛋白称为抗体。抗体主要存在于血清中，也见于其他体液及分泌液中。

（2）免疫球蛋白（immunoglobulin，Ig）　是指具有抗体活性或化学结构与抗体相似的球蛋白。

免疫球蛋白是化学结构的概念，抗体则是生物学功能的概念。所有的抗体都是免疫球蛋白，但免疫球蛋白并非都具有抗体活性。

> **考点**　抗体和免疫球蛋白的概念及两者关系

2. 免疫球蛋白的结构与分类

（1）基本结构　免疫球蛋白基本结构是由四条肽链通过二硫键连接构成的对称结构，称为单体，呈 Y 形或 T 形。两条较长且相同的多肽链，称为重链（H 链），其分子量为 50～75kDa，由 450～550 个氨基酸残基组成，重链间由二硫键相连。另两条较短且相同的多肽链称为轻链（L 链），分子量约为 25kDa，每条轻链约含 210 个氨基酸残基，以二硫键与重链相连（图 4-6）。

1）可变区与恒定区：免疫球蛋白的每条多肽链都有氨基端（N端）和羧基端（C端）。靠近N端L链1/2和H链的1/4处（约在110位前）氨基酸的种类和序列变化较大，称为可变区（V区），其他区域氨基酸的种类和顺序变化不大，称为恒定区（C区）。在免疫球蛋白中L链分为V_L和C_L两区，H链分为V_H、C_H1、C_H2和C_H3，有些Ig有C_H4。

2）铰链区：位于C_H1与C_H2之间，该区域含有大量脯氨酸，富有弹性，因此易伸展弯曲，有利于抗体分子与不同距离的抗原表位更好地结合，也易使补体结合点暴露，有利于活化补体（图4-7）。

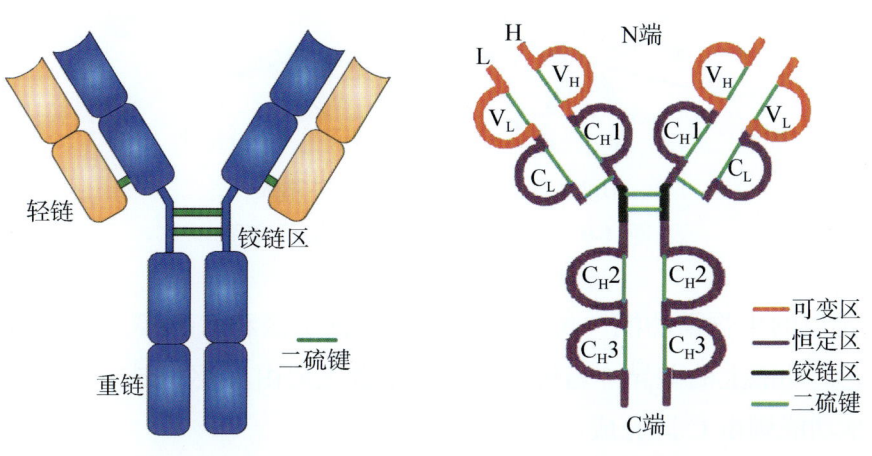

图4-6　免疫球蛋白的基本结构　　图4-7　免疫球蛋白的可变区、恒定区结构示意图

（2）免疫球蛋白的水解片段　在一定条件下，免疫球蛋白分子的某些部位易被蛋白酶水解为各种片段。

1）木瓜蛋白酶水解片段：木瓜蛋白酶能在铰链区二硫键近N端将IgG分子裂解为3个片段：2个完全相同的抗原结合片段（Fab片段）和1个可结晶片段（Fc片段）。Fab段是与抗原结合的片段，Fc片段是抗体与细胞表面Fc受体相互作用的部位。

2）胃蛋白酶水解片段：胃蛋白酶在铰链区二硫键近C端水解IgG，获得1个F（ab'）$_2$片段和一些小片段pFc'片段。F（ab'）$_2$片段可同时结合两个抗原表位，而pFc'片段无任何生物学活性（图4-8）。

（3）分类　免疫球蛋白H链根据C区结构的差异分为m链、g链、a链、d链和e链5类，据此可将免疫球蛋白分为5类，即IgM、IgG、IgA、IgD、IgE。其中IgG、IgD、IgE和血清型IgA均由单体组成；分泌型IgA（sIgA）由连接链（J链）连接2个单体和一个分泌片（SP）构成；IgM由连接链（J链）连接5个单体构成（图4-9）。

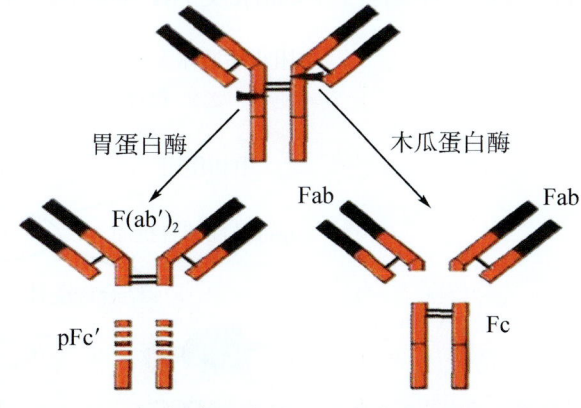

图4-8　免疫球蛋白（IgG）水解片段示意图

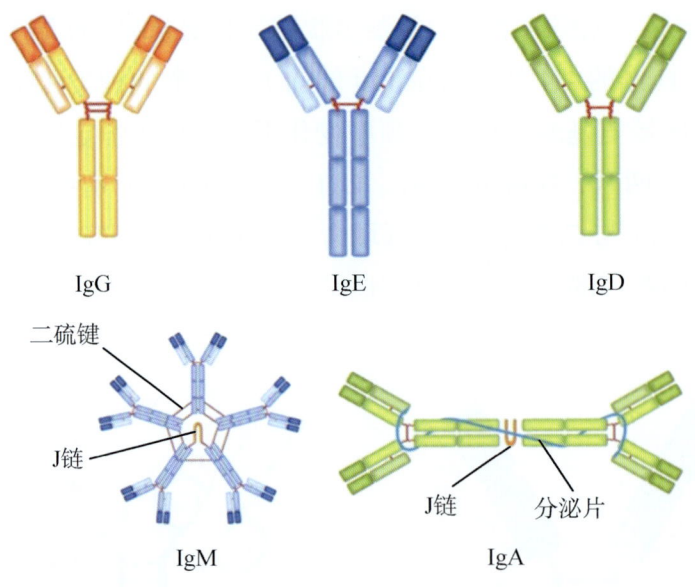

图 4-9　5 类免疫球蛋白结构示意图

3. 免疫球蛋白的生物学功能　免疫球蛋白分子的 V 区和 C 区氨基酸组成和排列顺序的不同，决定了它们功能上的差异。与抗原特异性结合主要由 V 区完成，与抗原结合后激发的效应功能及其他功能则由 C 区完成。

（1）结合抗原　抗体通过 V 区识别并特异性结合抗原，如细菌、病毒、外毒素等。抗体可以中和毒素的毒性，抑制细菌吸附、阻止病毒进入细胞等（图 4-10）。

（2）激活补体　抗体与相应抗原结合后，可因构型改变而使重链 C 区的补体结合点暴露，从而通过经典途径激活补体（图 4-10），产生多种效应。

（3）结合 Fc 受体　抗体通过 Fc 片段与多种细胞表面的 Fc 受体结合，可产生不同的生物学作用（图 4-10）。

1）调理作用：IgG 的 Fc 片段与吞噬细胞表面的 Fc 受体结合，借助 IgG 的"桥联"作用，可促进吞噬细胞对与 Fab 片段结合的抗原的吞噬。

2）ADCC：IgG 的 Fab 片段与靶细胞膜上的抗原特异性结合后，Fc 片段与 NK 细胞表面的 Fc 受体结合，从而激发 NK 细胞的杀伤活性，引发对靶细胞的细胞毒作用。

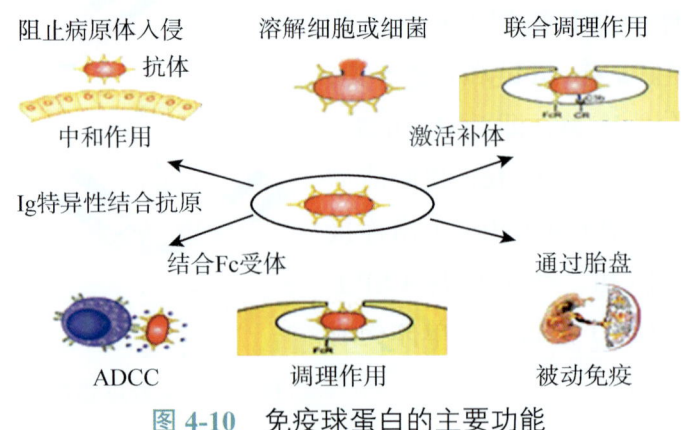

图 4-10　免疫球蛋白的主要功能

3）介导Ⅰ型超敏反应：IgE 的 Fc 片段与肥大细胞或嗜碱性粒细胞表面 Fc 受体结合，Fab 片段再次结合抗原可引起Ⅰ型超敏反应。

（4）穿过胎盘和黏膜　IgG 是唯一通过胎盘的免疫球蛋白，其 Fc 片段能与胎盘滋养层细胞表面受体可逆性结合，使 IgG 进入胎儿体内，对新生儿抗感染具有重要意义。另外 sIgA 可通过黏膜上皮，是呼吸道、消化道黏膜局部免疫的最主要因素。

> **链接**
>
> **新型白喉疗法——在实践中创新**
>
> 白喉在 19 世纪曾被称为"扼杀天使"，全球每年有数十万儿童因其死亡。德国学者埃米尔·冯·贝林（Emil Adolf von Behring）因为发现并研制白喉抗毒素获得了历史上第一个诺贝尔生理学或医学奖。但是约有 5% 的患者对马血清会产生过敏反应，甚至危及生命。有研究表明利用实验室培养的细胞产生的抗体可以保护豚鼠不受皮下注射的白喉毒素影响，科学家希望下一步进行人体试验，若试验成功，最终可以取代马血清。

4.5 类免疫球蛋白的特性

（1）IgG　有 IgG1、IgG2、IgG3 和 IgG4 四个亚类。IgG 于出生后 3 个月开始合成，3～5 岁接近成人水平，是血清中含量最高的免疫球蛋白，占血清总免疫球蛋白的 75%～80%。其半衰期最长，为 20～23 天，在体内广泛分布，是机体抗感染的"主力军"。IgG 是唯一通过胎盘的免疫球蛋白，在新生儿抗感染免疫中起重要作用。IgG 还能激活补体，与吞噬细胞、NK 细胞表面 Fc 受体结合，发挥调理作用、ADCC 作用，参与Ⅱ型、Ⅲ型超敏反应等。某些自身抗体如抗甲状腺球蛋白抗体、抗核抗体等属于 IgG。

（2）IgM　是由连接链（J链）连接 5 个单体构成的五聚体，分子量最大，故又称巨球蛋白。由于其不易通过血管壁，故主要分布于血液中，占血清免疫球蛋白总量的 5%～10%。IgM 含 5 个 Fc 片段，比 IgG 更容易激活补体。IgM 是个体发育过程中最早合成的抗体，胚胎发育晚期已能合成，由于其不能通过胎盘，故脐带血 IgM 增高提示胎儿有宫内感染。IgM 也是免疫应答过程中最早出现的抗体，由于其半衰期短，5 天左右，所以血清中检出 IgM 提示近期感染，有助于感染的早期诊断。天然 ABO 血型抗体为 IgM。IgM 也参与Ⅱ型、Ⅲ型超敏反应。

（3）IgA　分血清型和分泌型两种。血清型 IgA 为单体，占血清免疫球蛋白总量的 10%～15%。分泌型 IgA（sIgA）为二聚体，主要分布于呼吸道、消化道及泌尿生殖道等外分泌液中，是黏膜局部抗感染的重要因素。sIgA 在黏膜表面也有中和毒素的作用。新生儿可从母亲初乳中获得 sIgA，对其抵抗呼吸道感染、消化道感染起到很重要的作用，应大力提倡母乳喂养。

（4）IgD　在正常人血清中含量较低，占血清 Ig 总量的 1% 以下，半衰期很短，仅为 3 天。IgD 分为两型：①血清型 IgD，免疫功能尚不清楚；②膜结合型 IgD（SmIgD），是 B 淋巴细胞分化发育成熟的标志，未成熟 B 淋巴细胞仅表达 SmIgM，成熟 B 淋巴细胞可同时表达 SmIgM 和 SmIgD，B 淋巴细胞活化后表面的 SmIgD 逐渐消失。

（5）IgE　是正常人血清中含量最少的免疫球蛋白，仅占血清免疫球蛋白总量的 0.002%。IgE 在个体发育中合成较晚，是一类亲细胞抗体，极易与组织中肥大细胞及血液中嗜碱性粒细胞膜上 IgE Fc 受体结合，引起Ⅰ型超敏反应。寄生虫感染或过敏反应发作时，局部的外分泌液和血清中 IgE 水平都明显升高。

考点　IgM、IgG、IgA、IgE 的主要特性

（二）补体

1. 补体的概念　补体（complement，C）是指存在于人和脊椎动物血清或组织液中一组经活化后具有酶活性，可介导免疫应答及炎症反应的蛋白质。包括三十余种成分，故又称补体系统。

2. 补体系统的组成　包括三十多种可溶性蛋白和膜结合蛋白，根据生物学功能不同分为三类。

（1）补体固有成分　主要参与补体的激活过程，包括 C1～C9（其中 C1 由 C1q、C1r、C1s 三个亚单位组成）及 B 因子、D 因子等。

（2）补体调节蛋白　参与补体激活的调节，如 P 因子、C1 抑制因子、I 因子等。

（3）补体受体　存在于细胞膜上，能与相应的补体活性片段结合发挥作用，如 CR1～CR5。

3. 补体的理化性质　补体系统各成分均为糖蛋白，理化性质很不稳定，加热 56℃ 30min 即被灭活，在室温下很快失活。紫外线、机械振荡及强酸、强碱等化学物质等均可使补体失去活性。

4. 补体系统的激活　在生理情况下，补体以无活性的酶原形式存在，只有被某些激活物激活，才表现出生物学效应。补体系统的激活过程主要有三条途径：经典途径、凝集素途径（MBL 途径）和旁路途径（表 4-2）。三条途径的激活物质、激活顺序、参与成分，发生免疫作用的特点都有差异，但无论通过哪条途径激活，最后均能在靶细胞膜上形成攻膜复合物（MAC），使靶细胞膜穿孔，导致细胞溶解、死亡。

表 4-2　补体三条激活途径的比较

比较项目	经典途径	旁路途径	MBL 途径
激活物质	抗原-抗体复合物	微生物颗粒或外源性异物颗粒	病原体表面甘露糖、N-半乳糖胺
参与成分	C1～C9	C3、C5～C9、B 因子、D 因子、P 因子	C2～C9
激活顺序	C1，C4，C2，C3，C5～C9	C3，C5～C9	C4，C2，C3，C5～C9
C3 转化酶	C4b2a	C3bBb	C4b2a
C5 转化酶	C4b2a3b	C3bBb3b 或 C3bnBb	C4b2a3b
免疫作用	在感染后期，发挥体液免疫效应	在感染早期，参与固有免疫	在感染早期，参与固有免疫

5. 补体系统的生物学作用　补体系统激活后可发挥多种生物学作用。

（1）溶细胞作用　补体系统激活后，可在靶细胞膜上形成攻膜复合物，导致靶细胞溶解，具有抗菌、抗病毒及抗寄生虫作用。在某些异常情况下，补体系统可引起红细胞、白细胞及血小板的溶解，引起组织损伤及自身免疫病。

（2）调理作用　补体激活过程中产生的调理素 C3b、C4b 与细菌等颗粒物结合，可促进吞噬细胞的吞噬作用。调理吞噬作用是机体抵御细菌性感染和真菌感染的主要机制之一。

(3)免疫黏附作用 C3b、C4b 一端与靶细胞或抗原-抗体复合物结合,另一端与具有 C3b、C4b 受体的红细胞、血小板结合,形成较大聚合物,有利于吞噬细胞的吞噬清除。

此外,补体激活过程中产生的许多裂解片段还能发挥趋化作用,吸引中性粒细胞到达感染部位发挥吞噬杀菌作用;还能引起毛细血管扩张,通透性增加,平滑肌收缩,局部水肿等炎症反应。

(三)细胞因子

细胞因子(CK)是一组由活化的免疫细胞和某些非免疫细胞(如血管内皮细胞、表皮细胞、成纤维细胞)合成分泌的可溶性蛋白与多肽的总称。具有参与免疫细胞活化、调节免疫应答、介导炎症反应和组织修复等多种生物学效应。细胞因子依据功能分为白细胞介素(IL)、干扰素(IFN)、肿瘤坏死因子(TNF)、集落刺激因子(CSF)、趋化因子(CF)和生长因子(GF)。其种类和功能见表4-3。

表4-3 细胞因子的种类和功能

细胞因子种类	细胞因子功能
白细胞介素	介导白细胞和其他细胞间相互作用
干扰素	抗病毒、抗肿瘤、免疫调节
肿瘤坏死因子	调节适应性免疫应答、杀死靶细胞、诱导细胞凋亡
集落刺激因子	可刺激多能干细胞和不同阶段的造血细胞增殖分化
趋化因子	介导免疫细胞迁移,在肿瘤的发生发展和转移、抗病原微生物感染、移植排斥反应等过程中发挥作用
生长因子	促进相应细胞的增殖,促进创伤的修复

第3节 免疫应答

案例 4-3

患者,女,13岁,接种二价宫颈癌疫苗,疫苗注射完后医生告知1个月和6个月再来接种第2剂和第3剂。家长疑惑为什么要多次接种?

问题:1. 该女孩初次接种疫苗后,首先产生的抗体是什么?
      2. 该女孩需要接种3次疫苗的原因是什么?

一、免疫应答的概念、类型、过程及特点

(一)免疫应答的概念

免疫应答是指抗原刺激后,机体的免疫系统对抗原产生的识别清除等免疫反应的总称。免疫应答的启动者是抗原,其本质是机体识别"自己"与"非己",排除"非己"抗原,机体通过免疫应答及时清除抗原性异物,发挥抗炎、抗肿瘤等作用,维持机体内环境稳定;但在某些情况下,免疫应答也可造成机体的损伤,引起免疫相关疾病,如超敏反应性疾病、自身免疫病等。免疫应答主要在外周免疫器官(淋巴结、脾脏等)和黏膜相关淋巴组织内进行。

(二)免疫应答的类型

根据免疫应答识别的特点、效应机制和免疫应答获得的形式,免疫应答分为:固有免疫应答和适应性免疫应答。

根据参与免疫应答活性细胞种类及其效应机制的不同,适应性免疫应答分为:T淋巴细胞介导的细胞免疫应答和B淋巴细胞介导的体液免疫应答。

根据免疫应答发生时与抗原接触次数分为:初次应答和再次应答。

根据免疫应答发生的结果分为:正免疫应答和负免疫应答。正免疫应答指机体接受抗原刺激后有免疫效应发生;负免疫应答也称为免疫耐受,即机体接受抗原刺激后,不发生特异性免疫效应。

(三)免疫应答的基本过程

根据免疫应答的基本规律,适应性免疫应答通常划分为以下三个阶段,即感应阶段、反应阶段和效应阶段(图4-11)。

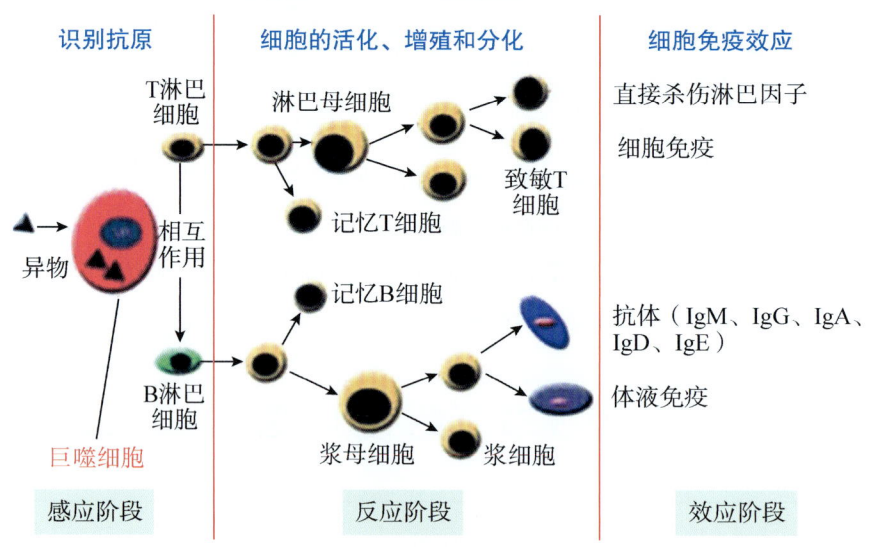

图 4-11 免疫应答基本过程示意图

1. **感应阶段** 又称抗原提呈与识别阶段,分为抗原提呈和抗原识别两个部分。

(1)**抗原提呈** 为APC摄取、加工、处理、提呈抗原,把抗原呈递给T、B淋巴细胞的过程。

(2)**T、B淋巴细胞识别抗原** T淋巴细胞通过TCR识别APC提呈的抗原肽,内源性抗原的抗原肽与自身的MHC Ⅰ类分子结合,供$CD8^+$T淋巴细胞识别;外源性抗原的抗原肽与自身的MHC Ⅱ分子结合,供$CD4^+$Th细胞识别。B淋巴细胞通过BCR识别抗原决定簇。

2. **反应阶段** 又称活化、增殖与分化阶段,指T、B淋巴细胞接受抗原刺激后活化、增殖和分化为效应淋巴细胞的阶段。T淋巴细胞活化、增殖和分化成效应T细胞;B淋巴细胞活化、增殖和分化为浆细胞然后产生抗体。部分T、B淋巴细胞分化成为长寿命的记忆细胞(B_m细胞、T_m细胞)。

3. **效应阶段** 指的是免疫效应物质即免疫效应细胞或效应分子分别发挥作用的阶段。

正常情况下,可通过细胞免疫效应和体液免疫效应发挥作用,浆细胞通过分泌抗体发挥体液免疫效应；效应 T 细胞通过直接杀伤靶细胞或分泌细胞因子的方式发挥细胞免疫效应，清除非己抗原或诱导自身耐受，维持机体生理平衡；病理情况下也可引起免疫损伤，导致相关疾病。

> **考点** 免疫应答的概念、分类、基本过程

（四）免疫应答的主要特点

1. 特异性　机体接受抗原刺激后，一般只对该抗原产生特异性免疫应答，相应的免疫应答产物（抗体和效应 T 细胞）只能针对该抗原和表达此抗原的靶细胞发挥作用。

2. 记忆性　在抗原特异性 T、B 淋巴细胞活化、增殖和分化阶段，有一部分 T、B 淋巴细胞转变为长寿命的记忆细胞；当机体再次接受相同抗原刺激时，记忆细胞可迅速增殖、分化，产生更强烈而持久的免疫应答。

3. MHC 限制性　抗原的处理、提呈以及 TCR 对抗原的识别均需要自身 MHC 分子参与，即 MHC 限制性。

二、体液免疫应答

体液免疫应答是指 B 淋巴细胞接受抗原刺激后增殖分化为浆细胞，浆细胞合成分泌抗体，由抗体来发挥免疫效应的过程。因抗体存在于体液中，故将 B 淋巴细胞介导的免疫应答称为体液免疫应答。体液免疫主要针对体液中细胞外的抗原物质发挥免疫效应。

体液免疫应答的过程针对不同抗原类型存在差异。根据产生抗体时是否需要 Th 细胞参与，可将抗原分为胸腺依赖性抗原（TD-Ag）和非胸腺依赖性抗原（TI-Ag）。胸腺依赖性抗原是指在刺激 B 淋巴细胞产生抗体时需 Th 细胞辅助的抗原，主要是蛋白质类抗原，如病原微生物、血细胞、血清蛋白等。非胸腺依赖性抗原是指可以直接激活 B 淋巴细胞产生抗体，不需 Th 细胞辅助的抗原，主要是多糖类抗原，如脂多糖、荚膜多糖等。

（一）体液免疫应答的过程

TD-Ag 和 TI-Ag 均可诱导体液免疫应答，两者的特点和机制不同，最终都会产生体液免疫应答效应。

1. TI-Ag 诱导的体液免疫应答特点　①免疫应答过程中不产生记忆 B 细胞，故只表现为初次应答而没有再次应答；②细菌多糖、脂多糖等 TI 抗原直接刺激 B 淋巴细胞活化，诱导产生低亲和力的 IgM，不需要 Th 细胞辅助。

2. TD-Ag 诱导的体液免疫应答特点　①免疫应答过程中产生记忆 B 细胞，故表现为初次应答和再次应答；②外源性 TD-Ag 进入机体后，借助于 APC 的摄取、加工，以抗原肽-MHC Ⅱ类分子复合物形式提呈给 Th 细胞识别；③在活化的 Th 细胞释放的细胞因子参与下，B 淋巴细胞活化、增殖、分化为浆细胞。浆细胞分泌抗体产生生物学效应。

（二）抗体产生的一般规律

机体对初次和再次进入的抗原，分别产生初次免疫应答或再次免疫应答。由于两种应答中的 B 淋巴细胞经历不同的分化过程，使得两种应答具有显著不同的特点。

1. 初次免疫应答　是抗原初次刺激机体产生抗体引起的体液免疫应答。初次免疫应答

的抗体产生过程可分为四个时期：①潜伏期，从抗原进入机体开始至血清中出现特异性抗体为止，共1~2周，其时间长短与抗原的性质、进入途径及机体状况等有关。此期血清内不能检出抗体；②对数期，抗体滴度呈指数增长，此期与抗原性质、剂量等有关；③平台期，抗体滴度相对稳定，到达平台期所需时间以及平台高度、持续时间等与不同抗原性质有关；④下降期：由于抗体被降解或与抗原结合而被清除，体内抗体水平逐渐下降。

初次免疫应答的特点是①潜伏期长（1~2周）；②产生的抗体主要是IgM，抗体亲和力低；③抗体滴度低，效价低；④维持时间短。

2. 再次免疫应答　是相同抗原再次进入机体所引起的体液免疫应答。机体再次接受相同抗原刺激时，抗体产生的情况与初次应答不同。其特点为①潜伏期明显缩短；②对数期抗体滴度更快增长，迅速到达平台期；③平台期抗体水平比初次免疫应答高数倍至数十倍，且持续时间长；④下降期平缓，抗体持续存在。再次免疫应答的抗体类别主要是IgG，其滴度、维持时间、抗体亲和力均显著高于初次免疫应答。抗体产生的一般规律见图4-12。

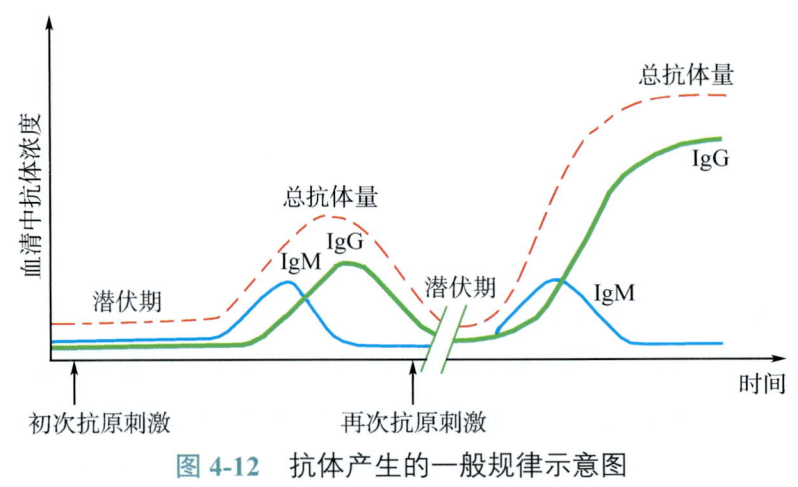

图4-12　抗体产生的一般规律示意图

初次免疫应答和再次免疫应答的差异主要是参与细胞不同所致。参加初次免疫应答的是初始B细胞和初始T细胞，参加再次免疫应答的细胞则是记忆B细胞和记忆T细胞。两者的特点见表4-4。

表4-4　初次免疫应答与再次免疫应答比较

	初次免疫应答	再次免疫应答
潜伏期	长（1~2周）	短（2~3天）
抗体滴度	较低	较高
抗体效价	低	高
抗体维持时间	短	长
抗体亲和力	较低	较高
抗体类别	IgM为主	IgG为主

因此，初次免疫应答时，潜伏期长，不能及时产生抗体，对抗原的清除能力弱，故病原微生物初次侵入机体，引起疾病的可能性就大；再次免疫应答时，潜伏期短，迅速产生抗体，对抗原的清除能力强，故病原微生物再次侵入机体，引起疾病的可能性较小。

掌握抗体产生的一般规律，在医学实践中具有重要的指导作用。①指导预防接种：抗体产生需要1～2周的潜伏期，因此疫苗的接种应在传染病流行季节之前进行；因再次免疫应答免疫效果比初次免疫应答强烈，同一疫苗应接种2次或2次以上，达到强化免疫的效果；在制备细菌多糖疫苗时，将其与蛋白质偶联，以激活Th细胞并引起抗体亲和力成熟和记忆细胞产生，可增强疫苗效果。②指导传染病的诊断：血液中特异性IgM升高可作为传染病早期感染诊断依据之一。③指导传染病的病情评估：检测患者疾病特异性抗体的动态效价，利用疾病早期及晚期血清中抗体类别及含量的变化，进行血清学试验诊断传染病等，可了解病程进展及评估疾病转归。

陶其敏——以身试药的"中国乙肝疫苗之母"

2020年在《柳叶刀》发布的全球乙型肝炎流行、预防和治疗状况的报告中，5岁以下儿童的感染率降到了0.2%，低于世界平均水平1.4%。原因在于乙肝疫苗的普及。

早在20世纪70年代，我国就自主研发出了乙肝疫苗，它的发明者就是被称为"中国乙肝疫苗之母"的陶其敏。她带领团队研制出中国第一支血源性乙肝疫苗，如何证明乙肝疫苗的安全性和有效性？1975年陶其敏女士决定：在自己身上做试验，于是，中国的第一支乙肝疫苗在第一个研制它的人身上试验成功了。25年间，陶其敏研发的乙肝疫苗已经使至少4000万中国人免于患上乙型肝炎，因此她被尊称为"中国乙肝疫苗之母"。

（三）体液免疫应答的生物学效应

抗体是体液免疫应答的效应分子，抗体存在于体液中，所以体液免疫清除的主要抗原是细胞外的抗原，如外毒素、病毒等。抗体分子识别结合抗原后，在多数情况下需要其他免疫细胞或免疫分子的协同作用，才能清除抗原。体液免疫的生物学效应主要为：

1. 中和作用　抗体的中和作用包括中和细菌外毒素和中和病毒。发挥中和作用的一般是高亲和力的IgG、IgM、IgA类抗体，故称其为中和抗体。血液中IgG可与细菌产生的外毒素结合，阻止外毒素结合宿主细胞相应受体，使其不能发挥毒性作用；呼吸道、消化道和泌尿生殖道黏膜表面的sIgA可与病毒或细菌等微生物的表面结构结合，阻止病毒吸附或细菌黏附于宿主黏膜上皮细胞，使病毒无法感染细胞从而阻断感染。

2. 调理作用　是指抗体、补体等促进吞噬细胞吞噬细菌等颗粒性抗原的作用。抗体的调理作用主要是指IgG、IgA类抗体通过Fab段与细菌等颗粒性抗原结合，其Fc段与吞噬细胞表面Fc受体结合，激活吞噬细胞，促进吞噬细胞吞噬病原体，此即抗体介导的调理作用。

3. 激活补体　IgG或IgM类抗体与抗原结合后，抗体构型改变，暴露补体结合位点，可通过经典途径激活补体系统，形成攻膜复合物，溶解抗原细胞，产生多重效应。如补体介导的裂解细菌、细胞的作用，补体介导的调理作用等。

4. ADCC作用　IgG的Fab段与抗原特异性结合，Fc段与NK细胞、巨噬细胞、中性粒细胞、嗜酸性粒细胞表面的Fc受体结合，介导上述效应细胞，杀伤抗原靶细胞，该作用在杀伤肿瘤细胞、清除病毒感染细胞方面尤为重要。

5. 抑制吸附　sIgA可阻止细菌、病毒等病原体入侵呼吸道、消化道等黏膜表面，发挥局部抗感染作用。

6. 免疫损伤　抗体也参与多种免疫病理过程的发生，如Ⅰ、Ⅱ、Ⅲ型超敏反应，某些自身免疫病，移植排斥反应，促进肿瘤细胞生长等，引起免疫损伤。

三、细胞免疫应答

细胞免疫应答是指由胸腺发育成熟的初始T细胞接受抗原刺激，活化、增殖、分化后转变为效应T细胞，通过效应Tc细胞的细胞毒作用及效应Th1细胞分泌细胞因子发挥细胞免疫效应。细胞免疫清除的抗原主要是细胞内的抗原物质。

（一）细胞免疫应答的效应机制

1. $CD4^+$效应Th1细胞介导的炎症反应　$CD4^+$效应Th1细胞对细胞内寄生病原体感染起重要清除作用。效应Th1细胞介导的免疫应答发生慢，造成的局部组织变化，与迟发型超敏反应类似，其释放多种细胞因子，如IFN-γ、IL-2、TNF-β等，引起局部以单核吞噬细胞和淋巴细胞浸润为主的炎症反应而发挥对抗原的杀伤清除效应。具体作用如下：①激活巨噬细胞和中性粒细胞，促进其吞噬杀伤病原体。②诱生并募集巨噬细胞，促进骨髓造血干细胞分化为单核细胞；诱导血管内皮细胞高表达黏附分子，促进单核细胞和淋巴细胞黏附于血管内皮细胞，穿越血管壁外渗到局部组织，引起慢性炎症反应。③促进Th1细胞、Th2细胞、Tc细胞和NK细胞等淋巴细胞的活化和增殖，放大免疫效应。Th1细胞产生的主要细胞因子及作用见表4-5。

表4-5　Th1细胞产生的主要细胞因子及作用

细胞因子	作用
IL-2	①刺激$CD8^+$Tc细胞增殖分化为效应Tc细胞；②刺激$CD4^+$Th细胞增殖分化，分泌IL-2、TNF-β和IFN-γ；③增强NK细胞、巨噬细胞杀伤活性
IFN-γ	①增强巨噬细胞等MHCⅡ/Ⅰ类分子的表达，提高抗原呈递能力；②活化单核吞噬细胞，增强其吞噬杀菌能力；③活化NK细胞，增强其杀伤肿瘤细胞和抗病毒的作用，提高机体免疫监视功能
TNF-β	①产生炎症作用和杀伤靶细胞；②抗病毒作用；③激活中性粒细胞、巨噬细胞，释放IL-1、IL-6、IL-8等细胞因子

2. $CD8^+$效应Tc细胞的细胞毒作用　效应Tc细胞主要杀伤细胞内寄生病原体（病毒和某些细胞内寄生菌等）的宿主细胞、肿瘤细胞等。Tc细胞在外周淋巴组织内增殖、分化为效应Tc细胞，在趋化因子的作用下离开淋巴组织向感染病灶或肿瘤部位聚集，并有效结合靶细胞，主要通过以下三条途径选择性杀伤所接触的靶细胞，而不影响邻近的正常细胞。

（1）穿孔素/颗粒酶途径　当与靶细胞密切接触后，Tc细胞可脱颗粒，释放穿孔素。穿孔素是储存在效应Tc细胞质颗粒中的一种细胞毒素，构型和作用类似于补体MAC，可插入靶细胞，聚合成孔道，使水、钙离子等电解质进入细胞，导致靶细胞溶解破坏。颗粒酶是丝氨酸蛋白酶，可随穿孔素一起释放，通过穿孔素在靶细胞上形成的孔道，进入靶细胞，激活凋亡相关的酶系统，使DNA断裂，靶细胞凋亡，见图4-13。

（2）Fas/FasL途径　FasL可表达在效应Tc细胞的细胞膜表面，或分泌至细胞外，可与靶细胞表面的Fas结合，启动靶细胞死亡信号，使靶细胞凋亡。

（3）TNF/TNFR途径　效应Tc细胞可分泌TNF，可与靶细胞表面的相应受体（TNFR）结合，导致靶细胞凋亡。

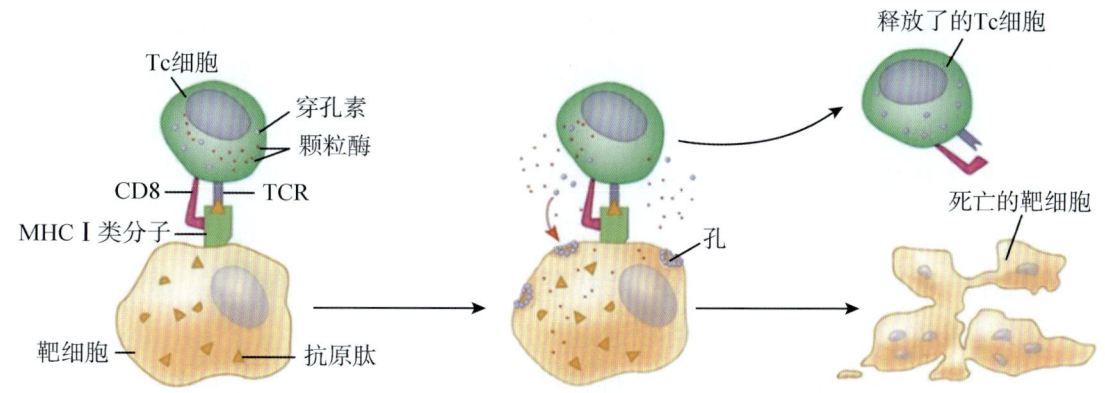

图4-13　效应Tc细胞对靶细胞的杀伤作用示意图

（二）细胞免疫应答的生物学效应

1. 抗感染　细胞内寄生了各种病原微生物，如结核分枝杆菌、麻风分枝杆菌、病毒及某些真菌等，细胞免疫应答是清除这些微生物的主要防御机制，因为体液免疫的效应分子抗体不能进入细胞内。

2. 抗肿瘤　效应Tc细胞可直接杀伤带有相应抗原的肿瘤细胞，Th1细胞分泌的细胞因子如TNF或IFN可直接或间接杀伤肿瘤细胞，同时增强巨噬细胞、NK细胞的杀肿瘤作用。

3. 免疫损伤　细胞免疫应答可以引起Ⅳ型超敏反应、移植排斥反应以及某些（器官特异性）自身免疫病等。

体液免疫与细胞免疫比较见表4-6。

表4-6　体液免疫与细胞免疫比较

	体液免疫	细胞免疫
介导细胞	B淋巴细胞	T淋巴细胞
作用对象	细胞外病原体、毒素、病毒	细胞内抗原、寄生虫、肿瘤细胞
效应产物	抗体	效应Th1细胞、Tc细胞、细胞因子
生物学效应	抗感染，抗肿瘤，介导Ⅰ、Ⅱ、Ⅲ型超敏反应及某些自身免疫病	抗细胞内寄生虫感染、抗肿瘤、介导Ⅳ型超敏反应、移植排斥反应、某些自身免疫病

> **链接**
>
> 早期肿瘤细胞能够诱发机体产生强烈的免疫应答，该应答在抑制肿瘤早期生长中起免疫监视和免疫清除等积极作用。然而到肿瘤生长活跃阶段，肿瘤能产生抑制性分子帮助肿瘤细胞逃避机体的免疫识别和攻击，因此肿瘤的消长取决于这个方面对抗的结果。中药多糖激发机体细胞免疫和体液免疫发挥抗肿瘤作用，如当归多糖通过促进T淋巴细胞增殖、分泌IFN-γ等细胞因子来杀伤肿瘤细胞，发挥抗肿瘤免疫。茯苓多糖具有明显的激活免疫监视功能，能使免疫球蛋白IgG含量上升，提高抗肿瘤活性。

四、免疫耐受

(一) 免疫耐受的概念

正常情况下，机体对"非己"成分产生较强的免疫应答以清除抗原成分，称为免疫正应答。机体对自身组织细胞表达的自身抗原或某些病毒抗原一般不产生较强的应答或无应答，称为免疫负应答。在一定条件下，机体免疫系统接受某种抗原刺激后产生的特异性低应答或无应答状态，称为免疫耐受。诱导机体发生免疫耐受的抗原，称为耐受原。同一抗原物质在不同情况下，既可以是耐受原，也可以是正常引起免疫应答的抗原，主要和抗原的理化性状、剂量、进入机体的途径以及机体的免疫功能状态、免疫系统发育成熟程度、遗传等因素有关。免疫耐受可以是机体天然存在的，也可以通过人工进行诱导产生。

免疫耐受和免疫抑制有明显区别。免疫耐受是特异性的，只针对某种特定的抗原；而免疫抑制是非特异性的，对各种抗原的刺激均无应答性。

(二) 免疫耐受的形成

免疫耐受主要是由抗原和机体两方面的因素决定。

1. **抗原方面** 小分子、可溶性、非聚合物的抗原容易形成免疫耐受。抗原经口服和静脉注射最易引起免疫耐受，腹腔注射次之，皮下、肌内注射最不易引起免疫耐受。

2. **机体方面** 免疫耐受与机体免疫系统发育成熟程度有关，免疫系统越成熟，越不容易产生免疫耐受。胚胎期由于免疫系统发育不够成熟，所以最易产生免疫耐受，成年期很难产生免疫耐受。长期使用免疫抑制剂容易使机体产生免疫耐受。

(三) 免疫耐受的医学意义

免疫耐受保证了免疫系统的稳定和正常生理功能的运行。

1. 合理进行免疫耐受的人工诱导对自身免疫病、超敏反应和器官移植排斥反应的防治具有重要意义。

2. 机体对肿瘤细胞、病毒感染细胞产生免疫耐受可以导致肿瘤或病毒感染性疾病，终止上述耐受是治疗的有效途径。

3. 系统性红斑狼疮、类风湿关节炎等自身免疫病的治疗需要恢复对自身成分的免疫耐受。

五、免疫调节

(一) 免疫调节的概念

免疫调节是指参与免疫应答的各种免疫细胞间、免疫细胞与免疫分子间、免疫分子与免疫分子间以及免疫系统和其他系统之间相互作用、相互制约，从而维持一定的免疫应答时间和强度，来共同完成对抗原的识别和应答的过程。当机体免疫调节功能失控或异常时，会导致免疫性疾病的发生。

(二) 免疫调节的分类

1. **抗原的调节** 抗原是引起免疫应答的首要条件，抗原的性质、剂量、进入途径等对免疫应答的类型、强度持续时间等具有重要的影响。

2. **抗体的调节** 抗体通过协同清除抗原抑制 B 淋巴细胞活性等方式来抑制免疫应答，

即抗体的反馈性抑制作用。

3. **免疫细胞的调节**　免疫应答的调节主要是由各种免疫细胞间的相互促进，相互制约来进行的，如T淋巴细胞可分泌多种细胞因子，作用于各种免疫细胞来调节免疫应答；抗原提呈细胞通过加工、处理和提呈抗原的多少来调节免疫应答；活化NK细胞可以通过表达细胞凋亡因子诱导免疫细胞死亡来调节免疫应答。

4. **神经-内分泌网络的调节**　人体作为一个统一的有机体，免疫系统与神经-内分泌系统之间构成了一个相互影响、相互作用十分复杂的网络。神经-内分泌系统通过分泌、释放各种激素影响免疫应答，而免疫系统通过分泌抗体和细胞因子作用于神经-内分泌系统来调节免疫应答。

总之，在机体免疫应答过程中，免疫细胞、免疫分子、免疫系统与神经-内分泌系统之间组成了十分复杂精细的调节网络，既相互促进，又相互抑制，从而维持着机体生理功能的平衡和稳定。

第4节　抗感染免疫

案例4-4

患儿，女，5个月，反复发热呕吐12天。入院查体：体温38.6℃，脉搏160次/分，呼吸45次/分，精神差，易激惹，前囟0.8cm×0.8cm，张力稍高，眼神欠灵活。血常规显示：白细胞计数$22.0×10^9$/L，中性粒细胞占比77%，脑脊液混浊，脑脊液细菌培养阳性，细菌鉴定为脑膜炎球菌。诊断：化脓性细菌性脑脊髓膜炎（脑膜炎奈瑟菌感染所致）。

问题：1. 人体的屏障结构有哪些？各有何特点？
2. 为什么婴幼儿较成人容易发生中枢神经系统感染？

抗感染免疫是在长期进化中，机体建立了抵抗病原生物感染的一系列防御功能，分为固有免疫和适应性免疫两大类。固有免疫又称先天免疫、天然免疫或非特异性免疫，适应性免疫又称获得性免疫或特异性免疫。在机体抗感染免疫中，固有免疫和适应性免疫相互依存、相互配合，共同完成免疫防御功能。

一、固有免疫

固有免疫是指个体在长期的种系发生和进化过程中逐渐形成的抵抗病原体侵害、清除体内抗原性异物的天然免疫应答和防御功能，是机体抵抗病原微生物入侵的第一道防线。可以通过遗传先天获得，所以也称为先天免疫、天然免疫。固有免疫应答出现在机体抗感染免疫应答的初始阶段，在抗原入侵前就已存在。在应答过程中，机体通过固有免疫细胞和分子即刻识别入侵的病原体及其产物，以及体内衰老、损伤及突变的细胞，免疫细胞迅速活化，有效吞噬和杀伤、清除抗原性异物，发挥免疫防御、免疫监视和免疫自稳等功能。

固有免疫的特点是：①生来就有，遗传控制，稳定遗传；②人人皆有，无明显个体差异；③无特异性，广泛抵抗病原生物。从个体发育时间先后来看，抗原物质入侵机体后，固有免疫首先发挥作用，适应性免疫后续发生。因此，固有免疫是一切免疫防御能力的基础。机体的固有免疫主要由组织屏障结构、固有免疫细胞和固有免疫分子三部分组成。

（一）组织屏障结构

1. 皮肤黏膜屏障　完整的皮肤、黏膜组织及附属结构组成了一道物理、化学、微生物保护性屏障。该屏障是机体抵抗入侵体内一切异物的第一道机械屏障。

（1）物理屏障的机械阻挡作用　皮肤黏膜可以抵抗病原体侵入；肠蠕动、呼吸道黏膜的纤毛定向摆动和黏膜表面分泌液的冲洗作用等生理功能，均能清除病原体。

（2）化学屏障的杀菌作用　皮肤和黏膜可分泌多种抑菌和杀菌物质。例如，汗腺分泌的乳酸，皮脂腺分泌的不饱和脂肪酸，胃黏膜分泌的胃酸，呼吸道、消化道和泌尿生殖道分泌液中的溶菌酶和抗菌肽，阴道分泌的酸性液体均具有杀菌作用。

（3）微生物屏障的拮抗作用　寄居于皮肤黏膜处的正常微生物群有抑菌杀菌作用。这些正常菌群能形成一种不利于外来菌群繁殖的微环境，可以通过竞争结合上皮细胞、竞争营养物质以及分泌杀菌抑菌物质等方式发挥屏障的拮抗作用。例如，口腔中的某些细菌可产生过氧化氢，能杀死脑膜炎奈瑟菌等，对外来病原微生物具有拮抗作用；肠道中的大肠埃希菌分泌的细菌素，可抑制某些厌氧菌和革兰氏阳性菌的定居和繁殖。如果长期、大量使用广谱抗生素，大部分正常菌群的细菌可能被杀死，而不敏感的细菌或耐药菌则大量繁殖，最终因正常菌群比例失调而引起菌群失调症。

2. 血脑屏障　主要由软脑膜、脉络丛毛细血管壁和血管壁外的星形胶质细胞组成（图4-14）。作用是阻挡血液中的病原微生物及其他大分子代谢产物进入脑组织或脑脊液，从而保护中枢神经系统。婴幼儿的血脑屏障发育不成熟，与成年人相比更容易发生脑炎或脑膜炎等中枢神经系统感染。

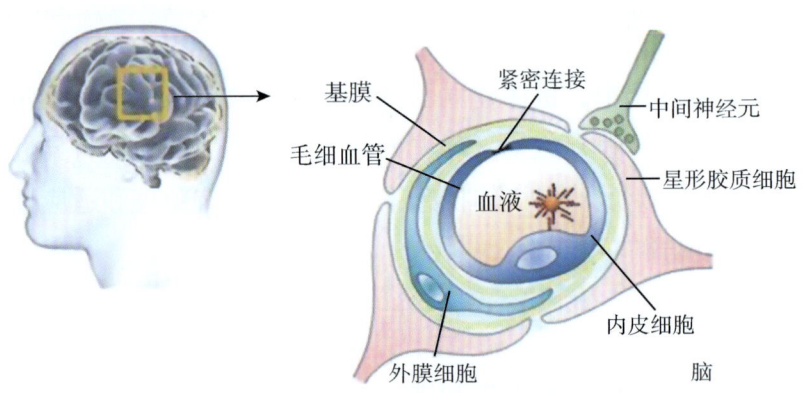

图4-14　血脑屏障的组成示意图

3. 胎盘屏障　由母体子宫内膜形成的基蜕膜和胎儿绒毛膜滋养层细胞共同组成。胎盘屏障是母体血和胎儿血在胎盘中进行物质交换所通过的结构，此屏障可以防止母体感染的病原体及有害物质进入胎儿体内，保护胎儿免受感染。但是该屏障在早期妊娠（妊娠第14周以前）发育尚不完善，对大多数病毒无阻挡能力，此时母体如果感染了风疹病毒、巨细胞病毒等病原生物，可以导致胎儿畸形、流产、死胎等。

（二）固有免疫细胞

固有免疫细胞是固有免疫应答阶段的主体，有多种免疫细胞参与固有免疫，主要包括单核吞噬细胞、中性粒细胞、树突状细胞、NK 细胞、嗜酸性粒细胞、嗜碱性粒细胞、肥大细胞等。本部分主要介绍吞噬细胞和 NK 细胞。

1. 吞噬细胞

（1）吞噬细胞的种类　吞噬细胞是一类能吞噬、清除病原体的效应细胞，主要包括中性粒细胞和单核吞噬细胞两类，是固有免疫系统的主要效应细胞。中性粒细胞是小吞噬细胞，是血液中数量最多（占外周血白细胞的 50%～70%）、具有吞噬功能的白细胞，其特点是寿命短、数量大、更新快。单核吞噬细胞是大吞噬细胞，包括血液中的单核细胞和组织器官中的巨噬细胞。单核吞噬细胞是机体固有免疫的重要组成细胞，同时也是主要的抗原提呈细胞。

（2）吞噬过程　吞噬细胞吞噬病原体的过程可分为以下几个阶段（图 4-15）。

1）接触病原体：可以是偶然相遇，也可以是在趋化因子作用下，向病原体方向定向迁移。在入侵细菌的组分或其产物以及炎性细胞因子（包括趋化因子）等的共同作用下，血液中的白细胞通过血管内皮细胞表达的黏附分子等，黏附于血管内皮细胞。随感染的延续，一般在感染后的 6～12h，白细胞也表达更多的黏附分子，与内皮细胞上的受体相互识别，使白细胞牢固地黏附于内皮细胞。在多种趋化因子的作用下，白细胞穿过内皮细胞间隙，向感染部位定向迁移。

2）吞入病原体：分为吞噬和吞饮两种。对于体积较大的细菌等病原体，吞噬细胞伸出伪足将其捕捉后摄入细胞内，形成吞噬体，称为吞噬；对于病毒等小的病原体颗粒，吞噬细胞与其接触后细胞膜内陷，将其吞入，此称吞饮。中性粒细胞和巨噬细胞借助多种表面识别受体，可非特异性识别病原微生物组分及其分泌产物，如革兰氏阴性菌的脂多糖、革兰氏阳性菌的磷壁酸及肽聚糖等成分，从而启动吞噬细胞的吞噬或吞饮作用，将细菌等摄入细胞内，形成吞噬体，进一步与细胞质中的溶酶体融合成为吞噬溶酶体。

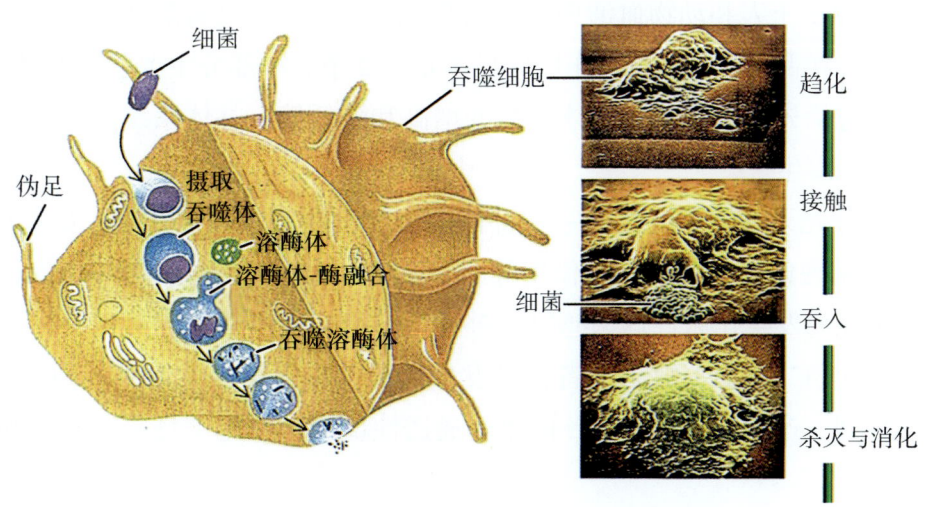

图 4-15　吞噬细胞吞噬和杀菌过程示意图

3）杀灭病原体：细胞内的吞噬体与溶酶体融合形成吞噬溶酶体，溶酶体内的溶菌酶、杀菌素等物质将病原体杀死、消化、降解。最后将不能消化的残渣排出细胞外。

（3）吞噬结果　吞噬的结果有利有弊。

1）完全吞噬：病原体被吞噬后完全消化、破坏。被吞入和杀死的细菌，在溶酶体内多种水解酶作用下，可被进一步降解和消化，此种结果称为完全吞噬。

2）不完全吞噬：部分病原体（如结核分枝杆菌、麻风分枝杆菌等）被吞噬或吞饮后不能被杀死消化，反而在吞噬细胞内受到保护避免了药物及血清中抗菌物质对它们的伤害，从而进行生长繁殖，引起吞噬细胞死亡；也可随吞噬细胞游走，导致感染范围增大或全身扩散。

3）损伤组织：在吞噬过程中，吞噬细胞向细胞外释放过多溶酶体酶可引起组织损伤。

4）提呈抗原：吞噬细胞吞入病原微生物后，对病原微生物进行消化降解，将抗原肽与MHC分子结合并提呈于吞噬细胞膜上，激发免疫应答。

2. 自然杀伤细胞（NK细胞）　来源于骨髓造血干细胞，依赖于骨髓微环境发育成熟。细胞质中含有大的嗜天青颗粒，主要分布于外周血和脾，在淋巴结和其他组织中亦有少量存在。NK细胞不表达特异性抗原识别受体，不需抗原刺激可直接杀伤肿瘤细胞和病毒感染的细胞。NK细胞膜上有IgG的Fc受体；IgG的Fc段与NK细胞表面的Fc受体结合，IgG的Fab段与靶细胞表面抗原特异性结合，介导NK细胞杀伤靶细胞，称为抗体依赖细胞介导的细胞毒作用（antibody-dependent cell-mediated cytotoxicity，ADCC）。

NK细胞的主要生物学效应是：①抗肿瘤作用；②抗病毒和细胞内寄生菌的感染。病毒感染早期，病毒感染细胞和吞噬细胞产生的IFN-α/β、TNF-α和IL-12等细胞因子，一方面直接干扰病毒的增殖，同时又可使自然杀伤细胞向感染灶迁移、聚集和活化，进一步扩大和增强机体的抗感染免疫。③参与免疫病理损伤。

（三）固有免疫分子

正常血液、各种分泌液及组织液中含有多种免疫分子，如补体、溶菌酶、干扰素等，其中最重要的是补体。

1. 补体　是存在于人和动物血清中的一组与免疫有关的、具有酶活性的球蛋白。补体的组成、理化性质、激活路径和生物学作用详见本章第2节，本部分主要学习补体系统的异常。补体系统的异常包括先天性缺陷、补体含量的增高和降低等，补体系统任一成分的异常均可能导致相应疾病的发生。

（1）补体成分先天性缺陷　任何一种补体成分都可能发生遗传缺陷。如C3缺陷使感染时无C3b产生，调理作用、免疫黏附作用等明显受损；C5～C9缺陷影响MAC的形成，溶菌能力下降，患儿易发生化脓性球菌感染。补体调节蛋白发生缺陷，可使补体活化异常。如遗传性C1抑制物（C1-INH）缺乏患者，易发生遗传性血管神经性水肿。因血浆中C1的自发性激活不受控制，产生过多的C2a，使血管通透性增加，引起全身广泛的水肿，会厌水肿可导致窒息死亡。

（2）补体含量改变　人体补体含量基本稳定，但在多种急性感染引起的炎症以及恶性肿瘤等疾病中，患者的C4、C3和C9水平异常升高，比正常值高2～3倍；甲状腺炎、急性风湿热、心肌梗死等疾病亦可使补体总量升高。补体的加速活化，可增强炎症反应，恰当地调节、控制补体含量或活性是临床防治疾病的重要措施之一。

补体含量的下降既可因发生重症肝炎或肝硬化等疾病引起合成不足而下降；也可因重症感染或发生Ⅱ型、Ⅲ型超敏反应，补体过度消耗，而导致补体总量下降。补体含量的下降，则可导致反复发作、难以控制的感染。

（3）补体调控蛋白参与肿瘤的免疫逃逸　使肿瘤逃避补体攻击。这可能是肿瘤细胞抵抗治疗的机制之一。

2. 溶菌酶　为不耐热碱性蛋白，主要来源于吞噬细胞，广泛分布于血清、泪液、唾液、吞噬细胞溶酶体中，作用靶点为革兰氏阳性菌的细胞壁肽聚糖，导致细菌裂解，死亡。

中性粒细胞、巨噬细胞中也含有溶菌酶，对吞噬杀菌有重要意义。在抗体与补体的参与下，溶菌酶也可溶解某些革兰氏阴性菌。

3. 干扰素（IFN）　是由病毒感染的细胞或效应T细胞等产生的一种糖蛋白，作用于邻近细胞后能诱导细胞产生抗病毒蛋白，抑制病毒的复制，从而能保护易感细胞，限制病毒的扩散。另外，干扰素还可激活NK细胞、Tc细胞和单核吞噬细胞。

考点　固有免疫的概念、组成因素及在抗感染免疫中的作用

二、适应性免疫

适应性免疫是一种微生物等抗原物质刺激后由T淋巴细胞、B淋巴细胞和抗原递呈细胞合作协调参与的抗原特异性免疫反应。其特点是：①后天获得，不能遗传；②有明显的个体差异；③有特异性、针对性和记忆性。适应性免疫包括体液免疫和细胞免疫。

（一）体液免疫

1. 抗菌免疫　主要通过抗体来清除病原微生物，参与的抗体类型是IgG、IgM、sIgA，在抗感染中起主要作用的是IgG，sIgA发挥抑制细菌黏附的作用。

2. 抗毒素免疫　参与的主要抗体类型是IgG。IgG通过中和细菌外毒素发挥直接抗感染作用。

3. 抗病毒免疫　参与的主要抗体类型是sIgA，抗体与病毒抗原结合，使病毒失去进入宿主细胞的能力，发挥抗病毒感染的作用。

（二）细胞免疫

1. 主要通过效应细胞发挥作用　$CD8^+Tc$细胞能直接杀伤靶细胞；$CD4^+Th1$细胞能释放细胞因子，通过激活巨噬细胞、NK细胞杀伤受感染的靶细胞。

2. 抗胞内病原微生物免疫　如病毒、真菌、结核分枝杆菌、伤寒沙门菌、军团菌等。

3. 产生免疫效应缓慢　需48～72h发挥作用。

体液免疫和细胞免疫的过程和生物学效应详见本章第3节。

考点　适应性免疫的概念、分类、抗感染特点

三、固有免疫与适应性免疫的关系

机体的免疫功能是固有免疫和适应性免疫共同完成的。适应性免疫不同于固有免疫，它

必须在抗原刺激下产生，但适应性免疫中也有固有免疫因素参与。从两种免疫的构成因素而言，补体、巨噬细胞和NK细胞均是两类免疫的重要因素，但在特异性抗体（如IgG）存在的条件下，它们可以进一步加强对抗原细胞的杀伤作用；巨噬细胞不仅可直接吞噬病原微生物等抗原，而且还是重要的抗原提呈细胞，可加工、处理和提呈抗原，启动特异性的免疫应答。固有免疫应答既是适应性免疫应答的启动者，又是适应性免疫应答的效应组成部分，参与适应性免疫应答的全过程。彼此相辅相成，共同发挥免疫功能。

（1）固有免疫启动适应性免疫应答　在感染部位被抗原激活的未成熟树突状细胞可迁移到外周淋巴器官，发育为成熟树突状细胞，激活初始T细胞，活化的巨噬细胞可进一步激活T淋巴细胞，启动适应性免疫应答。

（2）固有免疫调节适应性免疫应答的类型和强度　固有免疫细胞被不同病原体激活，可产生不同的细胞因子，诱导初始T细胞分化为不同亚群，决定细胞免疫和体液免疫的比例及强度。

（3）固有免疫协助适应性免疫　固有免疫细胞激活后，表面黏附分子和趋化因子受体表达，以及各种细胞因子的释放可以协助效应T细胞进入感染部位或肿瘤组织。固有免疫分子中补体成分可协助抗体的溶菌、溶细胞作用。

（4）适应性免疫增强固有免疫效应　效应T细胞可通过释放细胞因子增强固有免疫细胞，如巨噬细胞和NK细胞的吞噬、杀伤活性。

从两种免疫功能产生的时间比较，在一种抗原刺激下，一般是固有免疫首先产生，并很快达到高峰后即下降；稍后适应性免疫产生，并逐渐增强，维持在高水平后缓慢下降。因此，固有免疫和适应性免疫相互协调完成机体的免疫功能。两种免疫的区别见表4-7。

表4-7　固有免疫与适应性免疫的比较

项目	固有免疫	适应性免疫
细胞组成	黏膜和上皮细胞、吞噬细胞、NK细胞	T淋巴细胞、B淋巴细胞、抗原提呈细胞
作用时效	即刻至96h内	96h后
作用特点	非特异性，无需增殖分化，作用迅速，无免疫记忆	特异性，抗原特异性细胞增殖和分化，有免疫记忆
作用时间	作用时间短	作用时间长

自测题

A1型题

1. ABO血型抗原属于（　　）

　A. 异种抗原　　　B. 异嗜性抗原

　C. 同种异型抗原　D. 自身抗原

　E. 组织相容性抗原

2. 半抗原是（　　）

　A. 既有免疫原性又有抗原性

　B. 既没有免疫原性又没有抗原性

　C. 只有免疫原性

　D. 只有抗原性

　E. 只有与载体结合后才能和相应抗体结合

3. 抗原分子中能与相应抗体结合的特殊化学基团称为（　　）

　A. 表位　　　　　B. 半抗原

　C. 共同抗原　　　D. 类属抗原

　E. 异嗜性抗原

4. 异嗜性抗原的本质是（　　）
   A. 共同抗原　　　　B. 自身抗原
   C. 半抗原　　　　　D. 同种异型抗原
   E. 肿瘤抗原

5. 细胞癌变过程中出现的，且仅存在于某种特定肿瘤表面的物质称为（　　）
   A. 肿瘤抗原　　　　B. 肿瘤特异性抗原
   C. 肿瘤相关抗原　　D. 癌胚抗原
   E. 分化抗原

6. T 淋巴细胞分化成熟的场所是（　　）
   A. 骨髓　　　　　　B. 胸腺
   C. 腔上囊　　　　　D. 淋巴结
   E. 脾

7. 人类 B 淋巴细胞分化成熟的场所是（　　）
   A. 胸腺　　　　　　B. 法氏囊
   C. 淋巴结　　　　　D. 脾
   E. 骨髓

8. Tc 细胞表面具有鉴定意义的标志是（　　）
   A. CD2　　B. CD3　　C. CD4
   D. CD8　　E. CD5

9. Th 细胞表面具有鉴定意义的标志是（　　）
   A. CD2　　B. CD3　　C. CD4
   D. CD8　　E. CD5

10. 免疫球蛋白的基本结构是（　　）
    A. 由四条相同的重链组成
    B. 由四条相同的轻链组成
    C. 由铰链区连接的两条多肽链组成
    D. 由二硫键连接的两条多肽链组成
    E. 由链间二硫键连接的四条多肽链组成

11. 分子量最大的免疫球蛋白是（　　）
    A. IgG　　B. IgM　　C. IgA
    D. IgD　　E. IgE

12. 唯一能通过胎盘的免疫球蛋白是（　　）
    A. IgG　　B. IgM　　C. IgA
    D. IgD　　E. IgE

13. 血清中含量最多的免疫球蛋白是（　　）
    A. IgG　　B. IgM　　C. IgA
    D. IgD　　E. IgE

14. 在黏膜表面发挥抗感染作用的免疫球蛋白是（　　）
    A. IgG　　B. sIgA　　C. IgM
    D. IgD　　E. IgE

15. 免疫应答过程中最早出现的免疫球蛋白是（　　）
    A. IgG　　B. IgM　　C. IgA
    D. IgD　　E. IgE

16. 参与 I 型超敏反应的免疫球蛋白是（　　）
    A. IgG　　B. IgM　　C. IgA
    D. IgD　　E. IgE

17. 关于补体的叙述，错误的是（　　）
    A. 存在于正常人和动物血清中的一组不耐热的球蛋白
    B. 具有酶活性的蛋白质
    C. 其性质极不稳定
    D. 其作用是非特异性的
    E. 补体在血清中含量随抗原的刺激而增高

18. 抗体再次应答的特点是（　　）
    A. 抗体以 IgM 类为主
    B. 抗体亲和力较低
    C. 抗体浓度上升较快
    D. 抗体浓度上升较慢
    E. 抗体产生潜伏期较长

19. 抗体的免疫效应不包括（　　）
    A. 中和作用　　　　B. 调理作用
    C. 激活补体　　　　D. ADCC 作用
    E. 直接裂解破坏靶细胞

20. 抗体初次应答的特点是（　　）
    A. 抗体以 IgG 类为主
    B. 抗体亲和力较高
    C. 抗体浓度上升较快
    D. 抗体浓度上升较慢
    E. 抗体产生潜伏期较短

（王美兰　宋军华）

第 5 章
临床免疫

> **学习目标**
> 1. 具有严谨认真的学习态度，养成爱岗敬业的职业品格。
> 2. 能简述超敏反应的概念和种类、自身免疫病和免疫缺陷病的概念和特点。
> 3. 能说出Ⅰ、Ⅱ、Ⅲ、Ⅳ型超敏反应的发生机制、特点、常见疾病及防治原则。
> 4. 能应用临床免疫相关知识开展超敏反应疾病的健康教育。

第 1 节 超敏反应

案例 5-1

患者，男，56岁，主诉发热、咳嗽5天，诊断大叶性肺炎，医嘱青霉素静脉滴注。青霉素皮试前询问无药物过敏史、家族史。青霉素皮试3min后患者出现胸闷、气急、呼吸困难、烦躁不安、大汗淋漓、脉细速、血压下降等过敏性休克的表现。

问题：1. 患者为什么会出现气急、呼吸困难、血压下降等临床症状？
　　　2. 护士应采取哪些急救措施？

超敏反应又称变态反应，是指已经致敏的机体再次接受相同抗原刺激后，引起的以生理功能紊乱或组织细胞损伤为主的异常适应性免疫应答，引起超敏反应的抗原称为变应原。根据超敏反应的发生机制及临床特点，可将其分为四型：Ⅰ型、Ⅱ型、Ⅲ型、Ⅳ型超敏反应。

Ⅰ、Ⅱ、Ⅲ型三种超敏反应由抗体介导，有个体差异；Ⅳ型超敏反应由T淋巴细胞介导，一般无个体差异。

一、Ⅰ型超敏反应

Ⅰ型超敏反应又称速发型超敏反应，是临床上最常见的一类超敏反应，可发生于局部，也可发生于全身。

（一）变应原

引起Ⅰ型超敏反应的变应原（过敏原）种类繁多，主要有：①药物性变应原，青霉素、磺胺、普鲁卡因、有机碘合成物等；②食入性变应原，蛋、奶、鱼、虾、防腐剂、保鲜剂、食品添加剂等；③吸入性变应原，植物花粉、粉尘、孢子、菌丝、动物皮屑、螨等；④化学物质，染发剂、农药、油漆、橡胶、石油、化纤等；⑤其他，动物免疫血清、细菌、病毒等病原生物及其代谢产物。

（二）发生机制

Ⅰ型超敏反应的发生可分为三个阶段。

1. **致敏阶段** 变应原通过不同途径初次进入机体，刺激B淋巴细胞活化、增殖、分化产生IgE类抗体。IgE的Fc段与肥大细胞或嗜碱性粒细胞表面的Fc受体结合，使机体处于致敏状态，该状态下机体不出现临床症状。致敏状态可持续数月或更长时间，如不再接触相同变应原，致敏状态可逐渐消失。

2. **发敏阶段** 当相同变应原再次进入致敏状态的机体，可与肥大细胞或嗜碱性粒细胞表面IgE Fab段结合，变应原同时与2个或2个以上相邻IgE结合形成"桥联"，使致敏细胞活化。活化的致敏细胞脱颗粒，释放组胺、激肽原酶、白三烯、前列腺素、血小板活化因子等生物活性介质。

3. **效应阶段** 释放的生物活性介质作用于效应器官和组织，使机体出现生理功能紊乱，主要表现为：平滑肌痉挛、毛细血管扩张且通透性增加、黏膜腺体分泌增加等一系列临床症状。Ⅰ型超敏反应发生机制见图5-1。

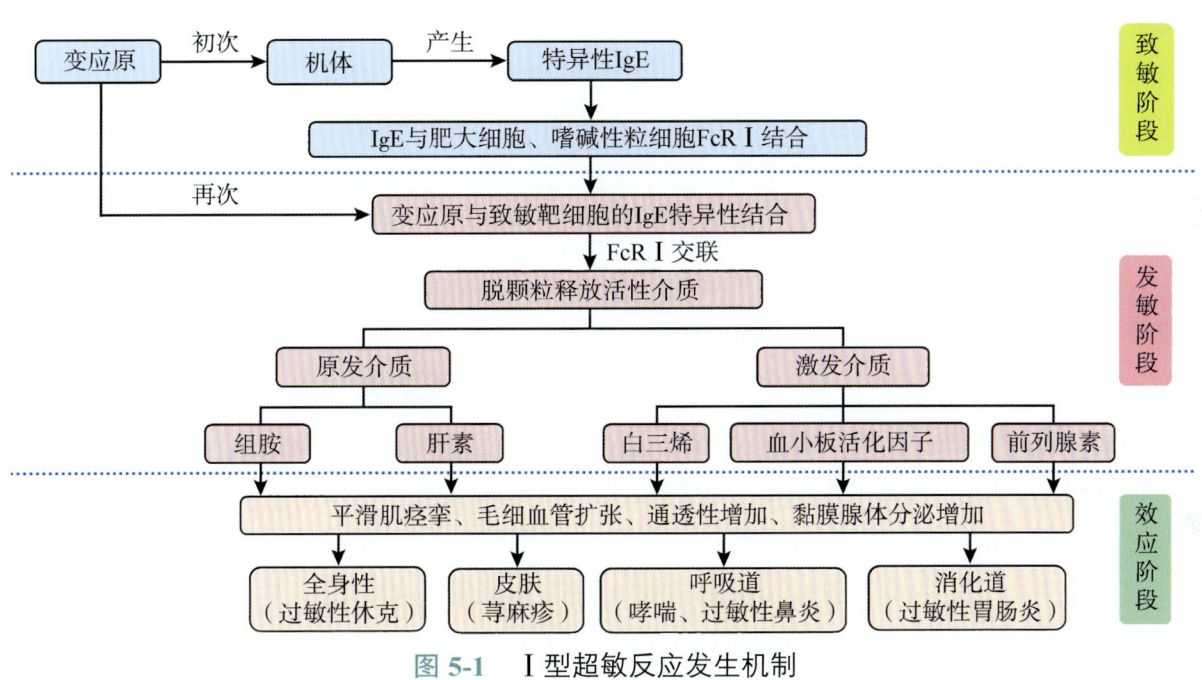

图5-1 Ⅰ型超敏反应发生机制

（三）主要特点

Ⅰ型超敏反应主要特点：①反应发生快，消退也快；②参与抗体主要是IgE，效应细胞是肥大细胞或嗜碱性粒细胞；③主要表现为生理功能紊乱，一般不发生组织细胞损伤；④有明显的个体差异和遗传倾向。

考点 Ⅰ型超敏反应的特点

（四）常见疾病

1. **过敏性休克** 是最严重的一种过敏反应，患者常在再次接触变应原后数分钟内发生，主要表现为胸闷、气急、呼吸困难、面色苍白、四肢湿冷、脉搏细速、血压下降甚至昏迷，严重者可在短时间内死亡。

（1）**药物过敏性休克** 临床上青霉素引起的过敏性休克最常见。青霉素本身无免疫原性，青霉素的降解产物青霉噻唑酸或青霉烯酸等半抗原可与体内蛋白质结合成为完全抗原，可刺激机体产生 IgE 抗体而使机体致敏。当机体再次接触青霉素或其降解产物时即可发生过敏性休克。在临床上少数患者初次注射青霉素也可发生过敏性休克，这可能与患者以往曾接触过青霉素，已使机体致敏有关，如皮肤黏膜接触过青霉素或其降解产物，吸入过青霉菌孢子等，因此临床上首次注射青霉素也要做皮试。青霉素制剂在弱碱性溶液中易形成降解产物，现用现配是预防青霉素过敏性休克的有效措施。

（2）血清过敏性休克　临床上应用动物免疫血清如破伤风抗毒素、肉毒抗毒素治疗或紧急预防疾病时，部分患者可能因注射过相同血清，机体已致敏而发生过敏性休克，因此注射抗毒素制剂前要做皮试。

2.呼吸道过敏反应

（1）支气管哮喘　是主要因吸入花粉、尘螨、动物皮毛等变应原，以及感染呼吸道病毒后发生的以支气管平滑肌痉挛为主的过敏反应。患者常出现胸闷、哮喘、呼吸困难等症状。好发于儿童和青壮年，有遗传倾向。

（2）过敏性鼻炎　主要因吸入植物花粉等变应原，又称花粉症，具有明显的季节性和地区性。患者一般表现为鼻黏膜分泌物增加、流鼻涕、打喷嚏等症状。

3.消化道过敏反应　指少数人食入蛋、奶、鱼、虾、坚果等食物后，引起口周红肿、舌咽肿、恶心、呕吐、风团样皮疹，严重者出现腹痛、腹泻、哮喘、过敏性休克等症状。

4.皮肤过敏反应　可由食物、药物、花粉等变应原引起，主要表现为荨麻疹、湿疹、血管神经性水肿，一般可在 15～20min 或数小时后消失。

考点　Ⅰ型超敏反应的临床常见疾病

（五）防治原则

1.查明变应原，避免再次接触　是预防Ⅰ型超敏反应的有效方法。

（1）询问　询问患者及家庭成员的过敏史，已明确的变应原尽量避免再次接触。

（2）检查　变应原皮肤试验（简称皮试）是临床最常用的方法。具体做法是将可疑变应原稀释，取 0.1ml 在受试者前臂内侧皮内注射，15～20min 后观察结果。若注射局部皮肤出现红晕、风团，且直径＞1cm 为皮试阳性，表示受试者接触该物质可发生超敏反应。临床上常见的有青霉素皮试、抗毒素血清皮试等。

2.特异性脱敏和减敏治疗　在实际生活、工作中有些变应原难以回避，如花粉、冷空气、抗毒素等，需进行特异性脱敏和减敏治疗。

（1）异种免疫血清脱敏疗法　抗毒素（如破伤风抗毒素）皮试阳性但又必须使用的患者，可采用小剂量，短间隔（20～30min），多次注射抗毒素的方法进行脱敏治疗。其机制是小剂量的抗毒素刺激机体的肥大细胞或嗜碱性粒细胞释放少量过敏介质，机体症状轻微，与此同时，小剂量多次注射后致敏细胞上的 IgE 可被结合而消耗掉，机体暂时处于脱敏状态，此时大剂量注入抗毒素血清不会发生超敏反应。这种脱敏是暂时的，经过一定时间后机体可重新处于致敏状态，所以后期注射抗毒素仍需做皮试。

（2）特异性变应原减敏疗法　对已查明而又难以避免接触的变应原，如花粉、尘螨等，可采用小剂量，长间隔（1周左右），反复多次皮下注射变应原的方法减敏治疗。特异性减敏治疗的机制是改变了抗原进入机体的途径，诱导机体产生大量 IgG 抗体，IgG 抗体与变应原结合，降低或阻断变应原与靶细胞膜上的 IgE 抗体结合，阻止脱颗粒。这种 IgG 抗体也称为封闭抗体。

3.药物治疗　用药物选择性地阻断或干扰Ⅰ型超敏反应发生过程中的某些环节，阻止或减轻Ⅰ型超敏反应的发生。主要有以下几类药物：①抑制生物活性介质的合成和释放，主要有阿司匹林、色甘酸钠、肾上腺素、异丙肾上腺素、氨茶碱等；②拮抗生物活性介质的作用，主要有苯海拉明、异丙嗪、氯苯那敏、阿司匹林等；③改变效应器官的反应性，主要有肾上腺素、钙剂、维生素 C 等。肾上腺素是抢救过敏性休克的首选药物。

考点 Ⅰ型超敏反应的防治原则

二、Ⅱ型超敏反应

Ⅱ型超敏反应是发生于靶细胞膜上的抗原-抗体反应，由 IgG、IgM 类抗体与靶细胞表面相应的抗原结合，补体、吞噬细胞或 NK 细胞参与，其结果是导致细胞溶解或组织损伤为主的病理性免疫反应，故又称为细胞毒型或细胞溶解型超敏反应。

（一）变应原

参与变应原：①正常组织细胞（如同种异型抗原 ABO 血型抗原、Rh 血型抗原、HLA 抗原）；②改变的自身细胞，吸附有外来抗原、半抗原及免疫复合物的自身组织细胞等；③异嗜性抗原（如链球菌细胞壁成分与肺泡基底膜、肾小球毛细血管基底膜有交叉抗原）。

（二）发生机制

参与Ⅱ型超敏反应的变应原均可成为被攻击杀伤的靶细胞。参与Ⅱ型超敏反应的抗体 IgG 或 IgM，通过三种途径破坏靶细胞：①激活补体溶解靶细胞；②激活单核吞噬细胞，发挥调理作用促进吞噬细胞杀伤靶细胞；③激活 NK 细胞，通过 ADCC 作用杀伤靶细胞。Ⅱ型超敏反应的发生机制及组织损伤机制见图 5-2、图 5-3。

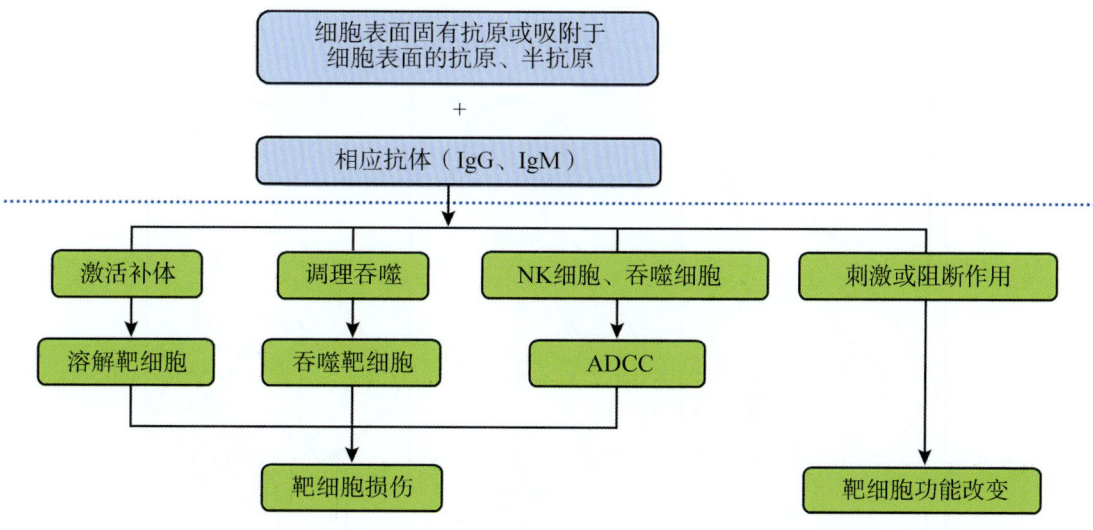

图 5-2　Ⅱ型超敏反应的发生机制

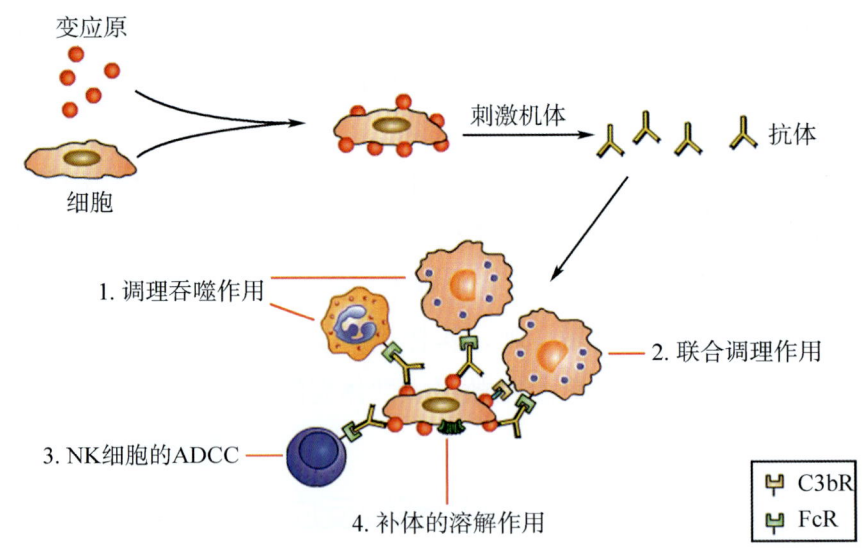

图 5-3　Ⅱ型超敏反应的组织损伤机制

（三）主要特点

Ⅱ型超敏反应主要特点：①反应发生在靶细胞（主要是血细胞）膜上；②参与抗体主要是 IgG 或 IgM，少数为 IgA；③通过激活补体、NK 细胞或单核吞噬细胞系统使靶细胞溶解；④主要表现为细胞溶解破坏和组织损伤。

考点　Ⅱ型超敏反应的主要特点

（四）临床常见的Ⅱ型超敏反应性疾病

1. 输血反应　多发生于 ABO 血型不符的输血。如将 A 型供血者的血误输给 B 型受血者，因 A 型血红细胞表面有 A 抗原，受血者血清中有 A 抗体，两者结合后可使红细胞溶解破坏引起溶血反应。

2. 新生儿溶血症　多发生于 Rh 血型系统，母子间 Rh 血型不符。Rh^- 血型的母亲怀有 Rh^+ 胎儿时，分娩时胎儿 Rh^+ 红细胞进入母体，可刺激母体产生抗 Rh^+ 抗体（IgG），若母亲再次妊娠且胎儿又为 Rh^+ 时，母体内的抗 Rh^+ 抗体可通过胎盘进入胎儿体内，与胎儿 Rh^+ 红细胞结合，导致胎儿红细胞溶解，发生新生儿溶血症见图 5-4。

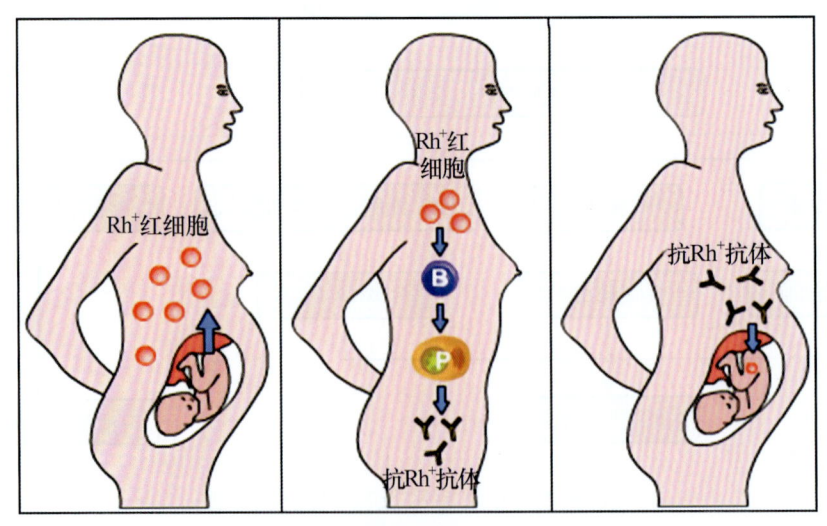

图 5-4　母胎 Rh 血型不符所致新生儿溶血症

B 是 B 细胞的简写，P 是浆细胞的简写。B 细胞活化增殖分化成浆细胞 P

母子间 ABO 血型不符引起的新生儿溶血更为常见，但症状较轻，一般在婴儿出生后不久可自愈。

3. 药物过敏性血细胞减少症　某些药物性半抗原如青霉素、奎尼丁、磺胺等吸附在红细胞、白细胞表面成为完全抗原，刺激机体产生特异性抗体，抗体与血细胞膜上吸附的半抗原结合可导致血细胞溶解破坏。由于损伤的血细胞种类不同，临床上可出现药物溶血性贫血、血小板减少性紫癜、粒细胞减少症等。

4. 甲状腺功能亢进症　患者体内产生促甲状腺激素（thyrotropin，thyroid stimulating hormone，TSH）受体的自身抗体（IgG），与甲状腺上皮细胞表面促甲状腺激素受体结合，不引起甲状腺细胞损伤，而是持续刺激甲状腺分泌大量甲状腺素，表现为甲状腺功能亢进。

此外，临床上常见的Ⅱ型超敏反应性疾病还包括：自身免疫性溶血性贫血、风湿性心肌炎等。

> **考点**　Ⅱ型超敏反应的临床常见疾病

三、Ⅲ型超敏反应

Ⅲ型超敏反应是抗原与抗体（IgG、IgM、IgA）在血液中结合形成的中等大小的可溶性免疫复合物，沉积于局部或全身毛细血管壁，引起血管及周围组织充血水肿、局部坏死和中性粒细胞浸润为主要特征的炎症反应和组织损伤。故又称免疫复合物型或血管炎型超敏反应。

（一）发生机制

1. 中等大小可溶性免疫复合物形成与沉积　可溶性抗原进入机体，与体内相应的抗体结合形成抗原-抗体复合物，称为免疫复合物（IC）。形成的大分子可溶性免疫复合物，易被单核吞噬细胞清除；小分子可溶性免疫复合物，可通过肾小球滤过而排出体外，或在血液中循环，不易发生沉积；只有中等大小的可溶性免疫复合物既不易被吞噬细胞吞噬，也不能经肾小球滤过，存在于血液循环中，随血流沉积于血压较高、血流缓慢的毛细血管，如肾小球基底膜、关节滑膜、皮下等处的毛细血管，引起Ⅲ型超敏反应。

2. 中等大小可溶性免疫复合物引起的组织损伤　免疫复合物并不直接损伤组织，而是通过以下方式引起免疫损伤。

（1）补体的作用　通过经典途径激活补体系统，补体裂解产生 $\overline{C3a}$、$\overline{C5a}$、$\overline{C3b}$ 等片段，$\overline{C3a}$、$\overline{C5a}$ 具有过敏毒素作用，能刺激肥大细胞和嗜碱性粒细胞释放组胺等生物活性介质，使局部毛细血管通透性增高，导致渗出性炎症反应，出现水肿。

（2）中性粒细胞的作用　聚集的中性粒细胞在局部浸润，释放多种溶酶体酶，造成血管基底膜及邻近组织损伤。

（3）血小板的作用　免疫复合物、$\overline{C3b}$ 可引起血小板聚集、活化，激活凝血系统形成微血栓，造成局部组织缺血、水肿和组织坏死。Ⅲ型超敏反应发生机制见图 5-5。

（二）主要特点

Ⅲ型超敏反应主要特点：①变应原多为可溶性抗原；②参与抗体是 IgG、IgM 和 IgA，且有补体的参加；③由中等大小可溶性免疫复合物沉积小血管基底膜引起；④主要病理变化是以中性粒细胞浸润为主的小血管及其周围组织炎症。

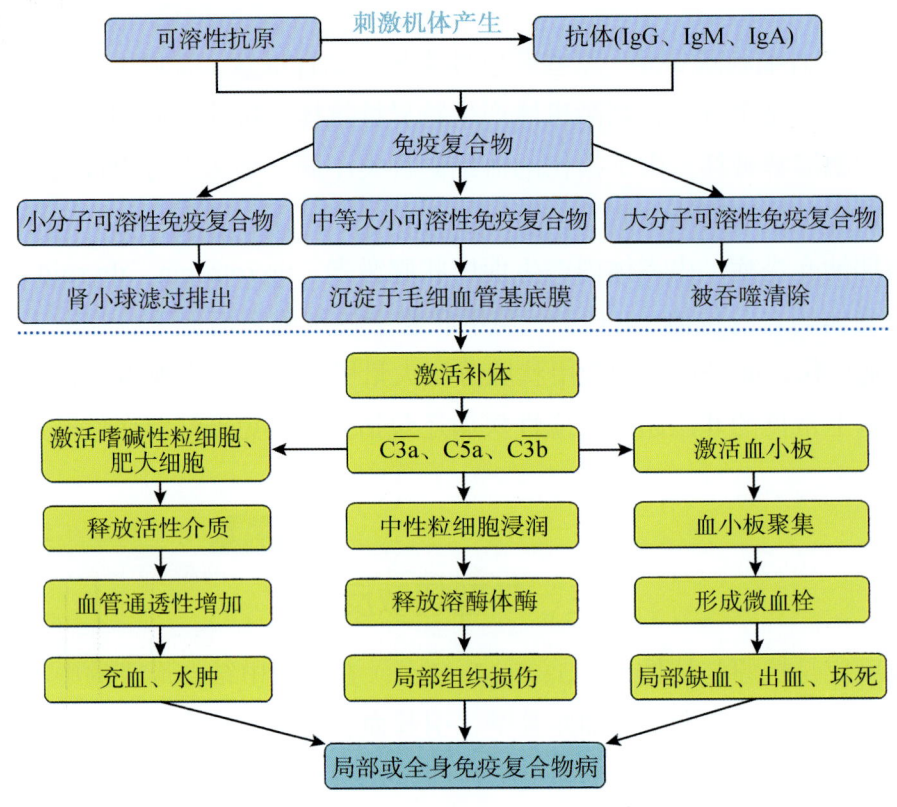

图 5-5　Ⅲ型超敏反应发生机制

(三) 常见疾病

1. **局部免疫复合物病**　临床上1型糖尿病患者，局部反复注射胰岛素后，注射部位反复受同一种抗原刺激，抗原会与体内产生的相应抗体结合形成中等大小免疫复合物沉积，引起Ⅲ型超敏反应，又称类Arthus反应，注射局部出现红肿、出血和坏死等症状。

> **链接**
>
> **Arthus反应**
>
> 阿蒂斯（Arthus）反应即实验性局部过敏反应。1903年Arthus用马血清给家兔皮下多次注射数周后，在家兔注射局部皮肤出现红肿、出血、坏死等剧烈炎症反应，红肿随注射次数增加而加重。这是一种动物实验性的局部过敏症，因抗原在局部与相应抗体结合形成免疫复合物沉积在血管基底膜所致，称为Arthus反应。

2. **血清病**　治疗破伤风等外毒素性疾病过程中，通常在初次大剂量注射抗毒素（马血清）1~2周后出现发热、全身荨麻疹、淋巴结肿大、关节肿痛和一过性蛋白尿等症状，称为血清病。

3. **感染后肾小球肾炎**　常发生于A群链球菌感染（多数为急性扁桃体炎）后2~3周，少数患者体内产生的抗链球菌抗体与链球菌抗原结合，形成免疫复合物沉积于肾小球毛细血管基底膜，导致基底膜炎症反应，患者发生急性肾小球肾炎，出现水肿、蛋白尿、血尿等临床表现。

4. **类风湿关节炎（RA）**　病因尚不明确。某些因素使体内IgG变性成为自身抗原，刺激机体产生抗变性IgG的自身抗体（主要为IgM），这种自身抗体称为类风湿因子（RF）。

自身变性的 IgG 与 RF 结合形成中等大小可溶性免疫复合物，反复沉积于小关节滑膜，引起类风湿关节炎，患者出现小关节红肿、变形等关节损伤（图 5-6）。

5. 系统性红斑狼疮（SLE） 是一种自身免疫病，好发于女性。患者体内出现多种自身抗体，如抗核抗体（抗各种核酸和核蛋白抗体的总称）。当抗核抗体与自身相应成分结合形成中等大小可溶性免疫复合物时，沉积在多处关节、皮肤、肾小球等血管基底膜，导致组织损伤，表现为全身多器官病变。

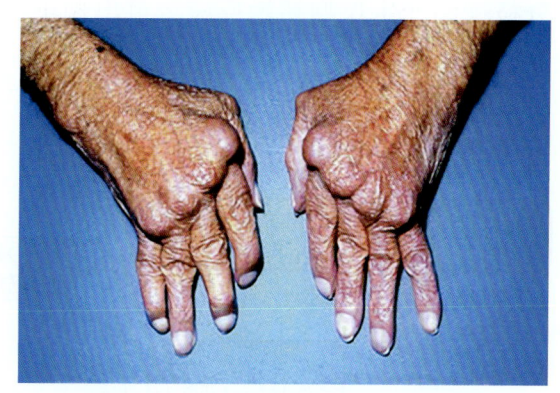

图 5-6　类风湿关节炎的关节畸形

四、Ⅳ型超敏反应

Ⅳ型超敏反应是由 T 淋巴细胞介导的免疫应答，没有抗体和补体参与，导致的组织损伤是以单核细胞、淋巴细胞浸润为主的炎症反应。一般于再次接触变应原 24～72h 后出现炎症反应，发生慢，消退也慢，大多数无个体差异，故又称迟发型超敏反应。

（一）变应原

引起Ⅳ型超敏反应的变应原主要是病毒、真菌、胞内寄生菌、细胞抗原（肿瘤细胞、移植细胞）、寄生虫以及某些化学物质（油漆、化妆品、染料等）。

（二）发生机制

Ⅳ型超敏反应与细胞免疫应答机制基本一致，两者可同时存在，前者主要致机体组织损伤，后者以清除病原体或异物为主。

1. 致敏阶段　变应原进入机体，经 APC 加工处理后，分别提呈给 $CD4^+$ T 细胞和 $CD8^+$ T 细胞，使之活化、增殖、分化成效应 Th1 细胞和效应 Tc 细胞，即为致敏 T 淋巴细胞，此时机体为致敏状态。

2. 效应阶段　当相同抗原再次进入机体，就会通过效应 T 细胞引起组织损伤。效应 Th1 细胞可释放多种细胞因子，产生以单核细胞和淋巴细胞浸润为主的炎症反应和组织损伤；效应 Tc 细胞可通过释放穿孔素和颗粒酶杀伤靶细胞，或通过 FasL/Fas 途径引起靶细胞的溶解和凋亡。Ⅳ型超敏反应发生机制见图 5-7。

（三）主要特点

Ⅳ型超敏反应主要特点：①反应缓慢，消退也慢；②是由 T 淋巴细胞介导的细胞免疫，没有抗体和补体参与；③主要表现为单核细胞、淋巴细胞浸润的炎症反应和组织细胞损伤；④除接触性皮炎外，一般无明显的个体差异。

（四）常见疾病

1. 传染性超敏反应　指在传染过程中发生的超敏反应。机体对细胞内感染的病原体（如胞内寄生菌、病毒、某些寄生虫和真菌等）主要产生细胞免疫应答。在清除病原体或阻止病原体扩散的同时，可刺激机体产生Ⅳ型超敏反应而导致组织损伤。例如，肺结核患者对结核分枝杆菌产生Ⅳ型超敏反应，可出现组织干酪样坏死、液化、肺空洞等。

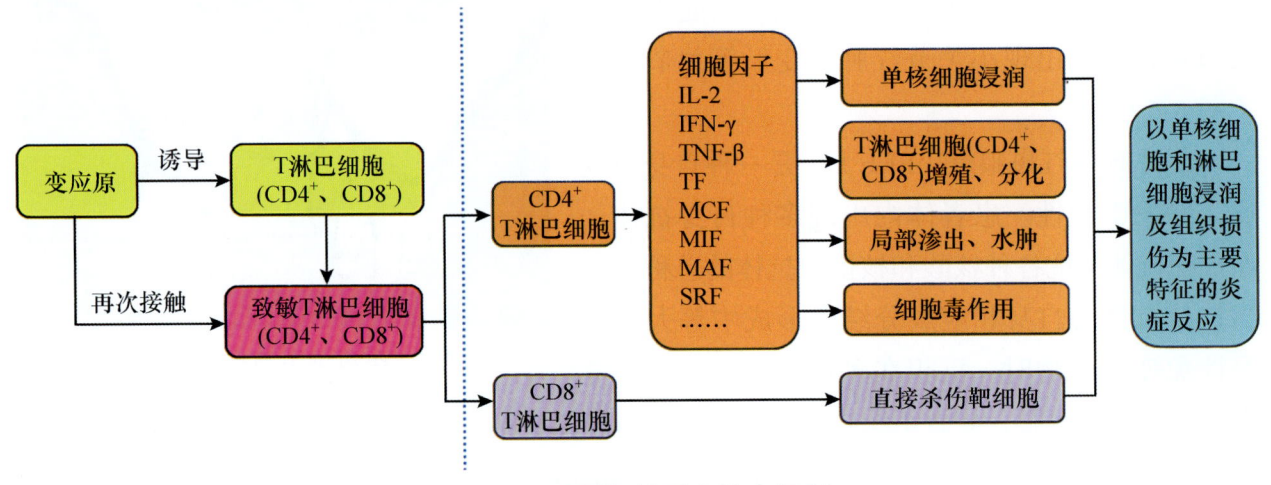

图 5-7　Ⅳ型超敏反应发生机制

2. 接触性皮炎　接触油漆、染料、农药、化妆品、药物（如磺胺、青霉素）等变应原使机体致敏，当再次接触相同变应原24～72h后，可发生接触性皮炎，患者局部皮肤出现红肿、硬结、丘疹、水疱等皮炎症状，严重者可发生剥脱性皮炎。

3. 移植排斥反应　在进行同种异体器官移植时，如果供体与受体双方组织相容性抗原（HLA）不完全相同，可发生不同程度的排斥反应，严重者会导致移植物坏死脱落。

上述四型超敏反应各有特征（表5-1），临床实际中超敏反应常为混合型，可几型同时存在而以某一型为主，例如，链球菌感染后肾小球肾炎主要是由Ⅲ型超敏反应引起，少数也可由Ⅱ型超敏反应所致。另外，同一种抗原在不同条件下也可以引起不同类型的超敏反应，如青霉素所致的超敏反应通常以过敏性休克、荨麻疹等Ⅰ型超敏反应为主，结合于血细胞表面也可引起溶血性贫血等Ⅱ型超敏反应，与血清蛋白结合可出现血清病样反应等Ⅲ型超敏反应，反复多次局部涂抹青霉素油膏则可引起接触性皮炎等Ⅳ型超敏反应。

表 5-1　四型超敏反应特征比较

超敏反应类型	参与抗体	参与补体、细胞	免疫类型	常见疾病
Ⅰ型（速发型）	IgE	肥大细胞、嗜碱性粒细胞	体液免疫	过敏性休克、消化道过敏反应、呼吸道过敏反应、皮肤过敏
Ⅱ型（细胞毒型）	IgG、IgM	补体、单核吞噬细胞、NK细胞	体液免疫	输血反应、新生儿溶血症、药物过敏性血细胞减少症、甲状腺功能亢进症
Ⅲ型（免疫复合物型）	IgG、IgM、IgA	补体、中性粒细胞、血小板	体液免疫	局部免疫复合物病、血清病、链球菌感染后肾小球肾炎、类风湿关节炎、系统性红斑狼疮
Ⅳ型（迟发型）	无	$CD4^+$ T细胞、$CD8^+$ T细胞	细胞免疫	传染性超敏反应、接触性皮炎、移植排斥反应

第 2 节　自身免疫病与免疫缺陷病

一、自身免疫病

（一）概念

机体免疫系统对自身成分发生免疫应答的现象称为自身免疫反应。自身免疫可以是生理性的，也可能是病理性的。一定限度的生理性自身免疫反应有利于机体清除衰老、损伤或突变的细胞，调节免疫应答，维护机体免疫稳定。若自身免疫反应破坏自身正常组织结构并引起相应临床症状时，就称为自身免疫病。

自身免疫病是指在某些因素的诱发下，机体免疫系统对自身成分产生过度而持久的异常免疫应答，导致自身组织细胞损伤或功能障碍而引起的一类疾病。

（二）自身免疫病的基本特征

自身免疫病患者体内可检测到高效价的自身抗体和（或）自身反应性 T 淋巴细胞，对自身细胞或自身成分的免疫应答，造成组织细胞损伤或功能障碍，病情多呈慢性迁延，病情转归与自身免疫应答的强度相关，有反复发作的趋势；应用免疫抑制剂治疗有效。

患者以女性多见，发病率随年龄增长而升高，具有遗传倾向。疾病的发生有一定的遗传倾向性，易伴发免疫缺陷病或恶性肿瘤。

（三）自身免疫病的损伤机制

自身免疫病的病理损伤是由自身抗体或自身反应性 T 淋巴细胞介导，其病理损伤的机制与 Ⅱ、Ⅲ、Ⅳ 型超敏反应有关。大多数自身免疫病由单一型超敏反应引起。

（四）自身免疫病的分类

自身免疫病根据诱发原因分为原发性自身免疫病和继发性自身免疫病两类。临床上大多为原发性，少数为继发性。

1. 原发性自身免疫病　与遗传关系密切，常呈慢性迁延，预后多数不良。根据累及的器官不同，又可分为器官特异性和非器官特异性，前者的病变常局限于某一特定器官；后者常累及多种器官和结缔组织，又称全身性（系统性）自身免疫病或结缔组织（胶原）病。

2. 继发性自身免疫病　与药物、外伤、感染等因素有关，预后良好，除去诱因后一般都能自然痊愈。常见疾病有药物引起的可逆性红斑狼疮样反应、外伤性交感性眼炎、病毒感染后自身免疫性心肌炎等。

二、免疫缺陷病

（一）概念

免疫缺陷病（immunodeficiency disease，IDD）是免疫系统因先天发育不全或后天损伤而导致的免疫成分缺失、免疫功能障碍所引起的临床综合病症。

（二）免疫缺陷病的共同特点

1. 易并发感染　免疫缺陷病患者对各种病原体的易感性明显增加，出现反复、严重、持续的感染，难以治愈。感染是免疫缺陷病最常见的临床表现，也是患者致死的主要原因。

2. **易发生恶性肿瘤** 尤其是细胞免疫缺陷患者,恶性肿瘤的发病率是同龄正常人群的100～300倍,以白血病和淋巴系统肿瘤居多。

3. **易伴发自身免疫病** 正常人群中自身免疫病的发病率为0.001%～0.010%,而免疫缺陷病患者并发自身免疫病的发病率可高达14%,以系统性红斑狼疮、类风湿关节炎多见。

4. **遗传倾向** 原发性免疫缺陷病大多有遗传倾向。

(三)免疫缺陷病的分类

1. 原发性免疫缺陷病(primary immunodeficiency disease, PIDD) 是指由于免疫系统遗传基因异常或先天性发育障碍,导致机体免疫功能不全引起的疾病。多具有遗传性,常见于婴幼儿,严重者会威胁生命。原发性免疫缺陷病是一种罕见病,主要有以下几种类型:①B淋巴细胞免疫缺陷病;②T淋巴细胞免疫缺陷病;③联合性免疫缺陷病;④吞噬细胞缺陷病;⑤补体缺陷病等。

2. 继发性免疫缺陷病 是因后天因素(如感染、肿瘤、药物等)造成免疫功能障碍所致的免疫缺陷病。可发生在任何年龄,比原发性免疫缺陷病多见。

(1)获得性免疫缺陷综合征(AIDS) 是因感染人类免疫缺陷病毒(HIV)所致。HIV侵入机体主要侵犯$CD4^+$ T细胞,导致以$CD4^+$ T细胞减少为主的细胞免疫功能严重缺陷,继之体液免疫功能下降。在免疫缺陷基础上伴有机会感染、恶性肿瘤和神经系统病变为特征的临床综合征。

(2)继发于其他疾病的免疫缺陷 恶性肿瘤、感染、营养不良是引起继发性免疫缺陷的三大要素。此外,免疫抑制剂的使用、放疗、化疗、手术等医源性因素均有诱发继发性免疫缺陷病的作用。

第3节 免疫学应用

案例 5-2

患者,男,3岁。近1年来反复发生肠炎、肺炎等感染性疾病。3天前肺部感染加重入院治疗。实验室检查:外周血免疫球蛋白5.5%(正常参考值11.9%～23.0%),各类免疫球蛋白均下降,外周血中B淋巴细胞测定值为0。

问题:1.患者可能患了什么疾病,病因是什么?
　　　2.针对该患者病情,如何进行治疗?

机体受病原体感染后,能产生特异性抗体和效应T细胞,可以形成对该病原体的免疫力。根据这一基本原理,可采用人工方法使机体获得特异性免疫力,达到预防疾病的目的。临床上也可运用免疫学原理,采用现代技术和设备,对抗原、抗体、免疫细胞、细胞因子等进行定性、定量检测,以达到评估机体免疫功能状态、诊断疾病、监测病情等目的。

一、免疫预防

免疫预防是指利用各种生物和非生物制剂来建立免疫应答,以达到预防疾病的目的。特异性免疫的获得方式包括自然免疫和人工免疫。自然免疫是指机体感染病原体后建立的适应性免疫，也包括胎儿或新生儿经胎盘或乳汁从母体获得抗体而产生的免疫。人工免疫则是人为地给机体输入抗原或抗体等生物制剂或免疫活性物质，使机体获得特异性免疫力的方法，包括人工主动免疫和人工被动免疫。

（一）人工主动免疫

人工主动免疫是用疫苗、类毒素等抗原性物质接种机体，使之产生特异性抗体或效应T细胞，从而达到预防感染的方法。这种免疫1～4周才能产生，维持时间较长，可达半年或数年，故多用于疾病的预防。

1. 灭活疫苗　又称死疫苗，是选用免疫原性强的病原体灭活制成。灭活疫苗在体内不能增殖，产生的免疫应答较弱，常需要多次使用。但灭活疫苗有安全、易保存和方便运输等优点。常用的有伤寒疫苗、乙型脑炎疫苗、流脑疫苗、百日咳疫苗、霍乱疫苗等。

2. 减毒活疫苗　用减毒或无毒的活病原微生物制备而成。减毒活疫苗接种类似隐性感染或轻症感染。活疫苗在体内能增殖，产生的免疫应答较强，一般只需接种一次，免疫效果良好、持久，但稳定性差，不易保存。常用的有卡介苗（Bacillus Calmette-Guérin，BCG）、甲肝疫苗、麻疹疫苗及脊髓灰质炎疫苗等。

3. 类毒素　细菌的外毒素经0.3%～0.4%的甲醛溶液处理后，使其失去外毒素的毒性而仍保留其免疫原性，接种后能诱导机体产生抗毒素。常用的有破伤风类毒素、白喉类毒素等。

4. 新型疫苗　包括亚单位疫苗、合成肽疫苗及基因重组疫苗等。

> **链　接**
>
> 2023年国际癌症研究机构中国HPV和相关疾病报告显示，2020年在中国15～44岁女性中，宫颈癌发病率和死亡率均居女性肿瘤第三位，我国宫颈癌新发病例数、死亡病例分别约占该年度全球发病和死亡总数的18.2%和17.3%。流行病学的研究显示，诊断为宫颈癌的最小年龄可仅为17岁。人乳头状瘤病毒（HPV）虽然凶险致癌，但我们不是束手无策，目前已经找到了预防它的"利器"之一——HPV疫苗。目前我国女性有三种价型的HPV疫苗可供选择，所有9～45岁适龄女性都可以按需选择9/4/2价HPV疫苗，年龄小容易激发更好的免疫反应，帮助青少年女性获得更好的保护。

（二）人工被动免疫

人工被动免疫是指给机体注入特异性抗体、细胞因子或免疫细胞等制剂，使机体立即获得免疫力的方法。由于这些免疫物质并非由被接种者自己产生，故维持时间较短，一般2～3周，多用于治疗或紧急预防。

1. 抗毒素　是用外毒素或类毒素免疫动物而制备的免疫血清，具有中和外毒素毒性的作用。常以类毒素接种马或者其他大型动物，待动物体内产生高效价抗体后，采血分离血清制成，常用于治疗或紧急预防。该血清制品对人来说是异种蛋白，可引发Ⅰ型超敏反应，故注射前必须做皮试。常用的有破伤风抗毒素及白喉抗毒素等。

2. 人免疫球蛋白制剂　从正常人血浆或健康产妇胎盘血中分离制成的免疫球蛋白浓缩剂，分别称为人血浆丙种球蛋白和胎盘丙种球蛋白。该制剂为非特异性免疫球蛋白，含有的抗体种类和含量因不同人群的免疫状况而不同，可用于免疫功能较低的个体。此外，还有特异性免疫球蛋白（如乙肝免疫球蛋白），用于特定微生物感染的预防。

人工主动免疫与人工被动免疫比较见表 5-2。

表 5-2　人工主动免疫与人工被动免疫比较

分类	人工主动免疫	人工被动免疫
免疫物质	抗原（疫苗、类毒素）	抗体（抗毒素、免疫球蛋白）
免疫力产生时间	慢，1～4 周	快，注入即生效
免疫力维持时间	长，数月至数年	短，2～3 周
主要用途	预防	治疗或紧急预防

考点 人工主动免疫与人工被动免疫的比较

二、免疫治疗

免疫治疗是利用免疫学原理，针对机体低下或亢进的免疫状态，人为增强或抑制机体免疫功能，以达到治疗目的所采取的措施。免疫治疗主要方法有免疫调节、免疫重建和免疫替代。

（一）免疫调节

免疫调节是使用免疫调节物质，人为增强或抑制免疫功能，以达到治疗疾病的目的。包括免疫增强疗法和免疫抑制疗法。免疫增强疗法多用于免疫功能低下的患者，免疫抑制疗法多用于免疫功能亢进的患者。常用的免疫增强剂与免疫抑制剂见表 5-3。

表 5-3　常用的免疫增强剂与免疫抑制剂

治疗剂分类	免疫增强剂	免疫抑制剂
化学制剂	左旋咪唑、多聚核苷酸	糖皮质激素、环磷酰胺、硫唑嘌呤
微生物制剂	卡介苗	环孢菌素 A
免疫物质	胸腺肽、免疫球蛋白、细胞因子	单克隆抗体
中草药	枸杞、黄芪、人参	雷公藤、红花

（二）免疫重建

免疫重建是指将造血干细胞或淋巴细胞移植给免疫缺陷的个体，使其免疫功能全部或部分得到恢复，包括骨髓移植和免疫效应细胞输注。骨髓移植是指取患者自身或健康人的骨髓细胞输注给患者，帮助患者重建造血功能和免疫功能，常用于确诊有恶性、危及生命的造血系统疾病的治疗。免疫效应细胞输注有两种方式：一种是取自体淋巴细胞体外增殖、激活后回输体内；另一种是将正常供者的致敏淋巴细胞输给受者，使其在体内增殖并产生免疫力。

（三）免疫替代

免疫替代是指因机体缺乏某种免疫活性物质，通过给机体输入该物质，从而维持机体的免疫功能。如对布鲁顿无丙种球蛋白血症（Bruton 病）患者，持续输入正常人免疫球蛋白，可在较长时间内维持其生命。

三、免疫检测

免疫检测是利用免疫学的理论、技术和方法来检测病原体、疾病相关因子或评估机体免疫功能状态，包括体外免疫学检测和体内免疫学检测。

（一）体外免疫学检测

1. 体液免疫检测

（1）抗原-抗体反应原理　在一定条件下（酸碱度、温度、电解质），抗原与抗体在体外发生特异性结合，并出现肉眼可见现象。利用此原理可用已知抗体（或抗原）检测未知抗原（或抗体），也可进行抗原或抗体的定量检测。

（2）抗原-抗体反应的类型

1）凝集反应：颗粒性抗原（如细菌、细胞）与相应抗体结合，在适当的条件下，出现肉眼可见凝集现象称为凝集反应，可分为直接凝集反应和间接凝集反应。

直接凝集反应是指颗粒性抗原与相应抗体直接结合所出现的凝集反应。①玻片凝集反应：是一种定性试验，常用于人类ABO血型鉴定、细菌鉴定和分型等。②试管凝集反应：是一种半定量试验，此法常用于协助临床诊断或流行病学调查，如辅助诊断伤寒、副伤寒所用的肥达试验。

间接凝集反应是指某些可溶性抗原与相应抗体结合后不能出现肉眼可见的反应，如将可溶性抗原或抗体吸附于与免疫无关的载体颗粒表面上，再与相应抗体或抗原作用可出现凝集现象，因此称为间接凝集反应，见图5-8。常用载体颗粒有红细胞、聚苯乙烯乳胶、活性炭颗粒等。

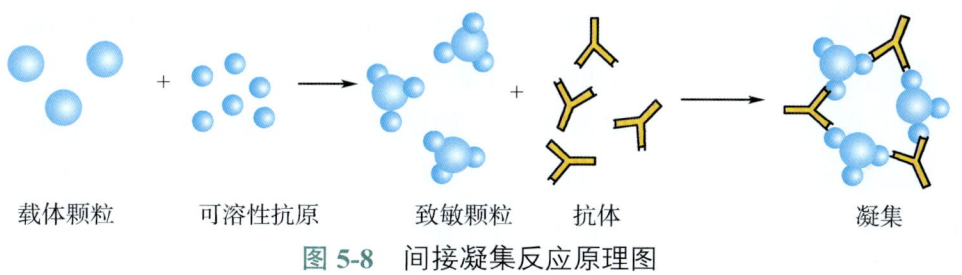

图5-8　间接凝集反应原理图

2）沉淀反应：可溶性抗原与相应抗体结合，在适当的条件下，出现肉眼可见的沉淀物的现象称为沉淀反应。包括：①单向琼脂扩散试验，可用于检测各类免疫球蛋白及补体的含量。②双向琼脂扩散试验，可用于样品成分分析、抗原和抗体纯度分析。

3）免疫标记技术：是用荧光素、酶、放射性核素或化学发光物质等标记抗体或抗原，再进行抗原-抗体反应的检测技术，具有定性、定量、定位、快速、灵敏度高等优点。临床应用较为广泛的是酶免疫技术中的酶联免疫吸附试验（ELISA），如ELISA双抗体夹心法，见图5-9。此外，还有免疫荧光技术、放射免疫分析技术、免疫胶体金技术、免疫印迹法（Western印迹法）等。

2. 细胞免疫检测　检测免疫细胞数量与功能，可协助判断机体免疫功能状态，包括T淋巴细胞、B淋巴细胞、吞噬细胞的检测，其中以T淋巴细胞功能检测最为重要。

（1）T淋巴细胞总数测定　E玫瑰花环形成细胞试验：通过E玫瑰花环形成细胞试验检测外周血T淋巴细胞的总数，以此判定细胞免疫功能。正常情况下人外周血淋巴细胞中能形成 E 玫瑰花环的细胞（T 淋巴细胞）数量为 60%～80%。

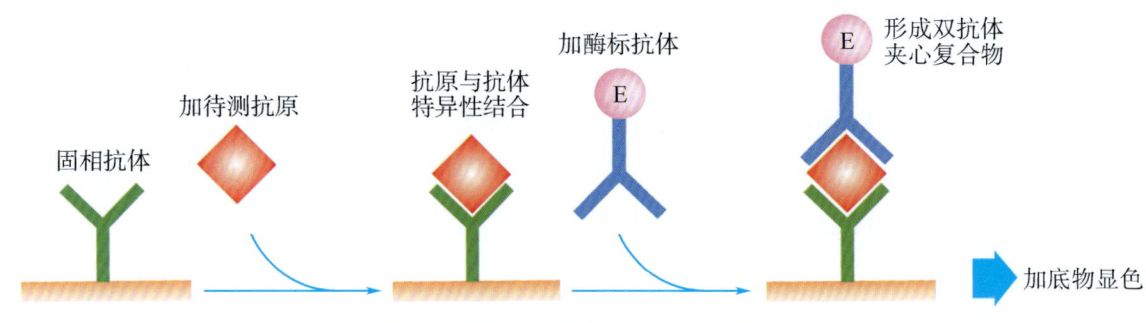

图 5-9　ELISA 双抗体夹心法原理

（2）T 淋巴细胞功能测定　淋巴细胞转化试验（T 细胞增殖试验）：T 淋巴细胞表面含有丝分裂原受体，能接受植物血凝素（PHA）等有丝分裂原的刺激，转化成为淋巴母细胞，正常 T 淋巴细胞转化率约 70%。通过计算淋巴细胞的转化率可协助检测机体的细胞免疫功能是否正常。

（二）体内免疫学检测

最常用的体内免疫学检测即皮肤试验，可以评价机体对变应原的免疫状态。

1. 速发型（Ⅰ型）超敏反应皮肤试验　以常见变应原如青霉素、异种动物血清、花粉等对受试者做皮内注射或者划痕后，20min 后局部出现红晕、红斑及丘疹，直径超过 1cm 或注射部位有痒感甚至全身不适，即表示受试者对该变应原过敏。主要用于检测引起机体致敏的变应原，对速发型超敏反应性疾病的防治具有重要意义。

2. 迟发型（Ⅳ型）超敏反应皮肤试验　如结核菌素试验，将定量抗原注入皮内，48～72h 后观察结果，若注射部位出现红肿、硬结即为阳性反应。主要用于测定机体的细胞免疫功能，对某些传染病（结核、麻风等）、肿瘤、免疫缺陷病患者的诊断、疗效观察和判断预后具有重要意义。

自测题

A1 型题

1. Ⅰ型超敏反应又称为（　　）
   A. 免疫复合物型超敏反应
   B. 迟发型超敏反应
   C. 速发型超敏反应
   D. 细胞毒型超敏反应
   E. 细胞溶解型超敏反应

2. Ⅰ型超敏反应中能释放生物活性物质的细胞是（　　）
   A. 巨噬细胞
   B. NK 细胞
   C. T 淋巴细胞
   D. B 淋巴细胞
   E. 肥大细胞、嗜碱性粒细胞

3. 预防Ⅰ型超敏反应的皮内试验，阳性结果是（　　）
   A. 红晕直径＞0.2cm
   B. 红晕直径＞0.5cm
   C. 红晕直径＞1cm
   D. 红晕直径＞2cm
   E. 红晕直径＞5cm

4. 临床上药物过敏性休克，以哪一种药物最常见

（ ）

A. 青霉素　　　　B. 头孢霉素

C. 先锋霉素　　　D. 普鲁卡因

E. 链霉素

5. 属于Ⅱ型超敏反应性疾病的是（ ）

A. 食物过敏　　　B. 血清病

C. 输血反应　　　D. 传染性超敏反应

E. 接触性皮炎

6. 新生儿溶血症有可能发生于（ ）

A. Rh^+母亲再次妊娠，血型为Rh^-的新生儿

B. Rh^-母亲再次妊娠，血型为Rh^+的新生儿

C. Rh^+母亲首次妊娠，血型为Rh^-的新生儿

D. Rh^-母亲首次妊娠，血型为Rh^-的新生儿

E. Rh^-母亲首次妊娠，血型为Rh^+的新生儿

7. 不属于Ⅲ型超敏反应疾病的是（ ）

A. 肾小球肾炎

B. 类风湿关节炎

C. 血清病

D. 药物过敏性血细胞减少症

E. 注射胰岛素后类Arthus反应

8. 属于Ⅳ型超敏反应性疾病的是（ ）

A. 传染性超敏反应　B. 新生儿溶血症

C. 过敏性休克　　　D. 肾小球肾炎

E. 药物过敏性血细胞减少症

9. Ⅳ型超敏反应的特点，错误的是（ ）

A. 属于细胞免疫　　B. 无抗体参与

C. 发敏迅速　　　　D. 一般无个体差异

E. 导致组织损伤

10. 下列超敏反应性疾病病例中错误的是（ ）

A. 药物过敏性休克——Ⅰ型

B. 新生儿溶血症——Ⅱ型

C. 接触性皮炎——Ⅰ型

D. 系统性红斑狼疮——Ⅲ型

E. 类风湿关节炎——Ⅲ型

11. 哪个特点不是免疫缺陷病的特点（ ）

A. 易发生感染

B. 易发生恶性肿瘤

C. 易发生自身免疫病

D. 多数有遗传倾向

E. 具有特异性

12. 关于人工主动免疫和人工被动免疫，错误的是（ ）

A. 主动免疫输入的是抗原

B. 主动免疫产生效果缓慢

C. 主动免疫主要用于治疗

D. 被动免疫效果维持时间短

E. 主动免疫效果维持时间长

13. 注射哪种物质属于人工主动免疫（ ）

A. 破伤风抗毒素　　B. 丙种球蛋白

C. 卡介苗　　　　　D. 白喉抗毒素

E. 乙肝免疫球蛋白

14. 下列物质可用于人工被动免疫的是（ ）

A. 类毒素　　　　　B. 外毒素

C. 抗毒素　　　　　D. 内毒素

E. 抗生素

15. 下列哪种为活疫苗（ ）

A. 乙肝疫苗　　　　B. 乙型脑炎疫苗

C. 麻疹疫苗　　　　D. 伤寒疫苗

E. 霍乱疫苗

（于世荣）

第6章 病毒概述

> **学习目标**
> 1. 养成严谨细致的工作态度和实事求是的工作作风。
> 2. 会描述病毒的基本性状；病毒感染标本的采集与送检。
> 3. 能说出病毒的感染方式、途径、感染类型；病毒性疾病的免疫学防治。
> 4. 能简述病毒的致病机制和病毒性疾病的常用微生物学检查方法。
> 5. 运用病毒学基础知识判断和分析临床疾病。

病毒是一类体积微小、结构简单、只含单一类型核酸（DNA或RNA），严格在活细胞内寄生，以复制方式增殖的非细胞型微生物。病毒与人类疾病关系极为密切，人类传染病有80%以上由病毒引起。目前病毒性疾病尚无特效的治疗药物，疫苗接种是预防病毒性疾病最有效的措施。

考点 病毒的概念及特点

第1节 病毒的基本性状

一、病毒的大小与形态

病毒的个体微小，以纳米（nm）作为测量单位，不同病毒大小相差悬殊，最大的如痘病毒直径可达300nm，最小的病毒如口蹄疫病毒直径仅有20nm，大多数病毒直径约为100nm，必须用电子显微镜放大数千倍至数万倍后才能观察到。病毒的形态多种多样，有球形、砖形、杆形、丝状、子弹状及蝌蚪状等（图6-1），使人和动物感染的病毒多为球形。

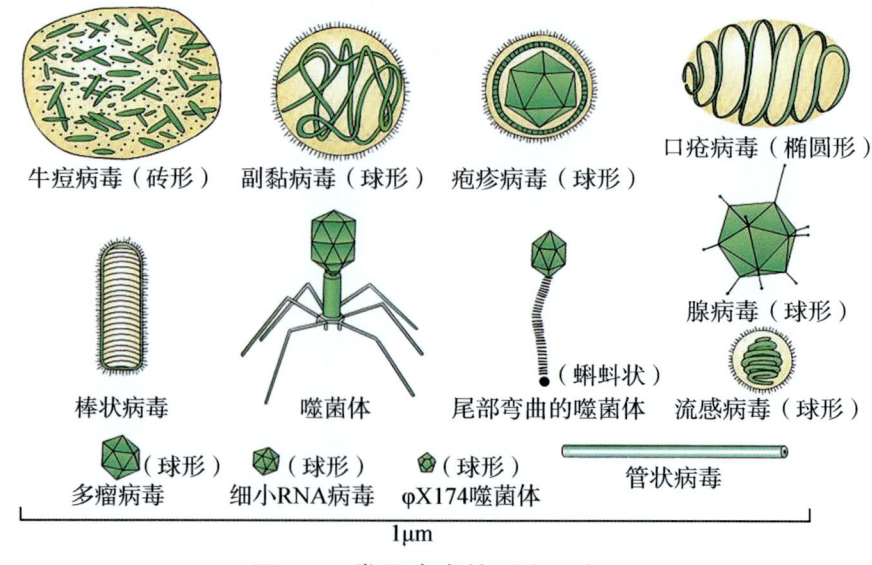

图6-1 常见病毒的形态示意图

二、病毒的结构和化学组成

病毒结构简单,无完整的细胞结构,其基本结构由核心和衣壳构成,称为核衣壳,又称裸露病毒。有的病毒在核衣壳外还有一层包膜,称为包膜病毒(图6-2)。裸露病毒和包膜病毒都是结构完整、具有传染性的病毒颗粒,统称为病毒体。

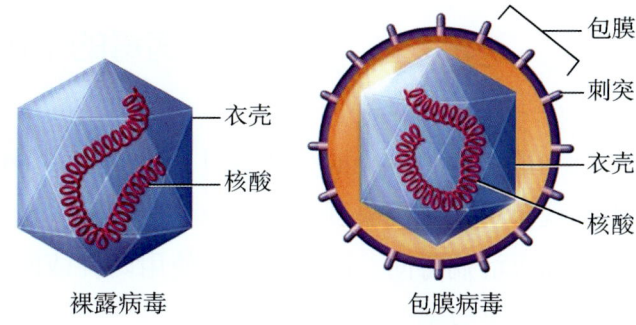

图 6-2　病毒结构示意图

1. 核心　是病毒体的中心结构,由单一核酸(DNA或RNA)分子组成,是病毒的遗传物质,控制病毒的遗传、变异、增殖及感染等生物学特性。

2. 衣壳　是包围在病毒核心外面的一层蛋白质,由一定数量的壳粒组成。壳粒围绕核酸按一定的对称形式排列,根据壳粒的数目及排列方式不同,可分为螺旋对称、二十面体立体对称、复合对称三种形式。其主要生物学作用包括:①保护核酸免受核酸酶及其他理化因素的影响;②参与病毒的吸附,与病毒的致病性有关;③衣壳蛋白具有免疫原性,可诱发机体产生特异性免疫应答。

3. 包膜　为包绕在核衣壳外面的膜样结构,是病毒在成熟的过程中以出芽方式穿过宿主细胞的核膜或细胞膜时而获得的,故包膜的化学组成包括病毒基因编码的糖蛋白,以及宿主细胞膜或核膜的多糖和脂类。糖蛋白呈放射状排列,凸出在包膜表面,称为刺突。

包膜的主要功能:①保护核衣壳;②参与病毒吸附与感染;③具有免疫原性,与病毒的致病性和免疫性密切相关。

考点　病毒的结构与化学组成

三、病毒的增殖

当病毒进入宿主细胞后,利用宿主细胞提供的酶系统、能量、原料和生物合成场所,以病毒核酸为模板,进行病毒核酸的复制和蛋白质的合成,并装配成完整的子代病毒体,病毒的这种增殖方式称为复制。从病毒体侵入细胞到子代病毒生成释放,称为一个复制周期,其过程包括吸附、穿入、脱壳、生物合成、组装、释放六个阶段(图6-3)。

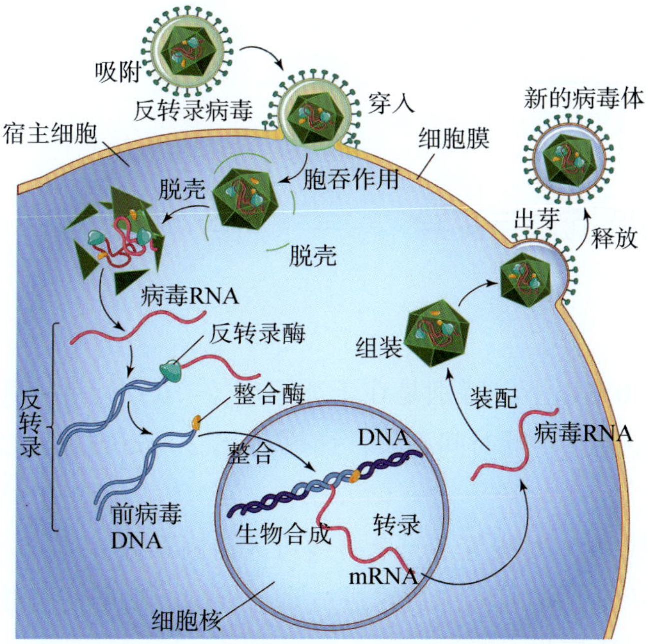

病毒在宿主细胞内复制时,并非所有的病毒成分都能组装成完整的病毒体,可因病毒基因组发生变化或感染细胞的环境

图 6-3　病毒复制过程示意图

等因素，出现如顿挫感染、缺陷病毒等异常增殖现象。

> **考点** 病毒的增殖方式及步骤

四、病毒的干扰现象与干扰素

（一）干扰现象

当两种病毒感染同一细胞时，可发生一种病毒抑制另一种病毒增殖的现象，称为病毒的干扰现象。干扰现象可发生在异种病毒间，也可发生在同种、同型及同株间，也可发生在活病毒和灭活病毒间。因此在同时使用两种或两种以上病毒疫苗时，应注意病毒干扰现象，以免影响免疫效果。

（二）干扰素

干扰素是在病毒或者干扰素诱生剂作用下，由受感染的宿主细胞产生的一组具有高度活性的多功能糖蛋白。主要由人的白细胞、成纤维细胞和T淋巴细胞产生，包括α、β、γ三种类型。干扰素通过诱导细胞合成抗病毒蛋白，抑制病毒复制，发挥抗病毒作用（图6-4）。

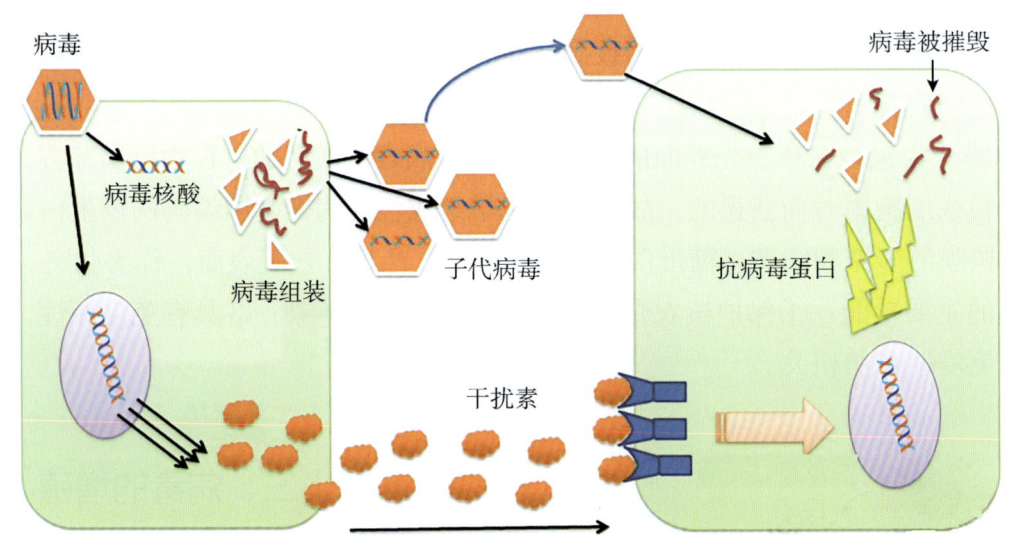

图 6-4 干扰素抗病毒作用机制示意图

五、病毒的抵抗力与变异

（一）病毒的抵抗力

1. 物理因素

（1）温度 大多数病毒耐冷不耐热，在0℃以下，特别是在干冰温度（-70℃）和液氮温度（-196℃）下，可长期保持其感染性。室温下存活时间不长，加热56℃ 30min或100℃几秒钟即可被灭活。

（2）射线 电离辐射（包括α、β、γ射线和X射线等）与紫外线可灭活病毒。

（3）干燥 病毒在常温干燥条件下易被灭活，但若冷冻后再进行真空干燥，则可使病毒长期存活，故常用于保存病毒毒种或制备冻干活疫苗。

2. 化学因素

（1）脂溶剂　乙醚、氯仿、去氧胆酸盐等脂溶剂可使包膜病毒的脂质溶解而灭活病毒。可用来鉴别裸露病毒与包膜病毒。

（2）醛类　甲醛对病毒蛋白质和核酸都有破坏作用，使病毒失去感染性，是常用的灭活剂。

（3）氧化剂、卤素及其化合物　病毒对过氧化氢、漂白粉、高锰酸钾、碘和碘化物及其他卤素类化学物质都很敏感，它们为有效的病毒灭活剂。

（4）酸碱度　大多数病毒在pH 6～8比较稳定，而在pH 5以下或pH 9以上迅速灭活，实验室被病毒污染的器材和用具常用酸性消毒剂或碱性消毒剂。

（5）抗生素　病毒对抗生素不敏感，但对干扰素敏感。

（6）中草药　如板蓝根、大青叶、大黄等对某些病毒有一定的抑制作用。

（二）病毒的变异

通常病毒变异的机制为基因突变和基因重组两个方面，病毒在医学上重要变异有以下几方面。

1. 抗原变异　甲型流行性感冒病毒的抗原变异是造成流感流行的原因。

2. 毒力变异　毒力的变异可表现为毒力减弱或毒力增强。甲型肝炎减毒活疫苗是经人工培养的方法获得的毒力减弱的变异株。

3. 耐药性变异　乙型肝炎病毒（HBV）常常发生基因变异，从而导致HBV耐药性的产生，使得乙型肝炎的治疗变得更加复杂和困难。

第2节　病毒的致病性与免疫性

案例6-1

王某，男，39岁，因肺炎住院治疗，常规检测HIV抗体阳性，有卖血史3年。随后对其妻子和1岁的儿子进行HIV抗体检测，结果阳性。

问题：1. 王某、他妻子及儿子感染HIV的途径是什么？
　　　2. 病毒感染的类型有哪些？王某、他妻子、儿子分属于哪种类型？

一、病毒的感染方式与类型

（一）感染方式和途径

1. 水平传播　指病毒在人群中不同个体之间，或动物与人之间的传播方式。常见的传播途径有：①呼吸道传播，如流行性感冒病毒、麻疹病毒等。②消化道传播，如轮状病毒、甲型肝炎病毒等。③接触（直接接触或间接接触）传播，如人类免疫缺陷病毒、人乳头状瘤病毒等。④血液传播，如乙型肝炎病毒、丙型肝炎病毒、人类免疫缺陷病毒等。⑤动物咬伤传播，如狂犬病毒等。⑥节肢动物叮咬传播，如登革病毒、乙型脑炎病毒等。

2. 垂直传播　指病毒通过胎盘或产道由亲代传播给子代的传播方式，又称母婴传播。垂直传播是病毒感染的特点之一。由垂直传播引起的感染后果严重，可致流产、早产、死胎或先天畸形等。目前发现多种病毒可经垂直传播，引起子代感染，如风疹病毒、巨细胞病毒、人类免疫缺陷病毒及乙型肝炎病毒等。

考点 水平传播与垂直传播的概念及传播途径

链接

历史上9种最致命的病毒

自从人类进化到现代形态，我们就一直在与病毒作斗争。根据人感染后的致死率，历史上的致死人数和潜在的威胁，列举9种最致命的病毒：马尔堡病毒、埃博拉病毒、狂犬病毒、人类免疫缺陷病毒、天花病毒、汉坦病毒、流行性感冒病毒、登革病毒、轮状病毒。

（二）病毒的感染类型

1. **隐性感染** 病毒侵入机体后不出现明显临床症状，称为隐性感染或亚临床感染，此种感染最为常见。隐性感染后机体可获得特异性免疫力，虽感染者临床症状不明显，但病毒仍在体内增殖并排出体外，是重要的传染源。

2. **显性感染** 病毒侵入机体后出现明显的临床症状，称为显性感染。按症状出现早晚和持续时间长短可分为急性感染和持续性感染。

（1）急性感染 病毒侵入机体后潜伏期短、发病急、病程短（数日或数周），恢复后机体内不再有病毒，并常获得特异性免疫力。如流行性感冒病毒等。

（2）持续性感染 病毒在机体持续存在数月至数年，甚至终身，可出现症状，也可在一定时期内不出现症状，按致病机制的不同，持续性感染又可分为以下三种类型。

1）慢性感染：病毒在体内持续存在，病程长，症状长期迁延，多为慢性进行性感染，可经常或间歇地排出病毒，如乙型肝炎病毒等。

2）潜伏感染：显性感染或隐性感染后，病毒长期潜伏在特定组织或细胞内，与机体处于平衡状态，若在某些条件下平衡被打破，病毒被激活、增殖而出现临床症状，如水痘-带状疱疹病毒等。

3）慢发感染：病毒感染后进入很长的潜伏期，数年或数十年，一旦发病即呈现亚急性进行性发展，最终导致死亡。如人类免疫缺陷病毒引起的获得性免疫缺陷综合征、麻疹病毒引起的亚急性硬化性全脑炎等。

二、病毒的致病性

（一）对宿主细胞的直接损伤

1. **细胞溶解** 病毒在宿主细胞内增殖成熟后短时间大量释放子代病毒，造成细胞溶解死亡，多见于无包膜病毒，如脊髓灰质炎病毒等。

2. **细胞融合** 某些病毒感染人体可导致感染细胞与邻近细胞的融合，形成多核巨细胞，借此促成病毒扩散，如麻疹病毒等。

3. **细胞转化** 有些病毒的核酸可整合到宿主细胞的染色体上，使宿主细胞遗传物质发生改变，导致细胞转化，与病毒的致畸、致突变，甚至致癌有密切关系，如风疹病毒感染胎儿，引起胎儿死亡或畸形；EB 病毒与恶性淋巴瘤及鼻咽癌的发生有关等。

4. 细胞凋亡　是由细胞基因自身指令发生的一种生物学过程，如人类免疫缺陷病毒感染 $CD4^+$ T 细胞后，通过信号传导作用，激活细胞凋亡基因，使 T 淋巴细胞发生凋亡，导致 $CD4^+$ T 细胞数量减少。

5. 包涵体形成　有些病毒感染宿主细胞后，在细胞质或细胞核内形成光镜下可观察到的嗜酸性或嗜碱性的斑块结构，称为包涵体。不同病毒所形成的包涵体特征各异，是细胞被病毒感染的标志，故检查包涵体有助于病毒感染的诊断，比如狂犬病毒的包涵体，即内氏小体等。

（二）免疫病理损伤

病毒在细胞内复制，由病毒基因编码的抗原可表达在宿主细胞膜上形成新的抗原，这些新抗原的出现可被机体免疫系统识别而成为免疫应答的靶细胞，引起Ⅱ型、Ⅲ型、Ⅳ型超敏反应，从而导致宿主细胞的损伤。有些病毒感染机体后可引起机体免疫功能低下或者免疫抑制，甚至能直接攻击和杀伤免疫细胞，使其数量大量减少，机体出现免疫缺陷，比如人类免疫缺陷病毒等。

三、抗病毒免疫

（一）体液免疫

抗病毒中和抗体能与相应病毒表面受体结合，阻止病毒对宿主细胞的吸附，主要中和性抗体的类型为 IgG、IgM 和 sIgA。

（二）细胞免疫

效应 T 细胞、巨噬细胞、NK 细胞等，通过特异性杀伤靶细胞以及分泌细胞因子、吞噬作用、溶细胞作用等，攻击并清除病毒感染的靶细胞。

（三）干扰素

干扰素具有广谱抗病毒、抗肿瘤和免疫调节等多种生物学作用，是重要的细胞因子。

第 3 节　病毒感染的检查与防治原则

一、病毒感染的检查

（一）标本的采集与送检

根据不同的病毒性疾病采集不同的标本，采集应早期进行，过程中应遵循无菌操作原则。采集的标本通常包括鼻咽分泌物、痰液、血液、脑脊液、粪便等。采集标本后应低温保存，尽快送检。对于痰液、粪便等污染标本，可加适量抗生素处理后从速送检。

（二）形态学检查

光学显微镜可用于病毒包涵体及某些大病毒颗粒（痘病毒）的检查，电子显微镜主要用于病毒形态、结构的观察，免疫电镜法是将病毒标本与特异性抗体混合后使病毒凝集再观察，可提高检出率。

（三）分离培养

由于病毒只能在活的易感宿主细胞内才能增殖，因此病毒培养必须提供活的细胞。常用方法有细胞培养、动物接种以及鸡胚接种。

（四）免疫学检查

应用抗原-抗体反应的原理，既可用已知病毒抗原检测患者血清中的相应抗体，以诊断某些病毒性疾病或进行流行病学调查；也可用已知抗体检测未知病毒抗原，以进行病毒种和型的鉴定。常用方法有中和试验、血凝抑制试验、酶联免疫吸附试验及免疫荧光技术、补体结合试验、放射免疫分析、免疫电泳等。

（五）核酸检测

核酸分子杂交技术、聚合酶链反应（PCR）等检测方法，具有特异性强、灵敏度高、诊断快速等优点，临床应用越来越广泛。

二、病毒感染的防治原则

由于病毒只能在细胞内增殖，对病毒有效的化学药剂多数对机体细胞也有一定毒性，迄今尚无特效药物用于病毒性疾病的治疗，故预防尤为重要，疫苗接种是目前预防病毒性疾病最有效的手段。

（一）特异性预防

1. 人工自动免疫　目前常用的疫苗有减毒活疫苗、灭活疫苗、亚单位疫苗及基因工程疫苗等。

2. 人工被动免疫　常用的生物制剂有胎盘丙种球蛋白、人血清丙种球蛋白、特异性免疫球蛋白、细胞因子、肿瘤坏死因子等，用于某些病毒性疾病的紧急预防和治疗。

（二）药物和生物制剂治疗

1. 化学药剂　目前疗效较好、副作用较小的药物有阿昔洛韦、拉米夫定、阿糖腺苷等。

2. 干扰素及干扰素诱生剂　常用的干扰素诱生剂如聚肌胞、聚肌苷酸和多聚胞啶酸等，临床上主要用于肝炎病毒、带状疱疹病毒等感染的治疗。

3. 中草药　常用的有大青叶、板蓝根、金银花、贯众等，对某些病毒性疾病有一定作用。

自 测 题

A1 型题

1. 下列哪种微生物对抗生素不敏感（　　）
   A. 流行性感冒病毒　B. 沙眼衣原体
   C. 梅毒螺旋体　　　D. 链球菌
   E. 肺炎支原体

2. 病毒的繁殖方式是（　　）
   A. 出芽的方式　　　B. 无性二分裂
   C. 孢子生殖　　　　D. 复制
   E. 卵生

3. 一个婴儿出生后查出血液中有乙肝病毒，他出生后没有做过任何治疗。请问其感染乙肝病毒的传播途径是（　　）
   A. 血液传播　　　　B. 消化道传播
   C. 接触传播　　　　D. 呼吸道传播

E. 垂直传播
4. 病毒严格胞内寄生是因为（　　）
　　A. 在细胞外抵抗力弱
　　B. 体积小，结构简单
　　C. 只含单一核酸
　　D. 缺乏完整的酶系统及细胞器，不能独立地进行代谢
　　E. 病毒以二分裂法增殖
5. 病毒大小的测量单位是（　　）
　　A. m　　　　　　　B. cm
　　C. mm　　　　　　D. nm
　　E. μm
6. 病毒抵抗力特点是（　　）
　　A. 耐冷又耐热
　　B. 运送病毒标本注意保温
　　C. 耐热不耐冷
　　D. 耐冷不耐热
　　E. 对抗生素敏感
7. 病毒性疾病的特异性预防方法有（　　）
　　A. 化学药剂　　　　B. 抗生素
　　C. 疫苗　　　　　　D. 干扰素
　　E. 丙种球蛋白
8. 关于病毒的结构说法全面的是（　　）
　　A. 核酸+衣壳
　　B. 核酸+衣壳+包膜+刺突
　　C. 核酸+包膜
　　D. 基本结构为核衣壳，有的病毒还有包膜
　　E. 核酸+衣壳+包膜

（宫建玲）

第7章 常见病毒

> **学习目标**
> 1. 建立职业安全防护意识，养成健康的行为习惯和敬畏生命的职业素养。
> 2. 会描述常见病毒的生物学特性。
> 3. 能说出常见病毒性疾病的防治原则
> 4. 能简述常见病毒的致病性与免疫性。
> 5. 运用相关知识开展常见病毒性疾病的防治、护理和健康宣教。

第1节 呼吸道病毒

案例 7-1

患者，女，18岁，近两天咽喉不适，干、痒伴有干咳，鼻塞、流涕、乏力，肌肉酸痛，体温39.5℃，医生诊断为"流感"。学校同宿舍里有两名同学症状跟患者相似。

问题：1. 引起流感的病原体是什么？
2. 流感的感染途径和防治原则是什么？

呼吸道病毒是指以呼吸道为侵入门户，引起呼吸道局部感染或全身感染的病毒。呼吸道病毒所致的疾病，占呼吸道感染的90%～95%，其主要通过飞沫传播，具有传播快、传染性强、潜伏期短、发病急、易继发细菌感染等特点。能引起呼吸道感染的病毒种类很多，主要有流行性感冒病毒、麻疹病毒、冠状病毒及其他呼吸道病毒等。

一、流行性感冒病毒

流行性感冒病毒（以下简称流感病毒）是流行性感冒的病原体。

（一）生物学特性

1. 形态与结构　为RNA型病毒，多呈球形或丝状，直径为80～120nm，有包膜和刺突（图7-1）。

（1）核心　为单股，负链RNA，分7～8个节段，分别编码病毒的各种蛋白质，由于基因组是分节段的，故易产生同型不同株间基因重配。

（2）衣壳　为核蛋白，包绕在核酸的周围，呈螺旋对称型，核蛋白抗原性质稳定，很少变异，决定流感病毒型的特异性。

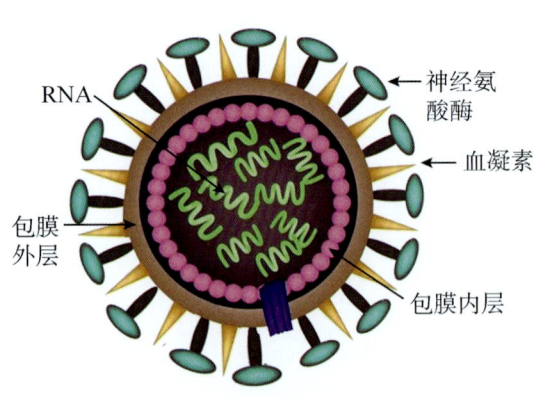

图 7-1　流感病毒结构模式图

（3）包膜　为双层结构，内层为基质蛋白（MP），其抗原性质稳定，有型的特异性；外层为脂质双层膜，膜上镶嵌有两种糖蛋白刺突，即血凝素（HA）和神经氨酸酶（NA），是流感病毒的表面抗原，其抗原性质极不稳定，常发生变异，是流感病毒亚型分型的重要依据。

2. 抗原结构与分型　根据病毒粒核蛋白和基质蛋白抗原特性及其基因特性不同，把流感病毒分为甲、乙、丙三型。甲型流感病毒根据其表面 HA 和 NA 蛋白结构及其基因特性又可分成许多亚型，至今甲型流感病毒已发现 HA 有 16 个亚型（H1～H16），NA 有 9 个亚型（N1～N9），而乙型、丙型流感病毒至今尚未发现亚型。

3. 抗原变异与流行的关系　甲型流感病毒的 HA 和 NA 均易发生变异，以 HA 尤为突出，抗原变异是甲型流感病毒最突出的生物学特性，其变异幅度的大小，直接影响到流行性感冒的流行规模。若变异幅度小，系量变，称为抗原漂移，可引起中小规模的流行；若变异幅度大，甚至形成一个新的亚型，系质变，称为抗原转变，可引起大规模的流行，甚至世界性大流行。乙型流感病毒常常引起局部暴发，未曾引起世界性流行性感冒大流行。丙型流感病毒主要以散在形式出现，主要侵袭婴幼儿，一般不引起流行。

考点　流感病毒变异与流行关系

（二）致病性与免疫性

流行性感冒的传染源为患者和隐性感染者。从潜伏期末到发病的急性期（约 7 天）都有传染性。一般来讲，体温恢复正常后即已不带病毒。流感病毒主要是通过空气飞沫和直接接触传播的。

流感病毒吸附于呼吸道黏膜上皮细胞，侵入细胞内增殖，引起细胞变性、坏死脱落、黏膜充血、水肿、腺体分泌增加等。经 1～4 天的潜伏期，患者可突然发病，主要以发热、头痛、肌痛和全身不适起病，体温一般在 38℃以上，可有畏寒、寒战，多伴全身肌肉关节酸痛、乏力、食欲减退等全身症状，常有咽喉痛、干咳，可有鼻塞、流涕、眼结膜充血等。部分患者症状轻微或无症状。流行性感冒起病急，大多为自限性，但部分患者因出现肺炎等并发症或基础疾病加重发展成重症病例。少数病例病情进展快，可因急性呼吸窘迫综合征（ARDS）等并发症死亡。流行性感冒具有一定的季节性（我国北方流行一般均发生在冬季，而南方多发生在夏季和冬季），一般流行 3～4 周后会自然停止，发病率高但死亡率低。感染率最高的为青少年，高危人群为年迈体弱或带有慢性疾病患者。

人类对流感病毒普遍易感，感染后可获得对同型病毒的免疫力。体液免疫主要是呼吸道黏膜局部的 sIgA，一般维持 1～2 年；血清中的 IgM、IgG 可发挥中和病毒的作用。细胞免疫产生较迟，$CD8^+$ T 细胞参与病毒的清除和感染的恢复。

（三）防治原则

流行性感冒目前尚无特效的治疗方法，故以预防为主。

1. 一般预防措施　保持良好的个人卫生习惯是预防流行性感冒等呼吸道传染病的重要手段，主要措施包括：勤洗手、保持环境清洁和通风、在流行季节尽量减少到人群密集场所活动；咳嗽或打喷嚏时，用手或纸巾、毛巾等遮住口鼻，咳嗽或打喷嚏后洗手；出现流感样症状应当注意休息及自我隔离，前往公共场所或就医过程中需戴口罩。

2. 疫苗接种　接种流感疫苗是预防流行性感冒最有效的手段，目前用的疫苗有灭活疫苗和减毒活疫苗。

3. 治疗　主要是对症治疗和抗病毒治疗，常用药物如奥司他韦、扎那米韦、帕拉米韦等，服用中药有一定的疗效。

二、麻疹病毒

麻疹病毒为麻疹的病原体，是已知的最具有传染性病原体之一。麻疹减毒活疫苗在全世界范围内广泛应用，对全球强化控制和消除麻疹发挥了关键的作用。

（一）生物学特性

麻疹病毒为球形，核心为单链RNA、不分节段；衣壳包绕核酸，呈螺旋对称型；有包膜，表面镶嵌有血凝素和血溶素两种刺突。抗原性质稳定，只有一个血清型。抵抗力不强，对热、紫外线、脂溶剂和一般消毒剂均敏感。

（二）致病性与免疫性

人类是麻疹病毒唯一的自然宿主，麻疹患者是唯一的传染源，病毒可经飞沫传播或直接接触感染者的鼻咽分泌物传播，无患病史和麻疹疫苗免疫史的人群普遍易感。易感者感染麻疹病毒，7～21天后出现皮疹。患者在出疹前4天至出疹后4天均具有传染性。

麻疹病毒侵入呼吸道，在局部上皮细胞内增殖，入血形成第一次病毒血症；病毒随血流侵入淋巴组织和单核吞噬细胞系统内增殖，增殖到一定程度时，再次侵入血液，形成第二次病毒血症，引起全身病变。患者初期出现高热、流涕、咳嗽、流泪、畏光、结膜炎等症状，患者口腔颊黏膜可见周围有红晕的0.5～1.0mm灰白色小点，称麻疹黏膜斑（Koplik spot，科氏斑），是早期诊断麻疹的标志；出疹期多在发热2～4天后出现，自耳后、发际、前额、面、颈部开始自上而下波及躯干四肢和手掌足底，疹间皮肤正常，皮疹初为淡红色斑丘疹，以后部分融合成暗红色，出疹时体温达到高峰，全身症状加重；若无并发症，皮疹出全后，体温逐渐下降，进入恢复期，皮疹依出疹顺序逐渐隐退，色变暗，有色素沉着及糠皮样脱屑，1～2周消退，疹退同时体温也下降到正常。若机体的抵抗力低，可致继发性感染，如肺炎、喉炎、中耳炎、脑炎等并发症。极少数患者在恢复数年后出现亚急性硬化性全脑炎。

麻疹病毒免疫原性强，病后可获得牢固的免疫力，很少再次感染。

（三）防治原则

接种麻疹减毒活疫苗是当前预防麻疹最有效的方法。对接触麻疹患者的易感者，注射丙种球蛋白或胎盘球蛋白进行紧急预防，可有效阻止发病或减轻症状。

三、冠状病毒

冠状病毒是广泛存在于自然界，形态结构相似的一组RNA型病毒，因在电子显微镜下观察状似皇冠而得名，只感染脊椎动物，与人和动物的多种疾病有关，可引起人和动物呼吸道、消化道和神经系统疾病。

目前分离出能感染人的冠状病毒共有 7 种，常见的冠状病毒 HCoV-229E、HCoV-OC43、HCoV-NL63 和 HCoV-HKU1 可在人群中持续传播，多数引起类似普通感冒的轻度症状；SARS 冠状病毒（SARS-CoV）（图 7-2）、MERS 冠状病毒（MERS-CoV）和新型冠状病毒（SARS-CoV-2）具有致死性，可分别引起 SARS、MERS 和新型冠状病毒感染。

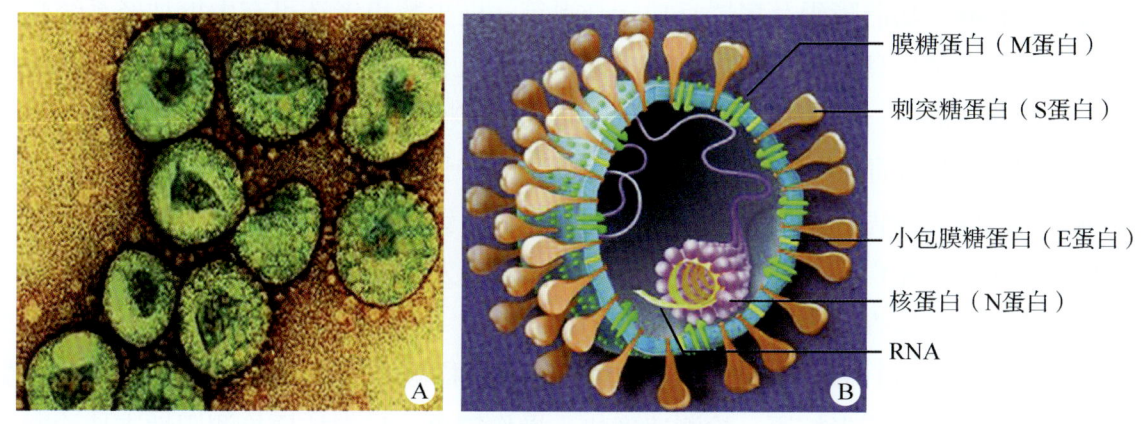

图 7-2　SARS 冠状病毒
A. 电镜伪彩图；B. 结构示意图

（一）生物学特性

冠状病毒呈多形性，直径 80～160nm，由核心、衣壳和包膜组成。核心为 RNA，不分节段，长 27～31kb，是 RNA 病毒中最长的 RNA 核酸链，RNA 和 RNA 之间重组率非常高；衣壳为核蛋白，呈螺旋对称；包膜包裹着核衣壳，由双层脂膜组成，膜上镶嵌有刺突糖蛋白（S 蛋白）、小包膜糖蛋白（E 蛋白）和膜糖蛋白（M 蛋白），S 蛋白是受体结合位点，与宿主细胞的感染有关；E 蛋白较小，为包膜相关蛋白；M 蛋白与病毒的出芽和包膜形成有关。

冠状病毒对理化因素的抵抗力较弱，加热 56℃ 30min 可失去感染性，乙醚、75% 乙醇、含氯消毒剂、过氧乙酸和氯仿、紫外线等均可灭活病毒，氯己定不能有效灭活新型冠状病毒。

（二）致病性与免疫性

常见的冠状病毒可感染各年龄组人群，以婴幼儿为主，冬春季为流行高峰，主要经飞沫传播，引起普通感冒和咽喉炎，偶尔可引起成人腹泻及胃肠炎，病毒仅侵犯上呼吸道，引起轻度感染，但可使原有的呼吸道感染加重，甚至引起肺炎。冠状病毒引起的疾病多为自限性，病程一般为 6～7 天。病后免疫力不强，易发生再感染。

SARS 冠状病毒是引起严重急性呼吸综合征（SARS）的病原体，主要传染源是患者，以近距离飞沫传播为主。SARS 起病急，感染后潜伏期一般为 4～5 天。临床特征主要以发热、头痛、乏力、关节酸痛等全身症状，干咳、少痰、胸闷、呼吸困难等呼吸道症状为主要表现，肺部有弥漫性炎症，严重者肺部病变进展迅速，可出现呼吸困难、低氧血症、休克、弥散性血管内凝血（disseminated intravascular coagulation，DIC）等，死亡率极高。病毒感染后可产生特异性中和抗体。

新型冠状病毒是引起新型冠状病毒感染的病原体，传染源主要是新冠病毒感染者，在潜伏期即有传染性，发病后 3 天内传染性最强。呼吸道飞沫和密切接触是主要的传播途径，经气溶胶、接触被病毒污染的物品后也可造成感染。潜伏期多为 2～4 天，主要表现为咽干、咽痛、咳嗽、发热等，发热多为中低热，部分病例亦可表现为高热，病程多不超过3天；部分患者可伴有肌肉酸痛、嗅觉味觉减退或丧失、鼻塞、流涕、腹泻、结膜炎等；少数患者病情继续发展，发热持续，并出现肺炎相关表现；重症患者多在发病5～7天后出现呼吸困难和（或）低氧血症，严重者可快速进展为急性呼吸窘迫综合征、脓毒症休克、难以纠正的代谢性酸中毒和凝血功能障碍及多器官功能衰竭等；极少数患者还可有中枢神经系统受累等表现。大多数患者预后良好，病情危重者多见于老年人、有慢性基础疾病者、晚期妊娠和围产期女性、肥胖人群等。病毒感染或接种新型冠状病毒疫苗后可获得一定的免疫力。

一种新型冠状病毒（MERS-CoV）是引起中东呼吸综合征（Middle East respiratory syndrome，MERS）的病原体，临床表现从没有症状（无症状）或者轻微呼吸道症状，到严重急性呼吸道疾病及死亡不等。在中东以外地区报告的人类感染病例数量有限。

（三）微生物学检查

荧光定量PCR是目前最常用的新型冠状病毒核酸检测方法。采用胶体金法和免疫荧光法检测呼吸道标本中的病毒抗原，检测速度快，操作简单，病毒抗原检测阳性支持诊断，但阴性不能排除。

（四）防治原则

1. 一般预防措施　保持良好的个人及环境卫生，营养均衡、运动适量、休息充足，避免过度疲劳。提高健康素养，养成勤洗手、戴口罩、公筷制等卫生习惯和生活方式，打喷嚏或咳嗽时应掩住口鼻。保持室内通风良好，做好个人防护。

2. 疫苗接种　接种新型冠状病毒疫苗可以减少新型冠状病毒感染和发病，是降低重症和死亡发生率的有效手段；SARS目前尚无有效的疫苗用于特异性预防。

3. 治疗　主要采取综合性支持疗法和对症治疗。

考点　冠状病毒的防治原则

四、其他呼吸道病毒

其他呼吸道病毒的主要特性见表7-1。

表7-1　其他呼吸道病毒的主要特性

病毒名称	形态结构	所致疾病与免疫性	防治原则
流行性腮腺炎病毒	球形，RNA，单链，有包膜	流行性腮腺炎；病后可获牢固免疫力	接种减毒活疫苗或麻疹-流行性腮腺炎-风疹三联疫苗
风疹病毒	球形，RNA，单链，有包膜	风疹，先天性风疹综合征；病后可获牢固免疫力	接种风疹减毒活疫苗，孕妇与患者接触，应立即注射大量丙种球蛋白
腺病毒	球形，DNA，双链，无包膜	急性上呼吸道感染、肺炎、咽炎、流行性角膜结膜炎等；病后对同型病毒可获牢固免疫力	目前尚无理想疫苗
鼻病毒	球形，RNA，单链，无包膜	成人普通感冒、儿童支气管炎、支气管肺炎；感染后主要产生局部sIgA	干扰素有一定防治效果

第 2 节　肠道病毒

肠道病毒属于小核糖核酸病毒科肠道病毒属，人类肠道病毒主要包括脊髓灰质炎病毒、轮状病毒、柯萨奇病毒、埃可病毒，以及新型肠道病毒 68、69、70、71 型等。

肠道病毒的共同特征是：①病毒体呈球形，直径为 20～30nm；②核心为单股 RNA，衣壳呈二十面体立体对称型，无包膜；③耐酸，耐乙醚；④主要经消化道传播，多为隐性感染；⑤病毒可在肠道黏膜上皮细胞中增殖，后侵入血液系统、神经系统及其他组织引起多种临床表现。

一、脊髓灰质炎病毒

脊髓灰质炎病毒是脊髓灰质炎的病原体，病毒主要损害脊髓前角运动神经细胞，引起肢体的弛缓性麻痹，多见于儿童，故脊髓灰质炎又称小儿麻痹症。

（一）生物学特性

脊髓灰质炎病毒具有典型的肠道病毒特征。在电子显微镜下呈小圆球形颗粒状（图 7-3），其衣壳蛋白由 60 个结构相同的亚单位组成，每一个亚单位又由病毒蛋白 VP1、VP2、VP3 和 VP4 组成，其中 VP1 在病毒表层暴露最充分，是引起中和反应最主要抗原决定簇，是构成病毒的最主要抗原。按其抗原不同，可分为 Ⅰ 型、Ⅱ 型、Ⅲ 型共 3 个血清型，型间无交叉免疫。

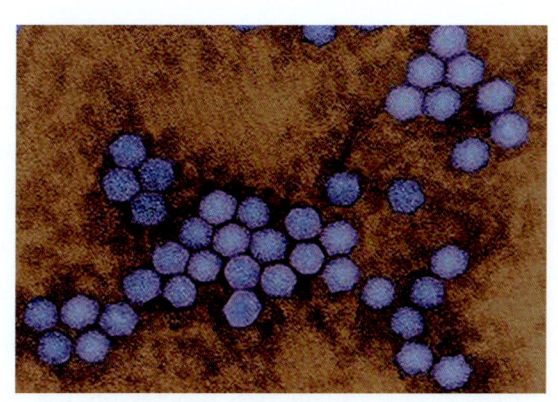

图 7-3　脊髓灰质炎病毒电镜伪彩图（594 000×）

本病毒对外界的抵抗力较强，病毒在 -70℃的低温下保存活力达 8 年之久，在 4℃冰箱中可保存数周至数月，在污水和污物中可生存 6 个月；但对干燥很敏感，故不宜用冷冻干燥法保存。本病毒不耐热，加热 56℃ 30min 可使之灭活，煮沸和紫外线照射可迅速将其杀死；能耐受一般浓度的化学消毒剂，如 70% 乙醇及 5% 煤皂液；耐酸、耐乙醚和氯仿等脂溶剂，但对高锰酸钾、过氧化氢、漂白粉等敏感，可被迅速灭活。

（二）致病性和免疫性

本病毒仅感染人，无其他动物宿主，传染源为患者、隐性感染者和病毒携带者。由于病毒携带者、无症状的隐性感染患者和无麻痹型患者不易被发现，因此在传播本病上起重要作用。本病的潜伏期为 3～35 天，一般为 5～14 天。脊髓灰质炎病毒主要存在于脊髓和脑部，在鼻咽部、肠道黏膜与淋巴结内亦可查到。粪-口途径是本病的主要传播途径。

脊髓灰质炎病毒经口侵入人体，先在咽部或肠壁淋巴组织中增殖，多数感染者为隐性感染，感染后无症状，不产生病毒血症，不侵入中枢神经系统，或只有轻微发热、咽喉痛、腹部不适等症状；少数人感染后，病毒经淋巴组织进入血流形成第一次病毒血症，患者可表现发热、头痛、恶心等症状；随后病毒扩散至全身淋巴组织继续增殖，可再次侵入血流形成第二次病毒血症，病毒侵入中枢神经系统，出现神经系统症状但不发生麻痹，全身症状加重，表现为体温较高、头痛加剧、嗜睡、全身肌肉疼痛、腓肠肌触痛等；极少数感染者出现累及脊髓前角灰质、脑及脑神经的病变，导致肌肉麻痹。根据病变部位，肌肉麻痹可分为脊髓型、脑干型、脑炎型和混合型四型，其中脊髓型最为常见。轻者为暂时性肌麻痹，重者出现持久性瘫痪和肌肉萎缩，并可因肌肉挛缩导致肢体或躯干畸形，骨骼发育也受到阻碍。

人对脊髓灰质炎病毒普遍易感，感染后能产生对同型病毒的持久免疫力。

（三）防治原则

疫苗接种是预防脊髓灰质炎最有效的措施。我国目前使用的脊髓灰质炎疫苗主要有两种：口服二价脊髓灰质炎减毒活疫苗（bOPV）和注射脊髓灰质炎灭活疫苗（IPV/五联苗），实行2剂IPV加2剂bOPV的"2+2"免疫程序，即2月龄和3月龄各接种1剂IPV，4月龄和4周岁各口服1剂bOPV。没有服用疫苗而与患者密切接触者和先天性免疫缺陷的儿童，可注射丙种球蛋白预防或减轻发病症状。

考点 脊髓灰质炎病毒的预防

"糖丸爷爷"顾方舟

甜甜的一颗小药丸，里面包裹的是口服脊髓灰质炎疫苗，也包裹着"糖丸爷爷"顾方舟为抗击脊髓灰质炎而无私奉献的艰辛历程。他是我国脊髓灰质炎疫苗研发生产的拓荒者。1957年，他临危受命研制脊髓灰质炎疫苗，疫苗问世后他冒着麻痹、死亡的危险以身试药；借鉴中医制作丸剂的方法，改良配方，把液体疫苗融入糖丸，从此糖丸疫苗诞生。糖丸疫苗挽救了千万孩子和千万家庭，也彻底地控制住了脊髓灰质炎病毒。2000年，我国成为无脊髓灰质炎国家。从1957年到2000年，消灭脊髓灰质炎的这条不平之路，顾方舟爷爷艰辛跋涉了44年。"糖丸"成了过去的回忆，但"糖丸爷爷"永远在我们心中。

二、轮状病毒

轮状病毒呈球形，直径约70nm，无包膜，有双层衣壳，核心为分节段的双股RNA，因其呈放射性排列，形似车轮状，故名轮状病毒。病毒耐乙醚、氯仿、反复冻融、酸、碱，在pH 3.5～10仍可保持其感染性，在粪便中可存活数天到数周，55℃ 30min可被灭活。

轮状病毒是婴幼儿腹泻的主要病原体，患者和无症状携带者是传染源，主要经粪-口途径传播，多发于秋冬季。当病毒侵入人体后，潜伏1～2天，在肠黏膜细胞中增殖，引起细胞病变、功能障碍，临床上可表现为突发水样腹泻、呕吐、发热、水和电解质丢失。本病一般为自限性，可完全恢复。少数严重者因脱水、酸中毒而致死亡，是婴幼儿死亡的主要原因之一。病后可获持久免疫力，主要是特异性血清抗体和肠道sIgA发挥保护性作用，但由于轮状病毒型别多，故易重复感染。

特异性疫苗目前仍在研制中。治疗主要是及时输液以纠正电解质失衡，防止脱水及酸中毒发生，减少婴幼儿病死率。

三、其他肠道病毒

其他肠道病毒的主要特性见表 7-2。

表 7-2　其他肠道病毒的主要特性

病毒名称	所致疾病	防治原则
柯萨奇病毒	无菌性脑膜炎，手足口病，类脊髓灰质炎，疱疹性咽峡炎，心肌炎及心包炎，普通感冒，流行性胸痛等	目前尚无理想疫苗
埃可病毒	无菌性脑膜炎，婴幼儿腹泻，儿童皮疹等	目前尚无理想疫苗
新型肠道病毒	急性出血性结膜炎、手足口病、小儿肺炎和支气管炎等	EV71 型手足口病疫苗可预防 EV71 型病毒引起的手足口病

> **链接**
>
> **手足口病**
>
> 手足口病是一种由肠道病毒或柯萨奇病毒感染引起的传染病，临床表现以发热和手、足、口腔等部位出现皮疹或疱疹、疱疹性咽峡炎为主。本病以传染性强、传播速度快为特点，以 5 岁以下儿童多见，常呈区域性流行。患者、隐性感染者和无症状病毒携带者为本病的主要传染源。本病已列入我国丙类传染病。目前尚无特效治疗药物，国内的手足口病疫苗只有肠道病毒 71 型灭活疫苗，即 EV71 型手足口病疫苗，该疫苗只用于预防肠道病毒 71 型感染所致的手足口病。

第 3 节　肝炎病毒

案例 7-2

患者，女，45 岁，10 天前无明显诱因出现乏力、嗜睡、纳差、恶心、厌食油腻、尿黄，无头痛、腹痛、腹泻等。无其他病史，子女健康，患者母亲和哥哥分别死于"乙型肝炎后肝硬化"和"肝癌"。实验室检查：肝功能异常，HBsAg（+）、HBeAg（+）、HBcAg（+）。

问题：1. 可初步诊断为何种疾病？其诊断的实验室检查依据是什么？
　　　2. 该病的病原体是什么？如何预防？

肝炎病毒是引起病毒性肝炎的病原体。病毒性肝炎是目前严重危害人类健康的疾病之一。公认的人类肝炎病毒有五种，即甲型、乙型、丙型、丁型和戊型肝炎病毒。

一、甲型肝炎病毒

甲型肝炎病毒（HAV）是甲型肝炎的病原体。

（一）生物学特性

HAV 为单股正链 RNA 病毒，呈球形，直径为 27～32nm（图 7-4），衣壳为二十面体立体对称型，有特异性抗原（HAV Ag），无包膜，只有一个血清型，抗原性质稳定。

HAV 在体外抵抗力较强，能耐受 56℃ 30min，

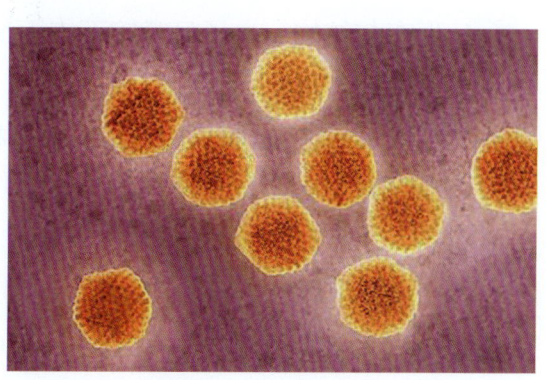

图 7-4　HAV 模式图

在干燥粪便 25℃能存活 30 天，在贝壳类动物、水、泥土中能存活数月，耐酸、碱、乙醚；高压蒸汽、煮沸 5min、高锰酸钾、5%～8% 甲醛和 70% 乙醇均可灭活 HAV。

（二）致病性与免疫性

甲型肝炎的传染源包括临床患者和亚临床型感染者。急性患者排毒量大，尤其在黄疸出现之前传染性最强。主要是粪 - 口途径传播，通过日常生活接触、水和食物三种方式传播，日常生活接触传播是维持一个地区甲型肝炎地方性流行的方式。HAV 潜伏期为 14～49 天，平均为 30 天。

病毒经口侵入人体后，先在咽或肠黏膜的局部淋巴组织中增殖，然后侵入血流形成病毒血症，最后进入肝，在肝细胞内增殖。人体感染甲型肝炎病毒后大多数为隐性感染，少数表现为急性甲型肝炎。其致病机制与病毒的直接损害作用和机体的免疫病理损伤有关。大多急性起病，典型患者有发热畏寒、厌食纳减、乏力、恶心、关节酸痛及上腹不适等症状，持续数日至 2 周。主要体征有肝区压痛，肝肿大，部分患者可出现黄疸。甲型肝炎患者恢复快，病程一般在 3～4 周，大多于 3 个月内恢复健康，一般不转为慢性。

甲型肝炎病毒感染后可获得持久免疫力，机体可产生抗 -HAV IgM 和抗 -HAV IgG 抗体，后者在体内可维持多年。

微生物学检查主要应用酶联免疫吸附试验检测患者血清中抗体，抗 -HAV IgM 阳性可作为急性甲型肝炎的诊断依据；反转录聚合酶链反应（RT-PCR）检测抗原，粪便中 HAV RNA 阳性表明患者仍具有排毒性，在血液中检测到 HAV RNA 表明患者具有病毒血症，为 HAV 感染的依据。

（三）预防原则

加强粪便、水源管理，注意饮食卫生和个人卫生，实行分餐制，是预防甲型肝炎的重要环节；接种减毒活疫苗或灭活疫苗是最有效的预防措施。对密切接触者或 HAV 感染者可用人丙种球蛋白进行紧急预防和治疗。

二、乙型肝炎病毒

乙型肝炎病毒（hepatitis B virus，HBV）是乙型肝炎（以下简称乙肝）的病原体。乙肝是全球性公共卫生问题，也是我国重点防治的严重传染病之一。

（一）生物学特性

1. 形态与结构 电子显微镜下表面抗原阳性者的血清中可看到三种颗粒（图 7-5）。

（1）大球形颗粒 又称丹氏（Dane）颗粒，是完整的 HBV 颗粒，有传染性，呈球形，直径为 42nm，由核心和双层衣壳组成。核心为 DNA 和 DNA 多聚酶；内衣壳为病毒的衣壳，由蛋白质组成，呈二十面体立体对称型；外衣壳相当于病毒的包膜，由脂质双层和包膜蛋白组成。

（2）小球形颗粒 直径为 22nm，为 HBV 装配过程中过剩的外衣壳，无核心，无感染性。

（3）管形颗粒 直径为 22nm，长 50～700nm，由小球形颗粒串联而成。

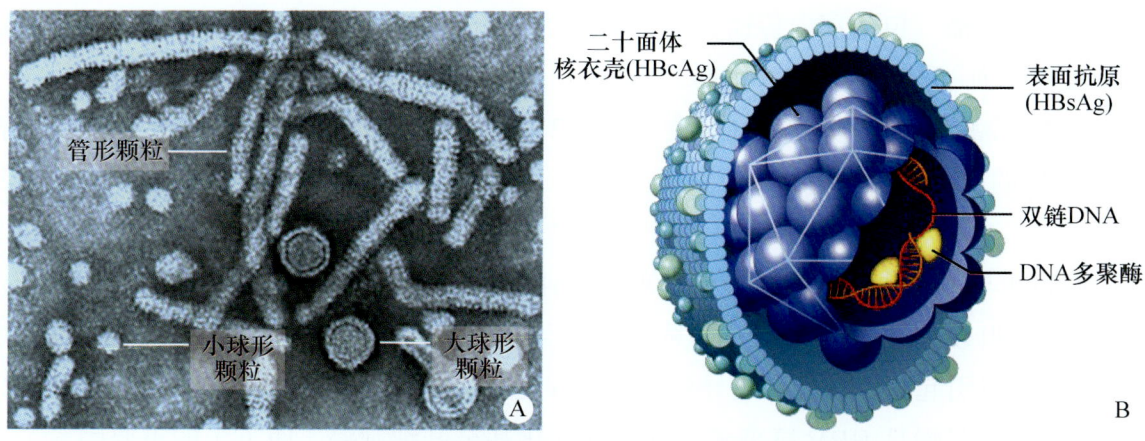

图 7-5 HBV 的三种颗粒形态图和 Dane 颗粒结构模式图

A. HBV 颗粒形态图；B. Dane 颗粒结构模式图

考点 HBV 的形态与结构

2. 抗原、抗体组成

（1）表面抗原（HBsAg） 存在于病毒的外衣壳上，上述三种颗粒都具有，是 HBV 感染的主要标志，也是筛选供血人员的必检指标。HBsAg 具有免疫原性，能刺激机体产生保护性抗体，即抗 -HBs，其阳性表示对 HBV 有免疫力，见于乙肝康复者及乙肝疫苗接种者。

（2）核心抗原（HBcAg） 存在于 Dane 颗粒的内衣壳上和受感染的肝细胞中，因被外衣壳覆盖，在血清中不易检出。HBcAg 免疫原性强，能刺激机体产生相应的核心抗体（抗 -HBc），抗 -HBc IgM 阳性多见于急性乙肝，而慢性 HBV 感染急性发作也可呈低水平阳性；抗 -HBc 总抗体主要是抗 -HBc IgG，只要感染过 HBV，不论病毒是否被清除，此抗体通常为阳性。

（3）e 抗原（HBeAg） 为可溶性蛋白质，游离存在于血中，其消长与病毒体及 DNA 多聚酶的消长基本一致，故可作为 HBV 复制及具有强感染性的一个指标。HBeAg 可刺激机体产生 e 抗体（抗 -HBe），对 HBV 感染有一定的保护作用，抗 -HBe 的出现是预后良好的征象。

考点 HBV 的抗原、抗体组成及意义

3. 抵抗力 HBV 对外界环境的抵抗力较强，在 30～32℃时可存活至少 6 个月，在 -20℃时可存活 15 年。65℃中 10h、煮沸 10min 或高压蒸汽均可灭活 HBV。环氧乙烷、戊二醛、过氧乙酸和碘伏等也有较好的灭活效果。

（二）流行病学

1. 传染源 包括急性感染患者、慢性感染患者和病毒携带者，其中以慢性感染者和病毒携带者最为重要。HBV 在肝细胞内复制后释放至血液循环，因此在乙肝患者或 HBV 携带者的血液、精液、阴道分泌物等液体中均含有病毒颗粒，具有传染性。

2. 传播途径 HBV 的传播途径主要有：

（1）血液（包括皮肤和黏膜微小创伤）传播 包括输注未经严格筛查和检测的血液和血制品、不规范的血液净化、不规范的有创伤操作（如注射、手术及口腔科诊疗操作等）；HBV 也可经破损的皮肤或黏膜传播，如职业暴露、修足、美容文饰、扎耳孔、共用剃须刀和牙具等。

（2）母婴传播　包括宫内传播、围生期传播和产后HBV传播，多发生在围生期，通过HBV阳性母亲血液和（或）体液传播。

（3）性接触传播　无防护的性行为，与HBV阳性者性接触，特别是有多个性伴侣者，其感染HBV的危险性明显增高。

考点 HBV的传染源及传播途径

3. 致病性与免疫性　乙肝的临床表现呈多样性，可由慢性HBV携带者至急性乙肝，慢性乙肝，乙肝肝硬化。HBV感染的致病机制较为复杂，迄今尚未完全阐明。HBV不直接破坏肝细胞，病毒引起的免疫应答是导致肝细胞损伤及炎症坏死的主要机制，而炎症坏死持续存在或反复出现是慢性HBV感染者进展为肝硬化甚至肝细胞癌（HCC）的重要因素。乙肝病愈后可获得免疫力，起保护作用的主要是抗-HBs，抗-HBe也有一定的保护作用。抗-HBs可中和血液循环中的HBV，阻止病毒与健康肝细胞结合，发挥清除细胞外病毒的主要作用。

（三）抗原抗体检测

用酶联免疫吸附试验法检测HBV的抗原、抗体是目前最常用的方法，综合分析抗原、抗体的检测结果，可协助临床判断病情的发展或预后（表7-3）。

表7-3　HBV抗原、抗体检测结果的临床分析

HBsAg	HBeAg	抗-HBs	抗-HBe	抗-HBc	结果分析
+	−	−	−	−	HBV感染或无症状携带者
+	+	−	−	+	急性或慢性乙肝（俗称"大三阳"）
+	−	−	+	+	急性感染趋向恢复或慢性肝炎（俗称"小三阳"）
−	−	+	+	−	乙肝恢复期
−	+	−	−	−	急性乙肝或无症状携带者
−	−	+	−	−	既往感染或接种过疫苗
−	−	−	−	+	既往感染

（四）防治原则

1. 一般预防　严格筛选献血员，加强对血液和血制品的管理；推广安全注射（包括取血针和针灸针等针具），严格遵循医院感染管理中的标准预防原则；避免与他人共用牙具、剃须刀等；服务行业所用的理发、修脚、穿刺和美容文饰等器具应严格消毒；在性伴侣的健康状况不明时，性生活中使用安全套；对于HBsAg阳性的孕妇，避免羊膜腔穿刺，减少新生儿暴露于母血的机会。

2. 特异性预防

（1）人工主动免疫　接种乙肝疫苗是预防HBV感染最有效的方法。乙肝疫苗的接种对象主要是新生儿，其次为婴幼儿，15岁以下未免疫人群和高危人群。

（2）人工被动免疫　如误用HBsAg阳性血液或血制品、职业暴露、HBsAg阳性母亲的新生儿等，注射HBV免疫球蛋白（HBIg）可用于紧急预防或母婴阻断。

3. 药物治疗　目前尚无特效治疗药物，应用抗病毒、调节免疫功能和改善肝功能的药物联合治疗，有一定效果。常用的药物有α-干扰素、恩替卡韦、替诺福韦酯、丙酚替诺福韦等；

活血化瘀、清热解毒的中成药对乙肝有一定的疗效。

考点　乙肝的预防措施

三、其他肝炎病毒

其他肝炎病毒相对 HAV、HBV 较少，常见肝炎病毒的主要特性比较见表 7-4。

表 7-4　常见肝炎病毒的主要特性比较

项目	HAV	HBV	HCV	HDV	HEV
发现/命名	1973 年	1963 年	1989 年	1977 年	1989 年
核酸类型	RNA	DNA	RNA	RNA 缺陷病毒，伴随 HBV 感染	RNA
传播途径	粪-口	血液、垂直、性接触	血液、垂直、性接触	血液、垂直、性接触	粪-口
所致疾病	急性甲型肝炎	慢性 HBV 携带者、急性乙肝、慢性乙肝、乙肝肝硬化、肝细胞癌	无症状携带者、急性丙型肝炎、慢性丙型肝炎、肝硬化、肝癌	急性丁型肝炎、慢性丁型肝炎、乙肝易发生同时感染和重叠感染，重症肝炎	急性戊型肝炎
疫苗	有	有	无	同 HBV	无

第 4 节　人类免疫缺陷病毒

案例 7-3

患者，男，38 岁。乏力、低热、腹泻、消瘦近 2 个月。近 1 年有吸毒史。查体：颌下及腋下淋巴结肿大。

问题：1. 首先考虑的诊断是什么？
　　　2. 对明确诊断最有价值的检查是什么？

人类免疫缺陷病毒（human immunodeficiency virus，HIV），又称艾滋病病毒，是获得性免疫缺陷综合征（AIDS，又称艾滋病）的病原体，于 1983 年分离成功。AIDS 是以人体 $CD4^+$ T 细胞减少为特征的进行性免疫功能缺陷，疾病后期可继发各种机会性感染、恶性肿瘤和中枢神经系统病变的综合性疾患。目前，AIDS 已成为全球最重要的公共卫生问题之一。

一、生物学特性

（一）形态与结构

HIV 呈球形，直径为 100～120nm。内部呈圆锥形，核心含两条相同单股正链 RNA。其外层包绕双层衣壳蛋白（衣壳蛋白 p24 和基质蛋白 p17）。最外层为包膜，表面有两种糖蛋白刺突，即包膜糖蛋白 gp120 和包膜糖蛋白 gp41（图 7-6）。gp120 与 HIV 的特异性吸附、穿入有关。HIV 的糖蛋白极易变异，使其容易逃避免疫系统的识别清除，为该病毒疫苗的研制带来困难。

（二）抵抗力

HIV 在外界环境中的生存能力较弱，对理化因素的抵抗力较低。对热、化学消毒剂较敏感，在液体或血清中 56℃ 30min 可失去感染性，但不能完全灭活，100℃处理 20min 可将 HIV 完全灭活。一般消毒剂，如碘酊、过氧乙酸、戊二醛、次氯酸钠等对 HBV 有效的消毒剂，对 HIV 也有良好的灭活作用。冻干血液制品必须 68℃ 72h 才能灭活病毒。

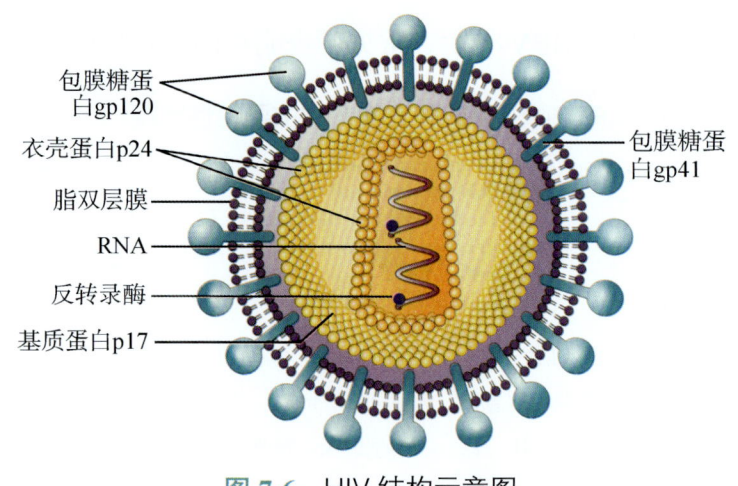

图 7-6　HIV 结构示意图

二、致病性与免疫性

（一）传染源与传播途径

AIDS 的传染源是 HIV 感染者和 AIDS 患者，HIV 主要存在于 HIV 感染者和 AIDS 患者的血液、精液、阴道分泌物、胸腹水、脑脊液、羊水、乳汁等体液中。HIV 感染的主要传播途径包括以下三种：①性传播，包括不安全的同性或异性间的性行为；②血液及血制品传播，输入带有 HIV 的血液或血制品、器官或骨髓移植、人工授精、静脉药瘾者共用被污染的注射器等；③母婴垂直传播，包括经胎盘、产道或哺乳等方式传播。

（二）致病性

HIV 进入机体后选择性地侵入 CD4$^+$ T 细胞、单核吞噬细胞和树突状细胞等。主要表现为 CD4$^+$ T 细胞数量不断减少，最终导致机体细胞免疫功能缺陷，引起各种机会性感染和肿瘤发生。机体从初始感染 HIV 到终末期是一个漫长和复杂的过程，不同阶段的临床表现也存在差异。根据感染后的临床表现，HIV 感染可分为急性期、无症状期和艾滋病期三期。

1. 急性期　通常发生在感染后的 6 个月内。部分感染者在急性期出现 HIV 病毒血症和免疫系统急性损伤相关表现。临床表现以发热最为常见，可伴有咽痛、盗汗、恶心、呕吐、腹泻、皮疹、关节疼痛、淋巴结肿大及神经系统症状。大多数患者临床症状轻微，持续 1～3 周后自行缓解。

2. 无症状期　可从急性期或无明显症状的急性期症状进入此期。持续时间一般为 4～8 年。持续时间的长短与病毒感染的数量和型别、感染途径、机体免疫状况的个体差异、营养条件及生活习惯等因素有关。如国际上报道无症状期的持续时间平均为 8 年，而在我国，男同性恋感染后平均 4.8 年进展到艾滋病期。在无症状期，由于 HIV 在感染者体内的不断复制，感染者免疫系统受损，可出现淋巴结肿大等症状。

3. 艾滋病期　是感染 HIV 后的终末阶段。患者 CD4$^+$ T 细胞数量大量减少。艾滋病期的主要临床表现为 HIV 相关症状、体征，以及细菌、病毒、真菌、原虫等各种机会性感染和卡波西肉瘤、淋巴瘤等肿瘤。常见机会性感染，如肺孢子菌肺炎，结核病，非结核分枝杆菌感染，巨细胞病毒感染，弓形虫脑病，念珠菌、新型隐球菌等真菌感染。

（三）免疫性

HIV 感染后，诱导机体产生体液免疫和细胞免疫，对机体有一定的保护作用。但 HIV 感染 $CD4^+$ T 细胞，引起细胞免疫应答障碍，加之病毒抗原极易变异，逃逸免疫系统的识别清除，因此 HIV 感染者的特异性免疫应答难以终止疾病的进程，患者终生携带病毒。

考点 HIV 的致病性与免疫性

三、微生物学检查

HIV 感染的微生物学检查中，因存在检测的窗口期，需根据情况综合应用抗体检测、核酸检测和 HIV 病毒分离试验。最常见的是检查 HIV 抗体，即 HIV 抗体筛查试验。常用试剂包括酶联免疫吸附试剂、化学发光或免疫荧光试剂等，如筛查试验有反应，进行两次 HIV 抗体复检试验；如试验有反应，再经 HIV 抗体确证试验证实，即可确诊为 HIV 感染。

四、防治原则

（一）预防措施

由于 HIV 疫苗研制困难，防止 HIV 感染的有效措施是预防。主要的综合性预防措施有：①加强卫生宣教工作，普及 AIDS 预防知识；②建立监测机构，加强国境检疫；③加强血制品、捐献器官等的 HIV 检测与管理，严格筛选供血人员；④杜绝吸毒、性滥交，阻断母婴传播；⑤严格进行医疗器械的消毒灭菌，推广一次性注射器，防止医源性感染。

（二）治疗原则

对 HIV 感染的治疗，目前尚无特效药物，普遍推荐联合使用几种（通常为三或四种）抗反转录病毒药物的高效抗反转录病毒治疗（ART，俗称"鸡尾酒疗法"）。如《中国艾滋病诊疗指南（2021年版）》推荐治疗方案中，列出的由核苷类反转录酶抑制剂替诺福韦、核苷类似物拉米夫定、非核苷类反转录酶抑制剂依非韦伦、蛋白酶抑制剂利匹韦林组成的联合疗法等。一些 AIDS 患者经综合治疗后，血中 HIV 含量明显下降，延缓了病程的发展，降低了 AIDS 患者的死亡率。

第5节 其他病毒

一、狂犬病毒

案例 7-4

患儿，男，4岁，一周前在乡下被野狗咬伤手指头，做了简单的清创处理。入院当天患儿自述头痛，于中午开始呕吐，颈部发硬。体温40℃，面色苍白无光泽，神志不清，时有惊厥，两侧瞳孔不等大，光反射迟钝，呼吸深浅不均，节律不齐，听诊肺部有湿啰音。1h 后患儿忽然出现强烈抽搐，呼吸骤停，抢救无效死亡。抽取脑脊液呈微浊状，压力增高，白细胞总数增多。中性粒细胞略有增高。肉眼可见脑组织膨隆，血管充血。镜下可见血管扩张充血，其周有大量的淋巴细胞浸润，神经细胞部分出现变性和坏死，并可见部分区域有软化灶形成。

问题：1. 该病的诊断是什么？依据是什么？
　　　2. 如何预防该病的发生？

狂犬病毒是引起人和动物狂犬病的病原体。狂犬病为人畜共患传染病，病死率极高，是一种对人体健康危害较大的致死性传染病。

狂犬病毒呈弹头状，大小约75nm×180nm，为RNA型病毒，中心为螺旋对称衣壳，外层有包膜。在易感动物或人的中枢神经细胞（以大脑海马回的锥体细胞为主）细胞质内增殖时，形成一个或多个圆形或椭圆形的嗜酸性包涵体，称为内氏小体（又称内基小体）。在动物或人脑组织标本中检测出内氏小体，可作为狂犬病的辅助诊断。

狂犬病毒对外界抵抗力不强，对热、紫外线、日光、干燥比较敏感。易被强酸、强碱、甲醛、碘液、乙醇等灭活。肥皂水、离子型去垢剂或非离子型去垢剂等对本病毒亦有灭活作用。

狂犬病属自然疫源性疾病，传染源主要是病犬，其次是病猫和病狼。人患狂犬病主要是通过患病动物咬伤、抓伤或密切接触引起。在动物发病前5天，人被咬伤后其唾液中的病毒经伤口进入体内，先在肌纤维细胞增殖，进而随血或神经末梢上行至中枢神经系统，在神经细胞内增殖并引起中枢神经系统病理性损伤，然后病毒又沿传出神经扩散至唾液腺及其他组织。

狂犬病潜伏期长短不一，一般为1~3个月，也有短至几天或长达1年以上才出现症状者。人患狂犬病的临床表现主要有狂躁型和麻痹型两种类型，其中狂躁型占多数。狂躁型的主要特点是恐水症，主要表现为吞咽、饮水或在看到水或听见流水声时，恐惧、激动，伴有咽喉及呼吸肌痉挛等，幻觉和兴奋是常见的临床症状。麻痹型狂犬病的主要表现是身体虚弱及松弛型瘫痪，常因临床症状不明显而出现误诊。狂犬病的病死率极高，出现症状后，生存时间很少超过7天。

由于狂犬病患者出现症状后，病死率极高，因此预防是关键。主要措施有：①捕杀患病动物，加强易感动物管理，注射动物用疫苗；②人被患病动物咬伤，应立即用大量清水冲洗伤口，有条件时可用20%的肥皂水及0.1%苯扎溴铵冲洗伤口，再用2%碘液及70%乙醇涂擦，避免缝合及包扎；③用高效价抗狂犬病毒免疫血清作伤口周围与底部浸润注射；④接种疫苗。所有被动物抓伤、咬伤或可能已接触狂犬病毒者，应及时、足量、全程接种狂犬疫苗。有两种接种程序，均具有相同的免疫效果。第一种程序需接种5次，接种时间为暴露当天以及第3、7、14、28天，共需注射5针；第二种程序，接种时间为暴露当天以及第7、21天（或28天），暴露当天需注射2针（左右上臂三角肌），共注射4针，两种接种程序的注射部位成人均为三角肌，避免进行臀部肌内注射。

二、流行性乙型脑炎病毒与其他虫媒病毒

（一）流行性乙型脑炎病毒

流行性乙型脑炎病毒（简称乙脑病毒）是流行性乙型脑炎（简称乙脑）的病原体。

乙脑病毒呈球形，直径为45～50nm，核心为单链RNA，核衣壳呈二十面体对称，有包膜，其表面有糖蛋白刺突。乙脑病毒抗原性稳定，只有一个血清型。

乙脑病毒抵抗力弱，对热、乙醚、丙酮等脂溶剂及常用消毒剂均敏感，56℃ 30min可灭活。低温下可长期保存，常用低温的50%甘油盐水保存本病毒。

乙脑病毒的传染源主要是携带病毒的家畜、家禽和各种鸟类，感染后有短暂的病毒血症，无明显症状，但幼猪的病毒血症时期较长，是本病毒的主要储存宿主和传染源。乙脑病毒的主要传播媒介是蚊子。由于受感染的蚊子可带毒越冬并经卵传代，因此蚊子又是重要的储存宿主。蚊子吸血后，病毒在受染蚊虫唾液腺和肠内繁殖，再叮咬猪、牛、羊等家畜或家禽，可导致动物与蚊的不断循环，若带毒蚊子叮咬易感人群则可引起人体感染。乙脑患者和隐性感染者也可感染蚊子而成为传染源。因此，乙脑病毒的传播方式为动物⇌蚊⇌人。

人群对本病毒普遍易感，但多数表现为隐性感染或轻型感染，少数表现出中枢神经系统症状，导致脑炎。临床分型包括轻型、普通型、重型和极重型。乙脑病毒进入人体后，首先在局部的毛细血管内皮细胞及淋巴结增殖，释放少量病毒入血，形成第一次病毒血症；多数患者表现为头痛、发热、畏寒等上呼吸道感染症状，1周左右可好转。少数患者其病毒随血流播散至肝、脾、淋巴组织内进一步增殖，并再次大量入血，形成第二次病毒血症。仅有极少数患者，病毒可突破血-脑脊液屏障进入脑组织增殖，引起脑组织病变，出现高热、头痛、呕吐、惊厥、抽搐、脑膜刺激征等中枢神经系统症状，病死率较高。幸存者可留下不同程度的后遗症，表现为失语、智力障碍、痴呆、失明、耳聋和偏瘫等。

机体的天然防御功能及适应性免疫在对抗乙脑病毒致病中发挥着重要作用，其中体液免疫起主要作用。乙脑病后或隐性感染后可获得持久免疫力。

乙脑病情重，危害大，目前无特效治疗方法，主要为对症治疗。预防是重点：①防蚊灭蚊；②流行季节到来之前，对易感人群（9个月至10岁）进行乙脑疫苗接种，是预防乙脑流行的重要环节；③同期对流行区的猪接种疫苗，可降低猪和人的发病率。

（二）其他虫媒病毒

除乙脑病毒外，其他常见的虫媒病毒有森林脑炎病毒、登革病毒，其传播媒介、流行特点、致病性及预防原则等见表7-5。

表7-5　其他虫媒病毒的致病性及预防原则

分类	森林脑炎病毒	登革病毒
传播媒介	蜱	伊蚊
储存宿主	蜱	人和灵长类动物
流行季节	春季、夏季	夏季
主要流行区	俄罗斯，东欧及北欧地区，我国东北及西北某些地区	热带、亚热带，我国广东、福建、海南、广西等地
致病性	森林脑炎。自然界由蜱在兽类和野鸟中传播，当蜱叮咬人体时引起感染，出现高热、头痛、呕吐、颈项强直、昏睡、肢体弛缓性瘫痪等症状	登革热。病毒在人和蚊之间传播，人感染病毒后，可出现发热、肌肉和关节酸痛、淋巴结肿胀等，当再次感染时可出现登革出血热、登革休克综合征
预防原则	预防重点是：灭蜱、防蜱叮咬，用灭活疫苗预防效果较好；疫苗接种是控制森林脑炎的重要措施	防蚊、灭蚊，国内尚无经审批注册的登革热疫苗

三、疱疹病毒

疱疹病毒是一群中等大小、结构相似、有包膜的双链 DNA 病毒。引起人类疾病的疱疹病毒主要有单纯疱疹病毒、水痘-带状疱疹病毒、巨细胞病毒、EB 病毒。

人类常见的疱疹病毒的所致疾病、潜伏感染部位及防治原则见表 7-6。

表 7-6　人类常见的疱疹病毒致病性及防治原则

病毒类型	所致疾病	潜伏感染部位	防治原则
单纯疱疹病毒Ⅰ型	生殖器以外的皮肤、黏膜和器官感染，如齿龈口炎、唇疱疹、疱疹性脑炎、角膜炎、先天性畸形等。有复发性局部疱疹倾向	三叉神经节、颈上及迷走神经节神经细胞	无特异预防，治疗用碘苷、阿糖胞苷、阿昔洛韦、干扰素，但不能清除潜伏病毒
单纯疱疹病毒Ⅱ型	生殖器疱疹、新生儿疱疹	骶神经节神经细胞	同上
EB 病毒	传染性单核细胞增多症、伯基特淋巴瘤、鼻咽癌、霍奇金病	B 淋巴细胞	亚单位疫苗和基因工程疫苗正在试用
水痘-带状疱疹病毒	原发：水痘（儿童），多分布于躯干，出现丘疹、水疱、脓疱疹。复发：带状疱疹（成人），沿神经走向分布	脊髓后根神经节或脑神经的感觉神经节	减毒活疫苗预防。治疗用阿昔洛韦、阿糖腺苷、干扰素
巨细胞病毒	巨细胞包涵体病，输血后传染性单核细胞增多症和肝炎、先天畸形等	唾液腺、乳腺、肾、外周血单核细胞及淋巴细胞	减毒活疫苗已研制成功，正在试用，亚单位疫苗、基因工程疫苗仍在研制中

四、出血热病毒

出血热病毒是由节肢动物或啮齿动物传播，引起病毒性出血热的一大类病毒。病毒性出血热的主要临床特征是高热、出血、低血压和较高的死亡率。不同的出血热病毒传播途径不同，包括蜱媒传播、蚊媒传播、动物源性传播和其他途径传播。出血热病毒种类众多，包括汉坦病毒、埃博拉病毒等，见表 7-7。

表 7-7　出血热病毒致病性及防治原则

病毒类型	所致疾病	防治原则
汉坦病毒	肾综合征出血热和汉坦病毒肺综合征。肾综合征出血热典型的临床表现为高热、出血和肾功能损害。初期患者眼结膜、咽部及软腭充血，软腭、腋下、前胸等处有出血点，常伴有三痛（头痛、眼眶痛、腰痛）及三红（面、颈、上胸部潮红），病情加重后表现为多脏器出血及肾衰竭。汉坦病毒肺综合征主要临床特征为发热、进行性加重的咳嗽以及急性呼吸衰竭。初期患者有畏寒、发热、肌痛、头痛等非特异性症状，几天后迅速出现咳嗽、气促和呼吸窘迫，继而出现呼吸衰竭，病死率较高	灭鼠、防鼠是预防的关键。我国研制的灭活疫苗已取得了良好的效果，治疗主要是单克隆抗体及对症与支持疗法

病毒类型	所致疾病	防治原则
埃博拉病毒	埃博拉出血热为高传染性疾病，起病急，初期表现为高热、头痛、肌痛、乏力等非特异性症状，随后病情进行性加重，出现呕吐、腹痛、腹泻等症状。几天后，患者出现呕血、黑便、瘀斑、黏膜出血等，后发生休克、多器官功能障碍、弥散性血管内凝血和肝肾功能衰竭，病死率高	无有效疫苗，采取综合性措施预防。无有效治疗药物，主要采取强化支持疗法

自 测 题

A1 型题

1. 流行性感冒的病原体是（　　）
   A. 流行性感冒杆菌　　B. 流感病毒
   C. 副流感病毒　　　　D. 呼吸道合胞病毒
   E. 鼻病毒

2. 麻疹病毒的致病性与免疫性，下列各项错误的是（　　）
   A. 通过呼吸道飞沫传播
   B. 易并发肺炎
   C. 病后免疫力不牢固
   D. 麻疹疫苗接种能有效预防感染
   E. 全身斑丘疹为其特点

3. 造成流感世界性大流行的原因是（　　）
   A. 流感病毒型别多，毒力强
   B. 流感病毒抗原性弱，免疫力不强
   C. HA 和 NA 之间易发生基因重组
   D. 甲型流感病毒易形成新的亚型
   E. HA 和 NA 易发生点突变

4. 甲型流感病毒分型的依据是（　　）
   A. 核蛋白　　　　　　B. 血凝素医学
   C. 神经氨酸酶　　　　D. 血凝素和神经氨酸酶
   E. 多聚 RNA 酶

5. 不属于肠道病毒共同特点的是（　　）
   A. 为裸露的小核糖核酸病毒
   B. 耐酸，耐乙醚
   C. 核酸有感染性
   D. 只在肠道增殖并引起腹泻
   E. 可侵犯神经系统及其他组织

6. 脊髓灰质炎病毒的感染方式是（　　）
   A. 经媒介昆虫叮咬　　B. 经口食入
   C. 经呼吸道吸入　　　D. 经血液输入
   E. 经皮肤接触

7. 与口服脊髓灰质炎减毒活疫苗注意事项不符的是（　　）
   A. 注意疫苗是否失效
   B. 勿用热开水和母乳送服
   C. 疫苗在运输途中要注意冷藏
   D. 为避免其他肠道病毒干扰，宜在冬季服用
   E. 需连续服三次，每次间隔一年

8. 脊髓灰质炎病毒的致病特点不包括（　　）
   A. 传播方式主要是粪-口途径
   B. 可形成两次病毒血症
   C. 少数感染者表现为隐性感染
   D. 易侵入中枢神经系统造成肢体痉挛性瘫痪
   E. 易感者多为 5 岁以下幼儿

9. 婴幼儿腹泻最常见的病原体是（　　）
   A. 柯萨奇病毒　　　　B. 埃可病毒
   C. 轮状病毒　　　　　D. 腺病毒
   E. 呼肠孤病毒

10. 可致慢性肝炎或肝硬化的病毒为（　　）
    A. HAV，HBV 和 HCV
    B. HBV，HCV 和 HDV
    C. HCV，HDV 和 HEV
    D. HDV，HEV 和 HAV
    E. HEV，HAV 和 HBV

11. 以下不是 HBV 传播途径的是（　　）
    A. 分娩和哺乳
    B. 共用牙刷，剃须刀等

C. 输血，血浆及血液制品

D. 性接触

E. 蚊媒传播

12. 对 HBcAg 叙述错误的是（　　）

    A. 存在于 Dane 颗粒的内部

    B. 具有较强抗原性

    C. 不易在血液循环中检出

    D. 相应抗体具有保护作用

    E. 可在感染肝细胞膜上表达

13. 乙肝主要的保护性抗体是（　　）

    A. 抗 -HBs IgA　　B. 抗 -HBs IgG

    C. 抗 -HBe IgA　　D. 抗 -HBc IgM

    E. 抗 -HBc IgG

14. 属于缺陷病毒的是（　　）

    A. HAV　　B. HBV

    C. HCV　　D. HDV

    E. HEV

15. 血液中不易查到的 HBV 抗原是（　　）

    A. HBsAg　　B. HBcAg

    C. HBeAg　　D. pre-S1

    E. pre-S2

16. 通过同性或异性的性接触而感染的病毒是（　　）

    A. HIV

    B. 水痘 - 带状疱疹病毒

    C. 甲肝病毒

    D. 埃可病毒

    E. 轮状病毒

17. HIV 主要攻击和破坏人体的免疫细胞是（　　）

    A. $CD4^+$ T 细胞　　B. $CD8^+$ T 细胞

    C. B 淋巴细胞　　D. 巨噬细胞

    E. NK 细胞

18. 常通过吸毒人员共用污染的注射器而传播的病毒是（　　）

    A. 水痘 - 带状疱疹病毒

    B. 柯萨奇病毒 A 组

    C. 柯萨奇病毒 B 组

    D. 乙脑病毒

    E. HIV

19. 形态呈弹头的病毒是（　　）

    A. 单纯疱疹病毒

    B. 巨细胞病毒

    C. 水痘 - 带状疱疹病毒

    D. 狂犬病毒

    E. EB 病毒

20. 可在人体中枢神经细胞内增殖而引起恐水病的病毒是（　　）

    A. 狂犬病毒

    B. 乙脑病毒

    C. 脊髓灰质炎病毒

    D. 森林脑炎病毒

    E. 巨细胞病毒

（宫建玲　王　利）

第 8 章 其他微生物

> **学习目标**
> 1. 养成求真务实、积极探索的科学精神和爱岗敬业、甘于奉献的职业品格。
> 2. 能描述支原体、衣原体、立克次体、螺旋体、真菌的概念。
> 3. 能说出其他微生物的生物学特点及致病性。
> 4. 能简述其他微生物所致疾病的防治原则及了解放线菌的医学意义。
> 5. 运用所学知识开展其他微生物所致疾病的防治、护理和开展健康教育。

第 1 节 螺 旋 体

案例 8-1

患者，男，30岁。3个月前生殖器冠状沟处出现单发的不痛溃疡，未经治疗，1个月后自愈。近1个月四肢、躯干出现红色斑丘疹。入院查体：颈部、腋下淋巴结肿大，掌跖见硬性脓疱，带鳞屑，外生殖器无皮损。该患者既往有不洁性生活史。

问题：1. 患者可能患了什么疾病？
　　　2. 该病应如何防治？

螺旋体（spirochete）是一类细长、柔软、弯曲呈螺旋状，运动活泼的原核细胞型微生物。其基本结构及生物学性状与细菌相似，对多种抗生素敏感。螺旋体在自然界及动物体内广泛存在，种类很多。螺旋体分类的主要依据是根据螺旋数量、螺旋规则程度和螺旋间距，可分为钩端螺旋体属、密螺旋体属和疏螺旋体属（图8-1）。其中钩端螺旋体属螺旋细密、规则，一端或两端弯曲呈钩状；密螺旋体属螺旋细密、规则，两端尖细；疏螺旋体属有3～10个稀疏不规则的螺旋，呈波纹状。其中对人致病的主要有钩端螺旋体和梅毒螺旋体。

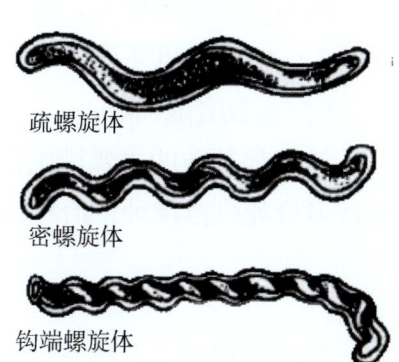

图 8-1　各种螺旋体形态

一、钩端螺旋体

钩端螺旋体属于钩端螺旋体属，可引起人类或动物钩端螺旋体病（简称钩体病）。该病呈世界性分布，我国以南方各省份多见。

（一）生物学性状

钩端螺旋体菌体纤细，呈圆柱形，长6～12μm，宽0.1～0.2μm，螺旋排列细密而规则，一端或两端弯曲呈钩状，呈现问号状、C形或S形等形状，运动十分活泼，是唯一可以人工

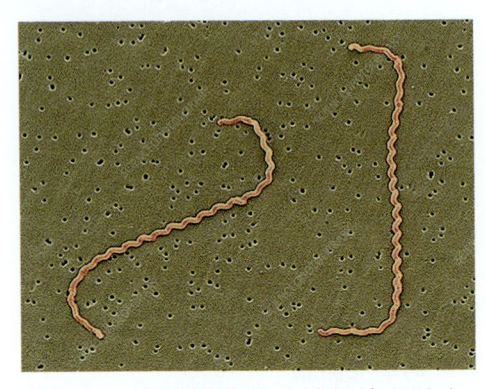

图 8-2　钩端螺旋体（镀银染色法）

培养的螺旋体。在暗视野显微镜下反光的钩端螺旋体像一串细小闪亮的珍珠，革兰氏染色阴性，但难着色，常用镀银染色法，呈棕褐色（图 8-2）。

钩端螺旋体的培养特性是需氧或微需氧，营养要求特殊，常用柯氏培养基（内含无菌兔血清）培养。生长缓慢，在液体培养基中分裂一次需 8h，28℃培养 1 周后呈半透明云雾状。在固体培养基上，28℃培养 2 周后，可形成半透明、不规则的扁平菌落，菌落直径为 1～2mm。

钩端螺旋体抵抗力弱，60℃ 1min 即死亡，1% 苯酚、1% 漂白粉处理 10～30min 即可杀灭。对青霉素、庆大霉素等敏感。钩端螺旋体在自然界中活力较强，在 4℃冰箱、潮湿土壤、水中可存活数周或数月，这一特性对钩体病的传播具有重要作用。

（二）致病性与免疫性

钩体病是人畜共患传染病，流行季节多在夏、秋季。鼠和猪是主要传染源和储存宿主。动物感染后多呈隐性感染或症状较轻，但钩端螺旋体在其肾内繁殖，并随尿液排出，污染水和土壤，人与污染的水或土壤接触，钩端螺旋体经破损的皮肤、黏膜感染人，经淋巴系统或血液引起钩端螺旋体血症，患者出现中毒性败血症症状，主要表现为高热、头痛、腰痛、腿痛（腓肠肌压痛）、眼结膜充血、浅表淋巴结肿大。后期表现为组织器官的出血和坏死。钩体病临床表现差异较大，根据病情轻重或受损脏器的不同，分为流感伤寒型、黄疸出血型、肺出血型、肾衰竭型、脑膜脑炎型等。

病后或隐性感染后，机体可获得对同型钩端螺旋体的持久免疫力，以体液免疫为主。发病后 1～2 周，机体即可产生特异性 IgM 和 IgG 抗体。

（三）防治原则

钩体病预防的主要措施以防鼠、灭鼠为主，做好家畜的管理，保护水源；对易感人群可进行多价死疫苗接种；治疗首选青霉素。

二、梅毒螺旋体

梅毒螺旋体，又称苍白密螺旋体，是引起人类梅毒的病原体，梅毒是性传播疾病中危害较严重的一种。

（一）生物学性状

梅毒螺旋体菌体细长，长 4～14μm，宽 0.1～0.2μm，由 8～14 个整齐规则、固定不变、折光性强的螺旋构成，运动活泼，在暗视野显微镜下易于观察。革兰氏染色阴性，但难着色，用镀银染色呈棕色（图 8-3）。

梅毒螺旋体抵抗力极弱，对温度和干燥均敏感，离开人体不易生存，煮沸、日光、肥皂水和普通消毒剂均可迅速将其杀灭。血液中 4℃ 3 天即失去感染性，故在血库冷藏 3 天以上的血液无传染梅毒的危险。梅毒螺旋体对化学消毒剂敏感，1%～2% 苯酚处理数分钟即死亡。

对青霉素、四环素、红霉素敏感。

（二）致病性与免疫性

人是梅毒螺旋体唯一的宿主，也是唯一的传染源。梅毒螺旋体可由患病的孕妇经胎盘进入胎儿血流引起先天性梅毒。常导致流产、早产或死胎；或新生儿出生后有锯齿形牙、马鞍鼻、间质性角膜炎、先天性耳聋等症状。多数梅毒螺旋体通过性接触传播、血液传播引起获得性梅毒，临床上分为三期。

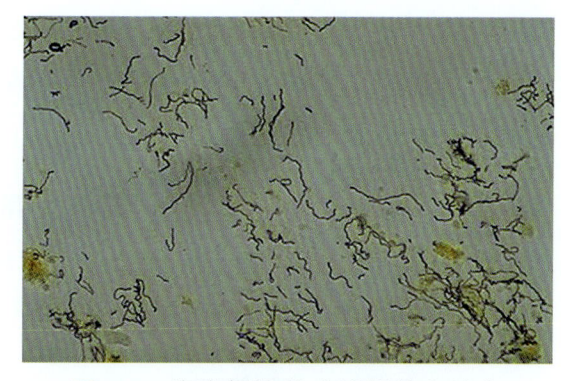

图 8-3 梅毒螺旋体（镀银染色法）

1. 一期梅毒　感染发生 2~10 周后，常在患者外生殖器出现无痛性硬结及溃疡，称硬下疳，其溃疡渗出物含有大量梅毒螺旋体，传染性极强。典型的硬下疳界线清楚、边缘略隆起，疮面较平坦、清洁。硬下疳常可自然愈合，经 2~3 个月无症状时期后进入第二期。

2. 二期梅毒　患者全身淋巴结肿大，全身皮肤黏膜出现铜红色皮疹，密集不融合，称梅毒疹，多见于躯干及四肢。在梅毒疹及淋巴结中有大量螺旋体。二期梅毒患者未经治疗，3 周至 3 个月后症状可消退，其中多数患者发展进入第三期。一、二期梅毒又称为早期梅毒，传染性强，但组织破坏性较小。

3. 三期梅毒　又称晚期梅毒。此期表现为皮肤黏膜的溃疡性损害或内脏器官的肉芽肿样病变（梅毒瘤）。严重患者引起心血管及中枢神经系统损害，导致动脉瘤、脊髓痨及全身麻痹等，危及生命。此期病灶中不易找到梅毒螺旋体，传染性小。

（三）防治原则

梅毒预防的主要措施是加强卫生宣传教育和社会管理，目前尚无疫苗预防。对患者应早诊断、早治疗，青霉素为首选药。

第 2 节　立克次体

立克次体是一类以节肢动物为传播媒介，严格细胞内寄生的原核细胞型微生物，主要引起斑疹伤寒、恙虫病、斑点热等传染病。立克次体病有一定的地区性和季节性。我国常见的致病性立克次体包括普氏立克次体、地方性斑疹伤寒立克次体（又称莫氏立克次体）与恙虫病立克次体三种。

立克次体具有如下共同特点：①专性细胞内寄生；②呈多形性，主要是球杆状或杆状，大小介于细菌和病毒之间，革兰氏染色阴性，具有细胞壁；③核酸类型包括 DNA 和 RNA 两种；④繁殖方式为二分裂；⑤节肢动物是其传播媒介、寄生宿主或储存宿主；⑥多引起人畜共患传染病，人类主要临床表现为发热、头痛及出疹；⑦对广谱抗生素敏感。

立克次体对热、光照及化学消毒剂的抵抗力较弱。加热 56℃ 数分钟可死亡。在 0.5% 苯酚溶液及 75% 乙醇中数分钟可被杀灭。耐干燥、寒冷。在干燥虱粪中可保持传染性半年左右。对四环素、氯霉素等抗生素敏感，但磺胺类药物能促进立克次体生长繁殖。

立克次体的致病因素主要是内毒素和磷脂酶 A，通过吸血节肢动物如虱、蚤、蜱、螨等的叮咬或粪便污染伤口而感染，或经呼吸道、消化道等途径侵入人体，引起人畜共患疾病（自然疫源性疾病），主要表现为发热、皮疹，严重者可出现神经系统、心血管系统并发症。常见的立克次体及所致疾病见表8-1。

表8-1 常见立克次体及致病性

种类	感染方式	所致疾病	临床表现
普氏立克次体	人虱叮咬	流行性斑疹伤寒	高热、肌肉痛、皮疹，伴神经系统、心血管系统或其他实质脏器损害
地方性斑疹伤寒立克次体	鼠蚤叮咬	地方性斑疹伤寒	与流行性斑疹伤寒相似，但症状较轻，病程较短
恙虫病立克次体	恙螨幼虫叮咬	恙虫病	高热、淋巴结肿大，被叮咬部位有溃疡后形成焦痂，心血管系统及肝、脾、肺等被损害

感染后机体抗感染免疫以细胞免疫为主。病后可获得持久的特异性免疫力。

用变形杆菌的某些菌株代替立克次体作为抗原，与患者血清作定量凝集反应，测定患者血清中相应的抗体及其含量，辅助诊断立克次体病，此试验称为外斐反应。

立克次体病预防的重点是控制和消灭储存宿主和媒介节肢动物；注意个人卫生与防护；特异性预防主要用死疫苗或减毒活疫苗；治疗可用氯霉素、环丙沙星等。

第3节 衣原体

衣原体（chlamydia）是一类能通过细菌滤器、严格细胞内寄生、有独特发育周期的原核细胞型微生物。衣原体广泛寄生在人类、禽类和哺乳动物中，仅有少数衣原体引起人类沙眼、泌尿生殖道和呼吸道感染。

衣原体具有如下共同特点：①革兰氏染色阴性，呈圆形或椭圆形，有细胞壁，但无肽聚糖；②同时有DNA和RNA两种核酸；③具有独特的发育周期，二分裂繁殖；④对多种抗生素敏感。

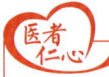

为实验亲身感染沙眼病原体的汤飞凡

汤飞凡是中国第一代病毒学家，是最早研究支原体的微生物学家之一。1955年，他经过几百次试验，终于分离出世界上第一株沙眼病原体。他将沙眼病原体接种在自己的眼睛里，结果引起典型的沙眼症状，随后他又从自己眼睛里分离出这株病原体。1956年，他发表分离沙眼病原体成功的研究报告，得到世界医学界的承认，故沙眼病毒也被称为"汤氏病毒"。

一、生物学性状

衣原体有独特的发育周期（图8-4）。光镜下可见到两种形态，即原体和始体。原体呈球形，小而致密，有细胞壁，无繁殖能力，有高度感染性，吉姆萨染色呈紫色。始体又称网状小体，呈球形，大而疏松，无细胞壁，有繁殖能力，无感染性，吉姆萨染色呈蓝色。原体一般经 8～12h 发育为始体，24～36h 后始体分裂繁殖，30～45h 形成子代原体，48～72h 宿主细胞破裂，释放子代原体。在宿主细胞内，始体可以在细胞质内形成包涵体。

衣原体因缺乏代谢所需的能量来源，必须在宿主细胞内寄生，不能在人工培养基上生长，多用鸡胚接种、动物接种和细胞培养。

衣原体抵抗力较弱，耐冷不耐热，60℃仅能存活 5～10min，–70℃可保存数年，冷冻干燥可以保存数十年。2% 甲酚作用 5min 则失去活性。对红霉素、多西环素、磺胺类等药物敏感。

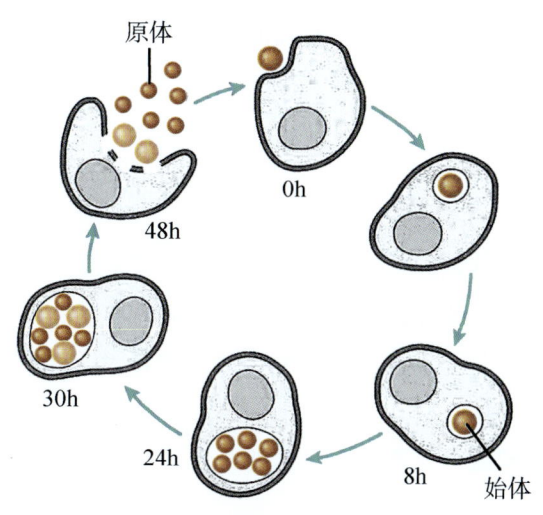

图 8-4 衣原体的发育周期

二、致病性和免疫性

衣原体广泛寄生于人、哺乳动物及鸟类。多数不致病，仅少数致病，如沙眼衣原体、肺炎衣原体、鹦鹉热衣原体，最常见的是沙眼衣原体。

衣原体含有类似细菌内毒素样的物质。主要引起沙眼、包涵体结膜炎、非淋菌性尿道炎、性病淋巴肉芽肿及呼吸道感染。致病性衣原体所致各种疾病的传播途径及主要临床表现见表 8-2。

表 8-2　致病性衣原体所致疾病比较

所致疾病	种类	传播途径	主要临床表现
沙眼	沙眼衣原体沙眼生物亚种 A、B、C 血清型	眼—眼；眼—手—眼	早期出现结膜炎。慢性期出现结膜瘢痕，眼睑内翻、倒睫、角膜血管翳，严重者导致失明，是目前致盲的首位病因
包涵体结膜炎	沙眼衣原体沙眼生物亚种 B、D～K 血清型	产道感染；眼—手—眼或接触污染游泳池水	新生儿急性化脓性结膜炎（包涵体脓漏眼）；成人滤泡性结膜炎，俗称游泳池结膜炎
泌尿生殖道感染	沙眼衣原体沙眼生物亚种 B、D～K 血清型	性接触或非性接触方式	尿道炎、附睾炎、前列腺炎、阴道炎、宫颈炎、输卵管炎、盆腔炎
性病淋巴肉芽肿	沙眼衣原体性病淋巴肉芽肿亚种	性接触	男性多侵犯腹股沟淋巴结，引起化脓性淋巴结炎、慢性淋巴肉芽肿；女性多侵犯会阴、肛门、直肠，形成肠-皮肤瘘管或会阴-肛门-直肠狭窄和梗阻
呼吸道感染	肺炎衣原体；鹦鹉热衣原体	呼吸道	肺炎、支气管炎、鼻窦炎、咽炎等

三、防治原则

沙眼预防的重点是注意个人卫生，不使用公用毛巾和面盆，避免直接或间接感染。泌尿生殖道感染的预防措施与其他性病预防相同。

治疗主要使用红霉素、利福平、氯霉素、四环素等。新生儿可在出生时用 0.5% 红霉素眼膏或1%硝酸银滴眼,预防新生儿眼结膜炎。

> **考点** 沙眼的传播途径和疾病发展

第4节 支 原 体

> **案例 8-2**
>
> 患者,男,28岁。近1周常有黏液脓性分泌物从尿道口流出,排尿时淋漓不尽,有"放射状疼痛"。检查:尿道分泌物涂片革兰氏染色镜检和细菌培养无淋球菌,尿液离心沉淀后培养检出支原体。
>
> **问题:** 该患者初步诊断是什么?

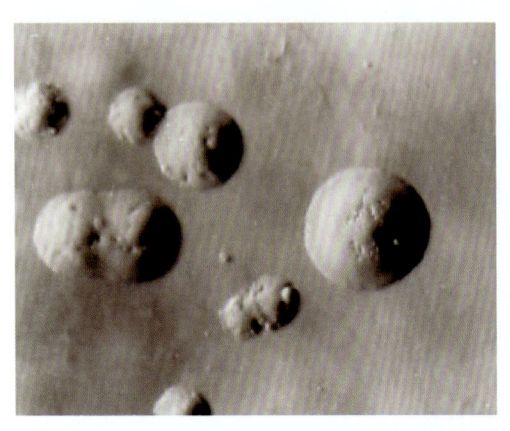

图 8-5 支原体油煎蛋状菌落

支原体是一类没有细胞壁,能在无生命培养基中生长繁殖的最小的原核细胞型微生物。能通过细菌滤器,常给细胞培养工作带来污染的麻烦。由于其能形成有分支的长丝,故称为支原体。

支原体形态多样,多呈球形、双球形和丝状。革兰氏染色阴性,但不易着色,吉姆萨染色呈蓝紫色。营养要求比一般细菌高,以二分裂法繁殖,也可以出芽、分支等方式繁殖,生长缓慢,在固体培养基中经2~3天培养后出现油煎蛋状菌落(图8-5)。

支原体对热的抵抗力弱,56℃经30min即可死亡,在空气中或干燥的标本内很快死亡。耐冷,在-70℃或冷冻干燥可长期保存。对脂溶剂和常用消毒剂敏感。因无细胞壁结构,故对青霉素类抗生素不敏感。因细胞质中有核糖体,支原体对大环内酯类、氨基糖苷类和四环素类抗生素敏感。

支原体广泛分布于自然界,对人致病的主要是肺炎支原体、解脲支原体、人型支原体和生殖器支原体。肺炎支原体经呼吸道传播,引起支原体肺炎,多发于夏末秋初。患者可表现为发热、头痛、持续顽固性咳嗽、胸痛等症状,X线检查肺部有明显浸润,个别伴有心血管、神经症状和皮疹等肺外组织和器官病变。由于支原体有传染性,应注意隔离,可选用大环内酯类抗生素治疗。解脲支原体正常寄居于人体泌尿生殖道,在一定条件下引起疾病。解脲支原体主要通过性途径传播,引起非淋菌性尿道炎,男性前列腺炎、附睾炎,女性阴道炎、宫颈炎。孕妇感染后可引起早产、流产、死胎,经产道感染引起新生儿肺炎或脑膜炎。研究证据支持解脲支原体感染可引起不孕。主要原因包括解脲支原体能吸附于精子表面阻碍精子运动,解脲支原体与精子有共同抗原,可引起超敏反应等。

第5节 放 线 菌

放线菌是一类介于细菌和真菌之间的单细胞原核细胞型微生物。由分枝状的菌丝体和孢子组成,种类繁多。绝大多数放线菌为有益菌,至今已报道过的近万种抗生素中,约70%

由放线菌产生。

对人致病的放线菌主要有衣氏放线菌，常寄生于人和动物口腔、上呼吸道、胃肠道和泌尿生殖道，属正常菌群。在人体抵抗力减弱、口腔卫生不良、拔牙或外伤时引起内源性感染，导致软组织的化脓性炎症。感染多呈慢性无痛性过程，并常伴有多发性瘘管形成，瘘管排出的脓液中可找到肉眼可见的黄色小颗粒，称为硫黄样颗粒，实为放线菌在组织中形成的菌落。

注意口腔卫生，预防牙病发生和牙病早日治疗是预防放线菌病的主要方法。治疗可用青霉素、四环素或磺胺类抗菌药物。

第6节 真 菌

案例 8-3

> 患儿，男，2岁。因发热2天入院。3周前曾因感冒、咳嗽家长自行让患儿服用抗生素10天。2天前出现发热、流口水、拒绝进食。入院查体：体温38℃，脉搏120次/分，呼吸26次/分。口腔黏膜内有白色膜状物，涂片镜检有出芽酵母菌和假菌丝。
> 问题：1. 幼儿患何种疾病？
> 2. 该病原体在什么情况下可引起感染？

真菌是一大类真核细胞型微生物，有典型的细胞核和完善的细胞器，不含叶绿素，无根、茎、叶的分化。真菌广泛分布于自然界，大多数对人无害，有的甚至对人类有益，广泛用于医药、食品及农业等领域，如酿酒、发酵、抗生素生产等，具有重要的经济价值。某些真菌能导致农产品、食品、饲料、衣物等发生霉变，少数真菌还能引起人和动植物疾病。引起人类疾病的真菌有400余种，包括致病性真菌、条件致病性真菌、产生毒素以及致癌物质的真菌等。近年来真菌感染明显上升，这与滥用抗生素引起菌群失调和应用激素、抗癌药物导致免疫低下有关，应引起注意。

考点 真菌的概念及常见致病性真菌

一、真菌概述

（一）生物学性状

1. 形态与结构 真菌比细菌大几倍至几十倍，细胞壁不含肽聚糖，主要由多糖（约占比75%）与蛋白质（约占比25%）组成。因缺乏肽聚糖，故青霉素、头孢菌素对真菌无作用。真菌按形态可分为单细胞真菌和多细胞真菌两类。

（1）单细胞真菌 呈圆形或卵圆形，常见于酵母菌或类酵母菌，对人致病的主要有新型隐球菌和白念珠菌。以芽生方式繁殖，芽生孢子成熟后脱落成独立个体。

（2）多细胞真菌 又称丝状真菌或霉菌，由菌丝和孢子组成。各种丝状真菌长出的菌丝和孢子形态不同，是鉴别真菌的重要标志。

1）菌丝：真菌的孢子在环境适宜情况下长出芽管，逐渐延长呈丝状，称为菌丝。不同种类的真菌有不同形态的菌丝，如螺旋状、球拍状、结节状、鹿角状、关节状等，故菌丝形态有助于鉴别真菌（图8-6）。根据结构差异，菌丝可以分为有隔菌丝和无隔菌丝两种；根据功能，菌丝可以分为营养菌丝、气生菌丝和生殖菌丝三种。

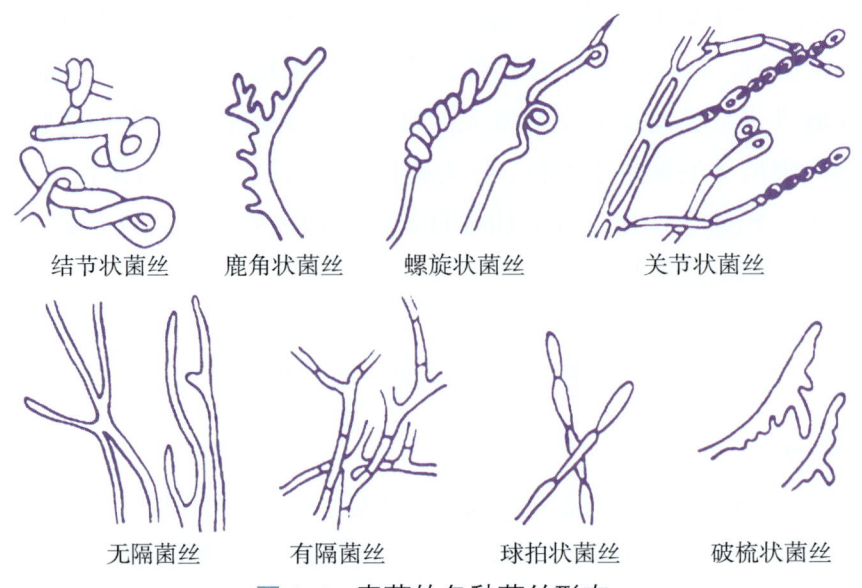

图 8-6　真菌的各种菌丝形态

2）孢子：是真菌的繁殖器官，由生殖菌丝产生。孢子可分有性孢子和无性孢子两种，病原性真菌大多形成无性孢子。无性孢子可分为叶状孢子、分生孢子和孢子囊孢子三种。孢子的形态也有助于鉴别真菌。真菌的孢子与细菌的芽孢不同，其抵抗力不强，加热60℃短时间即可死亡。

2. 培养特性　真菌的营养要求不高，常用沙氏葡萄糖琼脂培养基培养。最适 pH 为 4.0～6.0，浅部感染真菌的最适温度为 22～28℃，某些深部感染真菌在 37℃ 中生长最好，培养真菌需较高的湿度与氧气。单细胞真菌形成与细菌菌落相似的酵母型菌落，有些单细胞真菌在出芽繁殖后，芽管延长不与母细胞脱离成为假菌丝，形成类酵母菌落。多细胞真菌的菌落呈棉絮状、绒毛状或粉末状，菌落正背两面呈现不同的颜色，可作为鉴定真菌的参考。

考点　真菌的培养特性

3. 抵抗力　真菌对干燥、紫外线及一般消毒剂有较强的抵抗力，但对热的抵抗力不强，60℃ 1h 可杀死菌丝和孢子。真菌对石炭酸、碘酊或 10% 甲醛溶液较敏感。制霉菌素、两性霉素 B、酮康唑等对真菌感染有抑制作用。

（二）真菌的致病性与免疫性

1. 致病物质　白念珠菌、黄曲霉的细胞壁糖蛋白有内毒素样活性，能引起组织化脓性反应和休克。白念珠菌具有黏附人体细胞的能力，随着其芽管的形成，黏附力加强。新型隐球菌的荚膜有抗吞噬作用。

2. 所致疾病

（1）致病性真菌感染　为外源性真菌感染，可引起皮肤、皮下组织和全身性真菌感染。根据感染部位可分为浅部真菌感染和深部真菌感染：①浅部真菌感染，如皮肤癣菌，该菌经接触传播，引起皮肤局部炎症，如各种癣病。②深部真菌感染，如申克孢子丝菌，感染后能在吞噬细胞中生存、繁殖，引起慢性肉芽肿或组织溃疡坏死。

（2）条件致病性真菌感染　为内源性真菌引起的感染，如白念珠菌、毛霉菌在正常情况下不致病，但在长期应用广谱抗生素、激素、免疫抑制剂或放射治疗后造成菌群失调或机体免疫力下降的情况下，则可造成感染。

（3）超敏反应性疾病　某些真菌的孢子或菌丝成分具有抗原性，当敏感患者吸入或食入时可引起Ⅰ型超敏反应，如荨麻疹、变应性皮炎与哮喘等，还有一些不明原因的Ⅲ型或Ⅳ型超敏反应。

（4）真菌性中毒症　粮食受潮霉变后产生真菌，摄入真菌或其产生的毒素后可引起急、慢性中毒称为真菌中毒症。发病有地区性和季节性，但没有传染性，粮食多次搓洗可以减少污染的毒素，有一定的预防作用。

（5）真菌毒素与肿瘤的关系　近年来不断发现有些真菌毒素与肿瘤有关，研究最多的是黄曲霉毒素，其毒性很强，小剂量即可有致癌作用。大鼠试验饲料中含百万分之0.015（0.015ppm）黄曲霉毒素即可诱发肝癌。

> **考点**　黄曲霉毒素与肝癌的关系

3. 免疫性

（1）固有免疫　最主要的是皮肤黏膜屏障，一旦破损、受创伤或放置导管等，真菌即可入侵引起感染。

（2）适应性免疫　一般认为真菌感染的恢复主要靠细胞免疫，激活的巨噬细胞、NK细胞和Tc细胞等参与对真菌的杀伤。

（三）微生物学检查

1. 标本采集　浅部感染真菌的检查取皮屑、毛发、指（趾）甲屑等标本，深部感染真菌的检查可根据病情取痰、血液、脑脊液等标本。

2. 直接镜检和意义　皮屑、毛发、指（趾）甲屑等标本若镜下见菌丝或孢子，即有诊断意义，但一般不能确定其菌种；白念珠菌感染则取材涂片，经革兰氏染色后镜检；隐球菌感染取脑脊液离心，沉淀物用墨汁负染色后镜检。结果的判断：①阴道、痰等分离出白念珠菌需多次阳性才有意义。②皮肤癣菌菌丝肥大粗长，提示处于活跃状态。③墨汁负染法对新型隐球菌的诊断有意义。

3. 分离培养　直接镜检不能确诊时应做真菌培养，可用沙氏葡萄糖琼脂培养基培养，于镜下观察菌丝、孢子特征进行鉴定。

（四）防治原则

真菌由于表面抗原性弱，无有效的预防疫苗。皮肤癣菌病的预防主要是注意清洁卫生，保持鞋袜干燥，防止真菌滋生，避免直接或间接与患者接触。对于条件致病性真菌感染，主要的预防措施是去除诱因，合理使用抗生素，局部治疗可用咪康唑霜、克霉唑软膏。若疗效不佳或深部感染可口服抗真菌药物如两性霉素B、制霉菌素等。

二、常见病原性真菌

（一）皮肤癣菌

皮肤癣菌具有嗜角质蛋白的特性，能产生角蛋白酶水解角蛋白，在皮肤局部大量繁殖后通过机械刺激和代谢产物的作用引起局部炎症，病变只限于角化的表皮、毛发和指（趾）甲，引起皮肤浅部的感染，因不接触组织细胞，很少引起宿主细胞反应。皮肤癣菌分毛癣菌、表皮癣菌和小孢子癣菌3个属。目前已知皮肤癣菌对人致病的有20多种，三者的特点见表8-3。

表8-3 皮肤癣菌的孢子、菌丝及侵害部位

菌属	孢子	菌丝	侵害部位
毛癣菌	大分生孢子、小分生孢子	螺旋状、球拍状	皮肤、指（趾）甲、毛发
表皮癣菌	大分生孢子	鹿角状、结节状	皮肤、指（趾）甲
小孢子癣菌	大分生孢子、小分生孢子	球拍状、破梳状	皮肤、指（趾）甲、毛发

（二）新型隐球菌

新型隐球菌广泛分布于自然界，主要传染源是鸽子，在鸽粪中大量存在。人群中特别是免疫低下者因吸入鸽粪污染的空气而感染，主要引起肺组织和脑组织的急性、亚急性或慢性感染。

新型隐球菌为圆形的酵母型菌，外周有荚膜，折光性强。一般染色法不被着色难以发现，故称隐球菌。墨汁负染后镜下可见在黑色的背景中有圆形或卵圆形的透亮菌体，内有1个较大与数个小的反光颗粒。为双壁细胞，外包有一层透明的荚膜（图8-7）。

新型隐球菌一般是外源性感染，主要引起肺部感染，大多数感染者症状不明显，且能自愈。严重病例可见肺组织大片浸润，呈暴发性感染且迅速致死。部分患者发生血行播散而累及中枢神经系统，引起脑膜的亚急性和慢性感染。

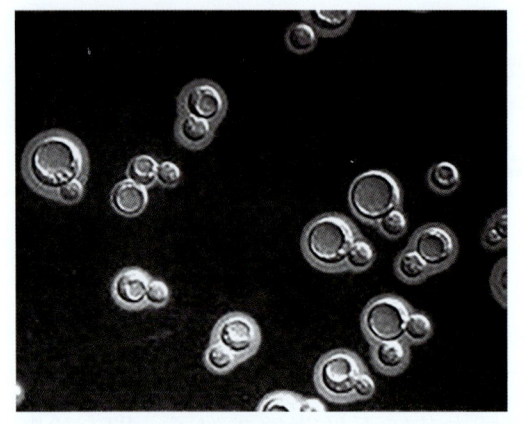

图8-7 新型隐球菌墨汁负染镜下形态图

（三）白念珠菌

白念珠菌主要引起皮肤、黏膜和内脏的急性和慢性炎症，多为继发性感染，发生于免疫力低下患者。

1. 生物学性状　菌体呈圆形或卵圆形，大小为 $2\mu m \times 4\mu m$，革兰氏染色阳性，在沙保培养基上生长良好。菌落呈灰白色或奶油色，表面光滑，有较长的假菌丝，为类酵母型菌落，在玉米粉培养基上可长出厚膜孢子。

2. 致病性　白念珠菌是机会致病菌，通常存在于人体多个部位，如口腔与阴道黏膜、皮肤、肺、肠、肾和脑。机体抵抗力减弱是白念珠菌入侵的主要原因。近年来由于抗菌药物、激素和免疫抑制剂在临床上的大量使用，白念珠菌感染日益增多，血培养阳性仅次于大肠埃希菌和金黄色葡萄球菌。

（1）皮肤黏膜感染　好发于皮肤皱褶处，如腋窝、腹股沟、乳房下、肛门周围、会阴部以及指（趾）间等皮肤潮湿部位，易与湿疹混淆。黏膜感染则有鹅口疮、口角糜烂、外阴与阴道炎等，其中以鹅口疮最多见。鹅口疮多见于体质虚弱的初生婴儿，尤以人工喂养者较多，当口腔正常菌群建立后就很少见到。鹅口疮常为艾滋病患者最先发生的继发性感染。

（2）内脏感染　有肺炎、支气管炎、食管炎、肠炎、膀胱炎和肾盂肾炎等，偶尔也可引

起败血症。

（3）中枢神经系统感染　可发生脑膜炎、脑膜脑炎、脑脓肿等。

自 测 题

A1 型题

1. 钩端螺旋体的传播方式是（　　）
   A. 呼吸道途径
   B. 接触鼠、猪尿污染的水及土壤
   C. 皮肤伤口感染芽孢
   D. 犬咬伤
   E. 性接触

2. 关于梅毒螺旋体叙述错误的是（　　）
   A. 患者是唯一传染源
   B. 主要通过性接触传播，也可通过胎盘传播
   C. 螺旋致密而规则
   D. 对干燥、热、冷均不敏感
   E. 对青霉素敏感

3. Ⅰ期梅毒患者，检查梅毒螺旋体的最适标本是（　　）
   A. 血液　　　　　B. 尿液
   C. 硬下疳渗出液　D. 局部淋巴结抽出液
   E. 梅毒疹渗出液

4. 引起流行性斑疹伤寒的微生物是（　　）
   A. 钩端螺旋体　　B. 支原体
   C. 衣原体　　　　D. 普氏立克次体
   E. 放线菌

5. 传播地方性斑疹伤寒的节肢动物是（　　）
   A. 蚊　　　B. 蝇　　　C. 蚤
   D. 虱　　　E. 螨

6. 具有特殊发育周期的是（　　）
   A. 支原体　B. 衣原体　C. 立克次体
   D. 螺旋体　E. 病毒

7. 沙眼由哪种微生物引起（　　）
   A. 病毒　　B. 支原体　C. 衣原体
   D. 立克次体　E. 螺旋体

8. 下列无细胞壁的微生物是（　　）
   A. 衣原体　B. 支原体　C. 细菌
   D. 真菌　　E. 螺旋体

9. 硫黄样颗粒是以下哪种微生物的特性（　　）
   A. 放线菌　B. 立克次体　C. 螺旋体
   D. 衣原体　E. 支原体

10. 新型隐球菌引起的常见感染为（　　）
    A. 尿道炎、肠炎　B. 肺炎、脑膜炎
    C. 鹅口疮　　　　D. 甲沟炎
    E. 湿疹样皮炎

11. 下述培养基常用来培养病原性真菌的是（　　）
    A. 亚甲蓝培养基
    B. 沙氏葡萄糖琼脂培养基
    C. SS 平板
    D. 血清培养基
    E. 血琼脂平板

12. 能导致肝癌或肝硬化的真菌是（　　）
    A. 镰刀菌　　B. 青霉菌
    C. 白念珠菌　D. 黄曲霉
    E. 新型隐球菌

13. 引起鹅口疮的是下列哪一种真菌（　　）
    A. 新型隐球菌　B. 表皮癣菌
    C. 小孢子菌属　D. 毛癣菌属
    E. 白念珠菌

14. 真菌的孢子由下列何种菌丝繁殖产生（　　）
    A. 营养菌丝　B. 生殖菌丝
    C. 气生菌丝　D. 有隔菌丝
    E. 无隔菌丝

（周　璐）

第9章
人体寄生虫学概述

> **学习目标**
> 1. 能增强卫生意识和自我保护意识，养成良好的个人卫生习惯和行为。
> 2. 能掌握寄生、寄生虫、宿主、终宿主、中间宿主、生活史、感染阶段的概念。
> 3. 能运用所学知识进行寄生虫病危害、流行及防治的健康教育。

在自然界中有一种体形微小的生物，它们在生命的某个阶段以人的身体作为生存环境，长期或短暂地依附于人体的体内或体表，掠夺营养并使人患上各种不同的疾病，它们就是人体寄生虫。寄生虫病不仅给人类健康带来极大影响，也给家庭和社会造成沉重的经济负担，已成为我国普遍关注的公共卫生问题。

寄生虫学主要研究人体寄生虫的形态结构、生活史、致病性、实验室诊断、流行规律与防治原则，以达到消灭和控制寄生虫的目的。人体寄生虫学主要包括医学原虫学、医学蠕虫学和医学节肢动物学三大部分内容。

一、寄生现象与生活史

（一）寄生现象

1. 寄生生活　简称寄生，指两种生物在一起生活，一方受益，另一方受害。

2. 寄生虫　营寄生生活中长期或短暂地依附于另一种生物的体内或体表、获取营养并给对方造成损害的低等生物称为寄生虫。按寄生部位的不同，可将寄生虫分为体内寄生虫和体外寄生虫，如寄生于小肠内的钩虫和寄生于体表的蚊子。人体各部位常见寄生虫见图9-1。

3. 宿主　在寄生关系中，被寄生虫寄生并受到损害的人或动物称为宿主。根据寄生虫不同发育阶段所寄生的宿主不同，可将宿主分为以下类别：

（1）终宿主　是指寄生虫成虫或有性生殖阶段所寄生的宿主。

（2）中间宿主　是指寄生虫的幼虫或无性生殖阶段所寄生的宿主。

（3）保虫宿主　是指某些蠕虫成虫或原虫某一发育阶段既可寄生于人体，也可寄生于某些脊椎动物，在一定条件下可由脊椎动物传播给人，将这些脊椎动物称为寄生虫的保虫宿主。

（4）转续宿主　当某些寄生虫的幼虫侵入非正常宿主后，不能正常发育为成虫，长期保持幼虫状态。当有机会再进入正常终宿主体内后，才可继续发育为成虫。这种非正常宿主称为转续宿主。

考点　宿主、终宿主、中间宿主的概念

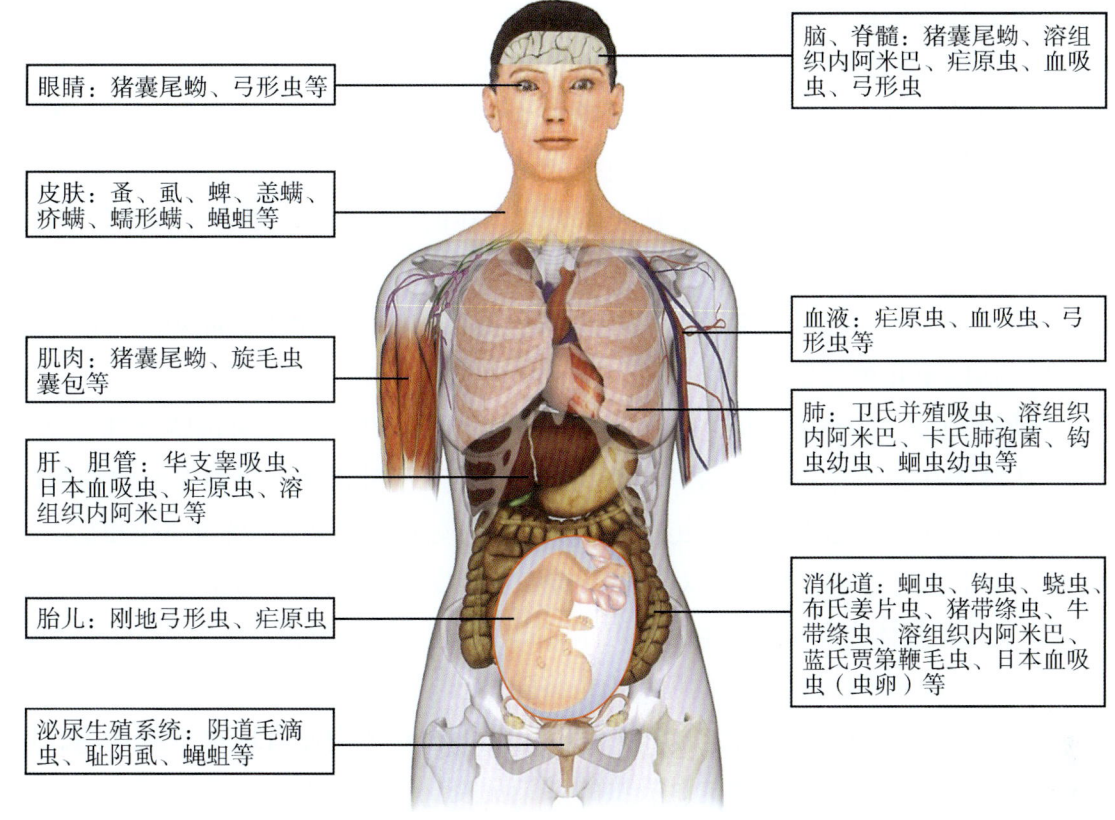

图 9-1　人体各部位常见寄生虫示意图

（二）寄生虫生活史及感染阶段

1. **寄生虫生活史**　是指寄生虫完成一代生长、发育和繁殖的全过程及其所需的外界环境条件。寄生虫完成生活史，不仅需要适宜的宿主，也需要适宜的外界环境条件。寄生虫的生活史具有多样性，有的比较简单，有的比较复杂。

2. **感染阶段**　在寄生虫生活史中，具有感染人体能力的发育阶段称为感染阶段。如血吸虫生活史中有虫卵、毛蚴、胞蚴、尾蚴、童虫、成虫等多个阶段，只有尾蚴能够感染人体，故尾蚴是血吸虫的感染阶段。

考点　生活史、感染阶段的概念

二、寄生虫与宿主的相互关系

（一）寄生虫对宿主的损害作用

1. **掠夺营养**　寄生虫生长、发育和繁殖所需的营养物质均来源于宿主，从而导致宿主营养丢失甚至营养不良。寄生的虫数越多，被掠夺的营养也就越多。如蛔虫和绦虫在肠道内寄生，以宿主半消化的食物为食，并影响肠道吸收功能，引起宿主营养不良。

2. **机械性损伤**　指寄生虫在入侵、移行和定居过程中对宿主造成的损伤，如钩虫幼虫进入皮肤时引起钩蚴性皮炎，猪囊尾蚴压迫脑组织引起癫痫，蛔虫进入胆管造成胆管堵塞等。

3. **毒性与免疫损伤**　寄生虫的分泌物、排泄物和死亡虫体的分解物对宿主均有毒性作用，可引起组织损伤或免疫病理反应。如日本血吸虫卵内毛蚴分泌可溶性抗原，引起血吸虫卵肉芽肿，导致肝、肠病变。

考点　寄生虫对宿主的损害

（二）宿主对寄生虫的免疫作用

寄生虫及其产物对宿主均为异物，能引起宿主的防御反应，它的主要表现就是免疫。宿主对寄生虫的免疫表现为免疫系统识别和清除寄生虫的反应。免疫反应是宿主对寄生虫作用的主要表现，包括非特异性免疫和特异性免疫。

1. 非特异性免疫　又称固有免疫，是人体天然存在的免疫力，主要通过机体的屏障结构、吞噬细胞以及体液中的补体分子、溶菌酶等发挥防御作用。

2. 特异性免疫　又称适应性免疫，是指机体免疫系统接受寄生虫抗原刺激后产生的免疫应答。主要包括以下几种类型：

（1）消除性免疫　指宿主感染寄生虫后，能完全清除寄生虫，并对再感染具有完全的抵抗力，这是人体寄生虫感染中少见的一种免疫类型，仅见于杜氏利什曼原虫所致的黑热病。

（2）非消除性免疫　是人体寄生虫感染中常见的免疫类型，指宿主感染寄生虫后，人体产生特异性免疫但不能完全清除寄生虫，对再感染有一定免疫力，主要包括带虫免疫以及伴随免疫。

1）带虫免疫是指体内有原虫寄生时，机体对同种寄生虫的再感染产生免疫力，一旦体内寄生虫被完全清除，对该寄生虫已产生的免疫力也将随之减弱或消失，比如疟疾的"带虫免疫"。

2）伴随免疫是指机体感染蠕虫后所获得的免疫力，对体内原有成虫不起作用，但对再感染入侵的童虫有杀灭作用，比如抗血吸虫的感染免疫。

三、寄生虫病的流行与防治

（一）寄生虫病流行的基本环节

1. 传染源　指携带有寄生虫的人或动物，包括寄生虫患者、带虫者和保虫宿主。

2. 传播途径　指寄生虫从传染源传播到易感宿主的全过程，主要包括以下途径：经口感染、经皮肤感染、接触感染、经媒介昆虫感染、垂直感染、输血感染、自身重复感染等。

3. 易感人群　指对寄生虫缺乏免疫力或免疫力低下而处于易感状态的人群，一般而言，对于寄生虫，人群普遍易感。

> **考点**　寄生虫病流行的三个环节

（二）影响寄生虫病流行的因素

寄生虫病能否在一个地区流行并成为该地区的流行病或地方病，取决于一定的环境因素，包括自然因素、生物因素和社会因素。

1. 自然因素　包括地理环境、温度、湿度、光照、雨量等因素。

2. 生物因素　包括寄生虫发育所涉及的保虫宿主、中间宿主和媒介昆虫或媒介植物，甚至包括这些生物的天敌和致病微生物，它们共同构成了影响寄生虫病的复杂生态系统。生物因素也可被视为自然因素。

3. 社会因素　包括社会制度、经济状况、文化教育水平、医疗卫生、防疫保健、居住条件以及生产方式和生活习惯。比如广东、广西等地肝吸虫感染率高与当地居民喜食"鱼生"（即生鱼片）有关。

此外，寄生虫病的流行还具有地方性、季节性、自然疫源性的特点。

（三）寄生虫病的防治

寄生虫病的防治是一项艰巨、复杂而长期的任务，应该根据寄生虫流行的三大环节来采取相应的措施。

1. **控制传染源**　在流行区开展寄生虫病的普查普治，早发现并治疗患者及带虫者；杀灭或适当处理保虫宿主，这都是控制和消灭传染源的有效措施。此外，做好流动人口的监测，防止传染源的输入和扩散。

2. **切断传播途径**　加强粪便和水源管理，搞好环境和个人卫生，控制和消灭中间宿主和媒介昆虫，是切断传播途径的重要手段。

3. **保护易感人群**　开展健康教育，改变不良饮食习惯和生活方式，增强自我预防和保护意识，必要时可使用药物进行预防，以达到有效保护易感人群的目的。

> **考点**　寄生虫病的防治原则

> **链接**
>
> **我国寄生虫病现状**
>
> 在中国有记载的人体感染的寄生虫病有200多种，严重危害群众生产生活和身体健康的有10余种。经过多年的努力，2021年我国疟疾获得了世界卫生组织消除疟疾认证；截至2021年底，全国451个血吸虫病流行县（市、区）中，439（97.34%）个已达传播阻断或消除标准；包虫病在西部地区严重危害当地群众生命健康，2022年包虫病病例总数降至2.67万，比2016年全国流行病学调查显示的16.6万下降了83.92%，达到了基本控制包虫病流行的目标；黑热病局部暴发得到有效控制。

自测题

A1 型题

1. 寄生的正确含义是（　　）
   A. 双方均获利
   B. 寄生虫获利，宿主受害
   C. 宿主获利，寄生虫受害
   D. 双方既无利也无害
   E. 双方均受害

2. 寄生虫幼虫或无性生殖阶段所寄生的宿主称为（　　）
   A. 终宿主　　B. 保虫宿主
   C. 中间宿主　D. 转续宿主
   E. 带虫者

3. 寄生虫生长发育的全过程及其所需的外界环境条件称为（　　）
   A. 感染阶段　B. 寄生虫
   C. 宿主　　　D. 带虫者
   E. 生活史

4. 感染阶段是（　　）
   A. 寄生虫对人具有感染性的阶段
   B. 寄生虫对宿主具有感染性的阶段
   C. 寄生虫对动物具有感染性的阶段
   D. 寄生虫对植物具有感染性的阶段
   E. 寄生虫对带虫者具有感染性的阶段

（刘翠翠）

第10章
常见人体寄生虫

> **学习目标**
> 1. 养成爱岗敬业、无私奉献的职业素养。
> 2. 能掌握人体常见寄生虫的生活史及致病性。
> 3. 能简述人体常见寄生虫的形态结构。
> 4. 能说出人体常见寄生虫的实验室检查与防治原则。
> 5. 运用所学知识进行常见寄生虫病的健康宣教。

常见人体寄生虫包括医学蠕虫（如线虫、吸虫和绦虫等）、医学原虫及医学节肢动物。本章主要介绍常见的有代表性的人体寄生虫。

第1节 医学蠕虫

1. **线虫** 分布广泛、种类繁多。成虫有共同特点：①呈线形或圆柱形，体表光滑不分节，大小不一；②多为雌雄异体，雌虫大于雄虫，雌虫尾端尖直，雄虫尾端多向腹面弯曲或膨大呈伞状；③消化道为简单直管，前端有口，末端有肛门，生殖器官发达。寄生于人体的线虫多数为肠道寄生虫，少数为组织寄生虫或肠道兼组织寄生虫。

2. **吸虫** 种类繁多，在我国寄生人体的吸虫主要有华支睾吸虫、并殖吸虫和血吸虫，其分布有一定地域性。吸虫成虫多数呈叶状或舌状，少数呈圆柱形，具有口吸盘与腹吸盘。人和脊椎动物分别为吸虫的终宿主和保虫宿主，淡水螺类为第一或唯一中间宿主，淡水鱼、虾、溪蟹及蜊蛄为第二中间宿主。吸虫发育过程常包括卵、毛蚴、胞蚴、雷蚴、尾蚴、囊蚴、童虫及成虫等阶段。其中尾蚴或囊蚴为其感染期。

3. **绦虫** 属于扁形动物门的绦虫纲，均营寄生生活，种类繁多，分布广泛。寄生人体的绦虫主要有链状带绦虫（如猪带绦虫）、肥胖带绦虫（如牛带绦虫）等。绦虫共同特征：①虫体呈带状，背腹扁平、分节，雌雄同体，无消化道。其虫体分头节、颈节、链体三部分。②头节上有吸盘或吸槽，颈节可产生节片，链体又分为幼节、成节、孕节。③虫卵形态相似，镜下不易区分。绦虫的生活史复杂，均需要中间宿主。

一、似蚓蛔线虫

案例10-1

患儿，男，13岁，家住农村。因发热、右上腹痛伴恶心、呕吐两天来院诊治。病史：平时有进食瓜果不洗涤等不良卫生习惯，常有脐周痛，排便偶见圆形虫体排出。查体：体温38℃，痛苦面容。

眼结膜、皮肤略黄染,腹部柔软,剑突下有压痛。解痉镇痛治疗后,进行十二指肠引流,引流液检查见蛔虫卵(++)。粪便检查见蛔虫卵(++)。诊断:胆道蛔虫病。

问题: 1. 粪便、十二指肠引流液中可能会有哪两种蛔虫卵?各有何形态结构特点?
2. 确诊需要哪些辅助诊断?
3. 蛔虫成虫常寄生在什么部位?为什么会钻入胆道?

似蚓蛔线虫又称人蛔虫,简称蛔虫,是人体最常见的寄生虫之一。成虫寄生于人体小肠,引起蛔虫感染。该病呈世界性分布,人群对蛔虫普遍易感,人群感染的特点是农村高于城市,儿童高于成人。

(一) 形态

1. 成虫 形似蚯蚓,头尾两端略细,活体呈粉红色,虫体为长圆柱形,体表可见细纹和明显的侧线。雌虫长 20~35cm,有的长达 49cm,雄虫长 15~31cm,尾部向腹面卷曲(图 10-1)。

2. 虫卵 分受精卵和未受精卵。

(1) 受精卵 呈宽椭圆形、棕黄色,大小约 60μm×45μm,卵壳厚而透明,卵壳外常有波浪状、深棕色的蛋白质膜,卵壳内含一个大而圆的卵细胞,其两端有新月形空隙。

(2) 未受精卵 呈长椭圆形、棕黄色,大小约 90μm×40μm,卵壳及蛋白质膜均比受精卵薄,卵壳内含许多大小不等的折光颗粒(图 10-2)。

受精卵和未受精卵的蛋白质膜有时均可脱落(称为脱蛋白质膜卵),而呈无色透明,注意与钩虫卵区别。

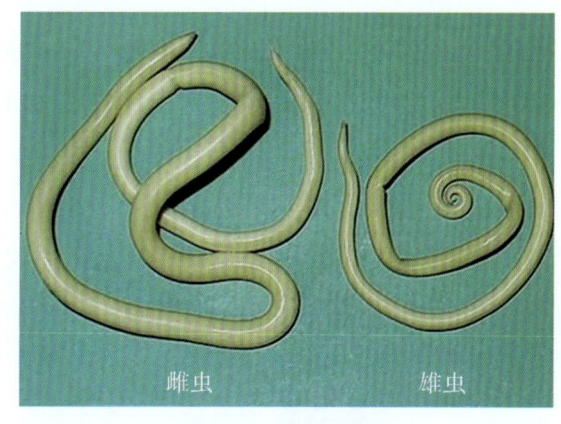

雌虫   雄虫

图 10-1 蛔虫成虫

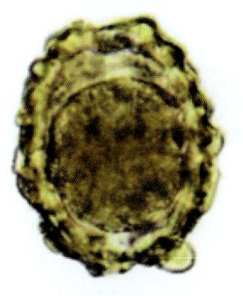

受精卵

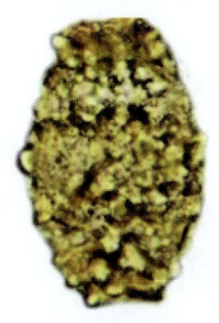

未受精卵

图 10-2 蛔虫受精卵及未受精卵

考点 各种蛔虫卵的区别

(二) 生活史

蛔虫的发育过程,包括虫卵在外界土壤中的发育和虫体在人体内的发育两个阶段。

成虫寄生于人体小肠中,以宿主肠内容物为食,具有钻孔习性。雌雄交配后产卵,雌虫每天产卵约 24 万个,虫卵随宿主粪便排出体外。在潮湿、氧气充足及适宜温度的环境中,受精卵经 3 周左右发育为含幼虫的感染期虫卵。

感染期虫卵被人误食后,幼虫在小肠内孵出,侵入肠壁微血管或淋巴管,经血液循环或淋巴循环到达右心,经肺循环,穿过肺泡毛细血管至肺泡腔,在此发育两周,然后沿支气管、气管上行至咽，被吞咽后经食管、胃到小肠发育为成虫。自食入感染期虫卵到成虫产卵需 2.0～2.5 个月，成虫在人体内的寿命为 1 年左右（图 10-3）。

考点　蛔虫生活史

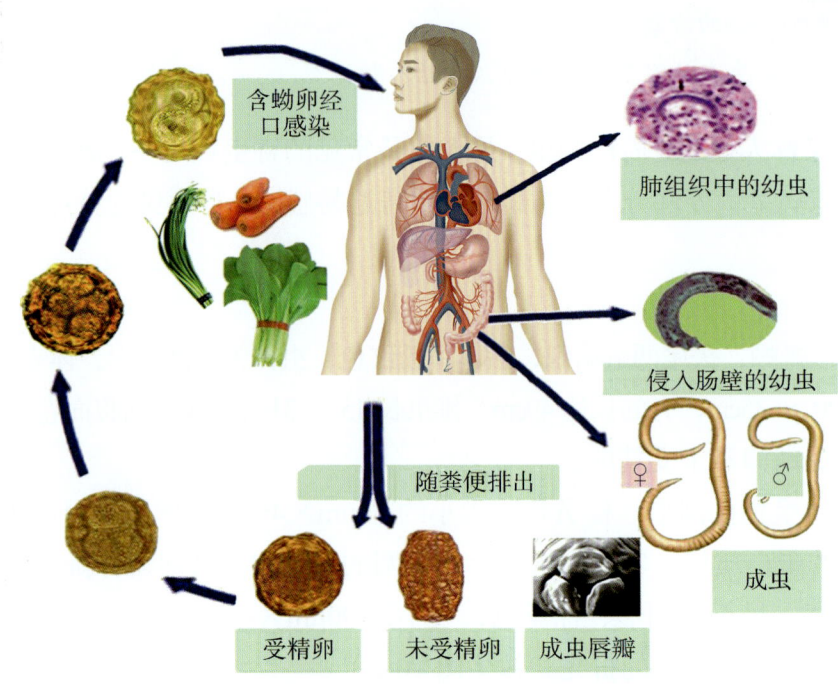

图 10-3　蛔虫生活史示意图

（三）致病性

幼虫移行所致疾病的主要表现为呼吸道症状，可出现咳嗽、胸闷、喉痒、哮喘、荨麻疹等症状，也可侵入甲状腺、淋巴结、胸腺等处形成异位寄生。

成虫寄生肠道可出现恶心、呕吐、腹痛、腹胀，常伴有食欲缺乏、脐周疼痛、上腹部绞痛。儿童感染可出现发育障碍。大量蛔虫扭结成团时还可引起肠梗阻（图 10-4）。

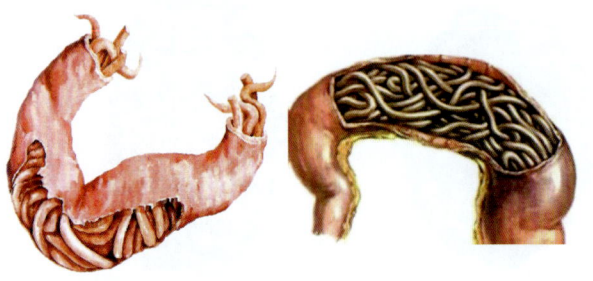

图 10-4　蛔虫性肠梗阻示意图

考点　蛔虫幼虫、成虫的致病性

（四）实验室检查

粪便中查到成虫、虫卵或幼虫，痰、支气管肺泡灌洗液或呕吐物中查到蛔虫虫体，即可确诊。若用改良加藤厚涂片法、饱和盐水漂浮法、淘洗法可以提高检出率。

（五）防治原则

1. 加强卫生知识宣教，注意饮食卫生。饭前便后洗手，防止食入蛔虫卵。

2. 加强粪便管理和粪便无害化处理。防止粪便污染环境，切断蛔虫传播途径。

3. 积极治疗患者和带虫者是控制传染源的重要措施。常用的驱虫药物为阿苯达唑、左旋咪唑、甲苯咪唑等。患病尽早治疗，防止发生并发症。

考点　蛔虫常用检查方法及蛔虫感染的防治原则

二、钩 虫

案例 10-2

患者，男，50岁。下菜地劳动后，手足发痒，次日红肿，形成疱疹，数日后自愈。3个月来腹痛，头晕，乏力，最近1个月来头晕加剧，曾晕厥1次，每天排出黑色粪便。实验室检查：血红蛋白35g/L，粪便隐血试验（+），钩虫卵（+）。

问题：1. 该患者的诊断是什么？
2. 患者为什么会出现贫血？

在我国寄生于人体的钩虫主要有两种，十二指肠钩口线虫和美洲板口线虫，分别简称十二指肠钩虫和美洲钩虫。钩虫的成虫寄生于人体小肠上段，以血液为食，引起钩虫病，是我国五大寄生虫病之一。

链 接

钩虫病的流行特点

钩虫病呈世界性分布，多见于热带和亚热带地区。十二指肠钩虫属于温带型，美洲钩虫属于亚热带及热带型。我国除干寒地区外，各地均有流行，发病率南方高于北方，农村高于城市，北方以十二指肠钩虫为主，南方则以美洲钩虫为主，但混合感染极为普遍。

钩虫病患者和带虫者是钩虫病的传染源。虫卵随宿主粪便排出体外，污染土壤，虫卵在适宜的条件下发育为丝状蚴，人体主要因接触污染的土壤而感染。因此在夏季，用未经无害化处理的粪便施肥容易感染，在矿井下由于温度高、湿度大，有利于钩虫的传播，矿工易感染。

（一）形态

1. **成虫** 呈白线头状，长约1cm。雌、雄异体，活时为肉红色，死后为灰白色。虫体前端有发达的口囊，其两侧有头腺，能分泌抗凝素及乙酰胆碱酯酶，抗凝素阻止宿主肠壁伤口的血液凝固。乙酰胆碱酯酶可破坏乙酰胆碱，影响神经介质的传导，降低宿主肠壁的蠕动，有利于虫体的附着。口囊腹面有钩齿或板齿。雌虫较大、尾尖直；雄虫略小、尾部膨大呈伞状。十二指肠钩虫比美洲钩虫略大，口囊内有两对钩齿（图10-5），虫体外形为"C"形。美洲钩虫虫体外形为"S"形。

考点 两种钩虫成虫的区别

2. **虫卵** 两种钩虫虫卵形态相似，呈椭圆形，无色透明，大小约60μm×40μm，内有4～8个卵细胞，卵细胞与卵壳之间有明显的空隙（图10-6）。若粪便放置过久或患者便秘，卵细胞可分裂发育成为桑椹期卵或含蚴卵。

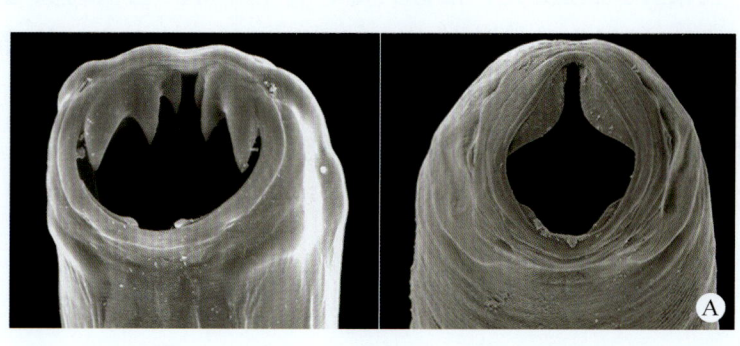

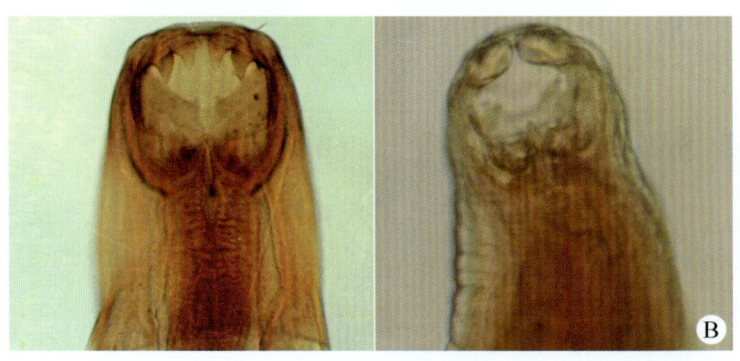

图 10-5 钩虫图

A.电镜图；B.钩虫口囊形态图（左为十二指肠钩虫，右为美洲钩虫）

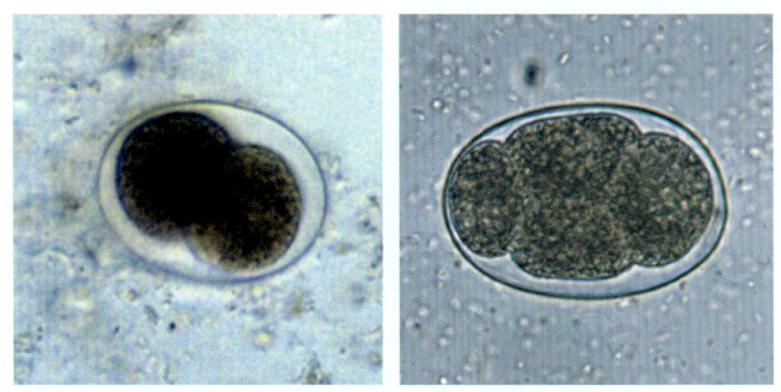

图 10-6 钩虫虫卵形态图（光镜 400×）

（二）生活史

两种钩虫生活史基本相同。成虫寄生于小肠上段，借钩齿或板齿吸附在肠黏膜上，以血液、组织液及肠黏膜为食。虫卵随粪便排出体外，在适宜温度土壤中孵出幼虫，再发育至丝状蚴，即为感染阶段。丝状蚴具有向温、向湿、向组织的特性，在土壤中的丝状蚴与人体皮肤接触时钻入皮下，进入血管或淋巴管内，随血液循环至右心、肺，穿过肺泡毛细血管壁进入肺泡腔，沿支气管、气管上行至咽部，随吞咽进入食管、胃至小肠发育为成虫。从丝状蚴侵入皮肤到发育为成虫产卵需 5～7 周，成虫寿命为 3～5 年（图 10-7）。

考点 钩虫生活史

（三）致病性

两种钩虫的致病作用相似。十二指肠钩虫比美洲钩虫对人体的危害更大。

1. **幼虫致病性** 引起钩蚴性皮炎，俗称粪毒、着土痒等。丝状蚴从毛囊、汗腺口、皮肤薄嫩或破损处钻入，因机械损伤及异物刺激，可引起局部皮肤奇痒、灼痛、丘疹。1～2 天内形成水疱，抓破后可有浅黄色液体流出，若继发细菌感染则形成脓疱，最后结痂、脱皮而愈。大量幼虫经肺移行时还可引起肺内点状出血及炎性病变，出现咳嗽、痰中带血、发热甚至哮喘等症状，称为钩蚴性肺炎。

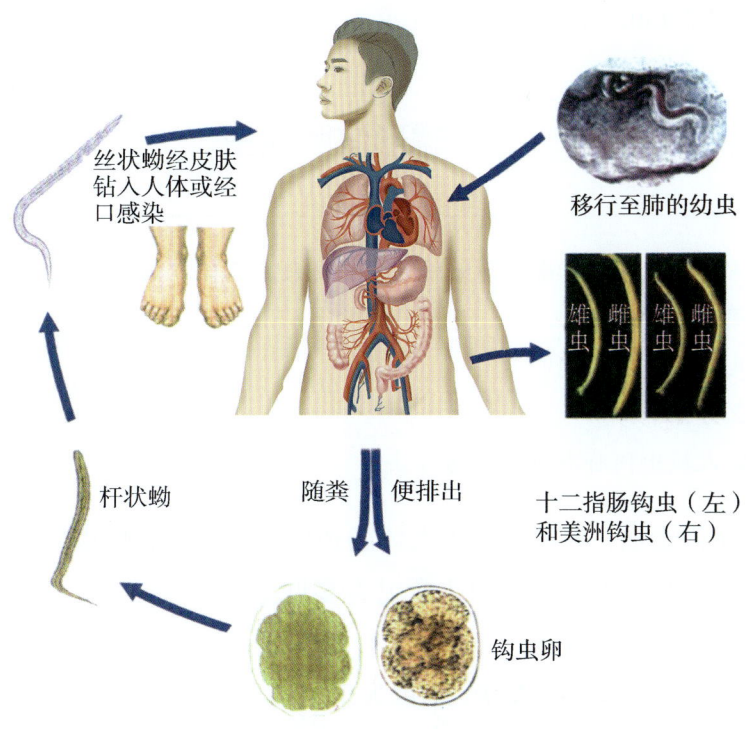

图 10-7　钩虫生活史示意图

2.成虫致病性　慢性缺铁性贫血是钩虫的主要致病疾病。因成虫吸附肠黏膜、吸食血液，并经常更换吸附部位，且头腺分泌抗凝血物质导致原吸附伤口不断溶血，造成患者长期慢性失血，导致体内铁元素和蛋白质丢失，患者表现为皮肤黏膜苍白、头晕、乏力、心慌气短、异食癖（喜食生米、泥土、煤渣等物），严重者可出现贫血性心脏病，儿童可出现发育障碍，妇女出现闭经或流产等。婴儿钩虫病最常见的症状为排柏油样黑便、腹泻、食欲减退等，病死率较高。

考点　钩虫幼虫及成虫的致病性

链接

钩虫——名副其实的"吸血鬼"

每条十二指肠钩虫可造成患者每天失血 0.14～0.40ml，美洲钩虫为 0.012～0.09ml，可以说钩虫是名副其实的"吸血鬼"。钩虫病患者不断失血，导致体内缺铁，血红蛋白合成发生障碍，出现低血红蛋白小细胞性贫血或缺铁性贫血。

（四）实验室检查

检出钩虫卵或孵化出钩蚴是确诊的依据。用饱和盐水漂浮法，操作简单，显微镜下查到虫卵即可确诊。

（五）防治原则

1.切断传播途径　加强粪便管理是切断钩虫传播途径的重要措施。可用堆肥法发酵粪便。

2.注意个人防护　流行季节减少皮肤接触泥土的机会，防止感染。

3.普查普治患者　常用药物有噻嘧啶、左旋咪唑、甲苯咪唑等，可采用透热疗法，即将患肢浸泡于53℃水中20min，治疗钩蚴性皮炎。

考点　钩虫防治原则

三、蠕形住肠线虫

案例 10-3

患儿，男，4岁，因肛门周围瘙痒7天就诊，1周来患儿伴有烦躁不安、睡眠不佳、用手抓挠肛门。查体：肛门周围红肿。

问题：1. 你认为患儿可能患什么病？
2. 应采取什么方法确诊？
3. 你为他的家人提出何种有效的预防方法？

蠕形住肠线虫简称蛲虫，主要寄生于人体肠道回盲部，引起蛲虫病。本病分布遍及全球，儿童感染率高于成人，尤以集体生活的儿童更为多见。

（一）形态

1. 成虫　细小乳白色，呈棉线头状，雌虫大于雄虫，雌虫长8～13mm，雄虫长2～5mm，虫体略呈纺锤形，中部膨大，两端较细，雄虫为"6"字形（图10-8）。

2. 虫卵　无色透明，呈柿核形，大小约55μm×25μm，卵壳较厚。虫卵排出时多已发育至蝌蚪期胚，内含一条幼虫（图10-9）。

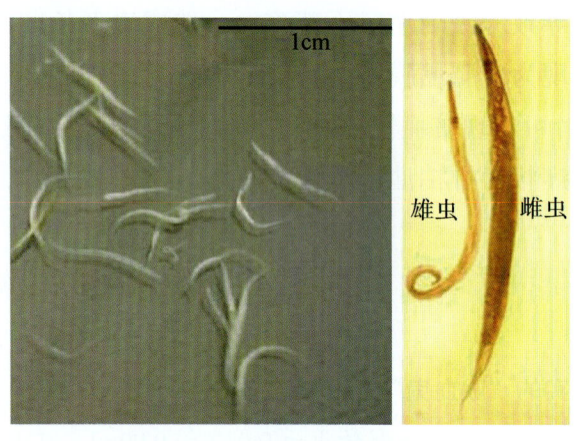

图 10-8　蛲虫成虫形态图

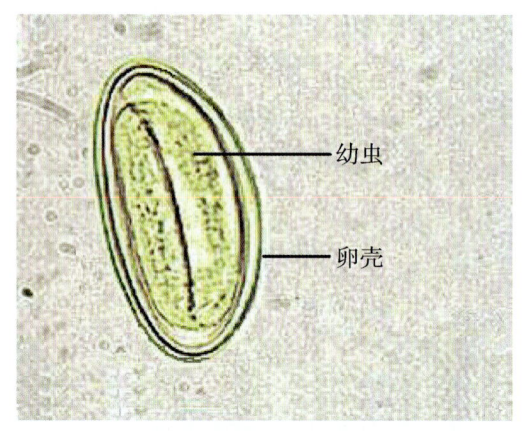

图 10-9　蛲虫虫卵形态图（光镜 400×）

（二）生活史

成虫寄生于人体回盲部，以肠内容物、组织或血液为食。雌雄交配后，雄虫死亡而被排出体外，雌虫下行至直肠。当人入睡后，爬到肛周产卵。雌虫子宫内充满虫卵，排卵后的雌虫多干枯死亡。若进入阴道、尿道等部位，可导致异位损害。虫卵经6h发育为感染期虫卵。此卵经口或随呼吸吸入再到达消化道，在小肠内孵出幼虫，下行至回盲部发育为成虫。从误食虫卵到发育为成虫产卵需2～4周，雌虫寿命一般为2～4周（图10-10）。

（三）致病性

肛门及会阴部皮肤瘙痒是蛲虫病的主要症状。患儿肛周及会阴部因奇痒而抓破后引起炎症。患儿有烦躁不安、夜惊、噩梦、磨牙、食欲减退等症状。长期反复发作，影响儿童健康成长。异位寄生时可引起阴道炎、子宫内膜炎、输卵管炎等。

考点 蛲虫的致病特点

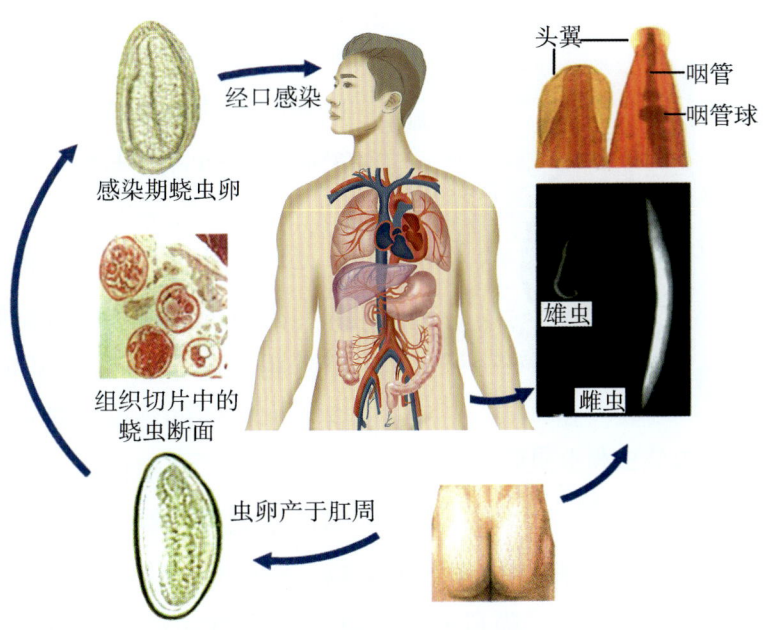

图 10-10 蛲虫生活史示意图

（四）实验室检查

一般在清晨排便前，用棉签肛拭法或胶带纸肛拭法在肛周取样检查虫卵。成虫检查一般是儿童入睡后仔细检查肛门周围，若首次检查成虫阴性，应连续检查 3～5 天。

（五）防治原则

1. 集体普查普治患者、带虫者，常用药物有恩波吡维铵、甲苯咪唑、阿苯达唑等。
2. 注意个人卫生，培养儿童良好卫生习惯。

考点 儿童蛲虫病的防治

以上三种线虫的比较见表 10-1。

表 10-1 三种线虫的比较

种类	感染阶段及感染方式	寄生部位	主要致病作用
蛔虫	感染期卵，经口	小肠	消化道症状，蛔虫性肠梗阻，胆道蛔虫症
钩虫	丝状蚴，接触疫土	小肠	消化道症状，缺铁性贫血
蛲虫	感染期卵，经口	大肠	肛周瘙痒

四、华支睾吸虫

华支睾吸虫成虫寄生于人及猫、犬科等动物的肝胆管内，引起华支睾吸虫病。华支睾吸虫病又称肝吸虫病，为人兽共患寄生虫病，该病主要分布于东亚及东南亚等地区，在我国除新疆、西藏等地区无报道外，其余地区均有不同程度流行。

（一）形态

1. 成虫　体形狭长，背腹扁平，前端尖细，后端略钝，形似葵花籽仁，半透明，因虫体

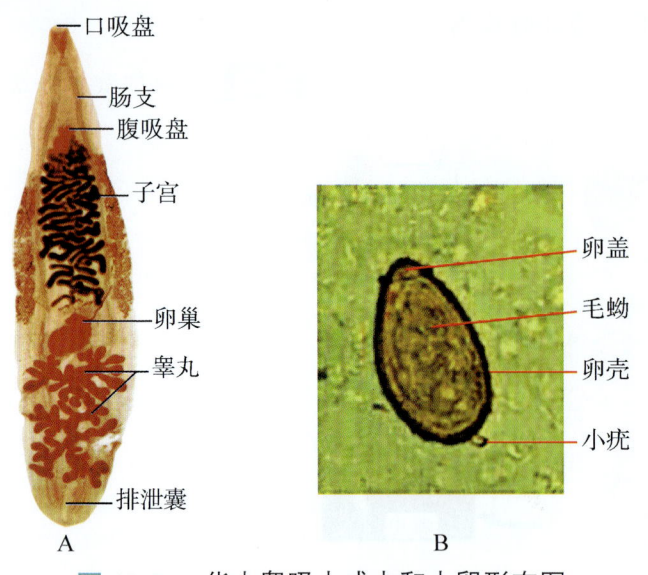

图 10-11 华支睾吸虫成虫和虫卵形态图
A. 成虫；B. 虫卵（光镜 400×）

内有一对前后排列的分枝状睾丸而得名，如图 10-11A 所示。

2. 虫卵　是人体常见蠕虫中最小的虫卵。形似芝麻粒，黄褐色，大小约 29μm×17μm；一端有卵盖、肩峰，另一端有一疣状突起。卵内含一毛蚴，如图 10-11B 所示。

（二）生活史

1. 在中间宿主体内的发育　成虫寄生于人、猫科或犬科等哺乳动物的肝胆管内，虫卵随胆汁进入小肠，再随宿主粪便排出体外，含虫卵粪便的污染水被第一中间宿主豆螺、沼螺吞食，在螺体孵出毛蚴，毛蚴经无性增殖产生大量尾蚴。尾蚴成熟后从螺体逸出入水，进入第二中间宿主淡水鱼、虾体内发育为囊蚴。囊蚴是感染阶段。

2. 在终宿主体内的发育　人、猫科或犬科动物食入含活囊蚴的鱼、虾后，囊蚴在宿主十二指肠内脱囊为童虫，进入肝胆管及胆囊内逐渐发育为成虫，成虫寿命为 20～30 年（图 10-12）。

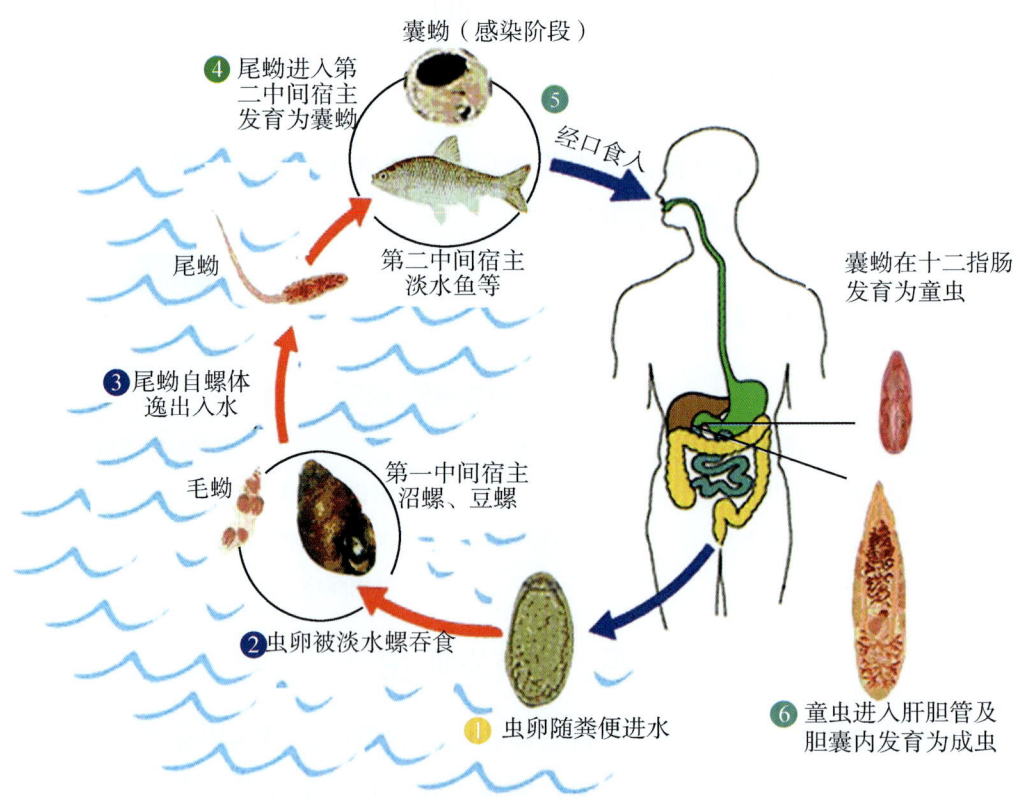

图 10-12 华支睾吸虫生活史示意图

考点　华支睾吸虫的生活史

（三）致病性

华支睾吸虫可引起肝吸虫病，患者可出现消化道症状和阻塞性黄疸，若继发感染可引起胆囊炎、胆管炎。轻者无明显的临床表现，为带虫者；中度感染者可有食欲缺乏、厌油、乏力、肝区隐痛等症状；晚期患者常出现肝硬化、腹水、上消化道出血。

考点 华支睾吸虫的致病性

（四）实验室检查

可用酶联免疫吸附试验、B超检查，也可用粪检或胶囊拉线法检查发现华支睾吸虫虫卵，或手术发现华支睾吸虫成虫或虫卵也可确诊。

（五）防治原则

1. 加强卫生宣传教育，不生食鱼、虾，接触生鱼的刀具和砧板要及时处理，不用生鱼喂猫、犬等动物。

2. 加强人及猫、犬等动物的粪便管理，防止虫卵污染水源，鱼塘定期清淤灭螺。治疗患者和带虫者的首选药物为吡喹酮。

考点 肝吸虫病的防治

五、并殖吸虫

并殖吸虫（如卫氏并殖吸虫）在宿主肺部寄生或在体内各脏器间移行引起食源性人兽共患寄生虫病，该病称为并殖吸虫病。并殖吸虫病分为胸肺型并殖吸虫病和肺外型并殖吸虫病，卫氏并殖吸虫成虫可引起肺部囊肿、"烂桃样"血痰和咯血。

（一）形态

1. **成虫** 呈椭圆形，虫体肥厚，腹部扁平、背面隆起，形似半粒黄豆，雌雄生殖器官均并列，两个睾丸左右并列于虫体后部，卵巢与子宫并列于腹吸盘旁（图10-13A）。

2. **虫卵** 呈椭圆形，金黄色，大小约100μm×54μm，前端稍突，卵盖大而透明，后端稍窄，卵壳厚薄不均，上下左右不对称，常稍倾斜，似歪坛子状，含一个卵细胞和十多个卵黄细胞（图10-13B）。

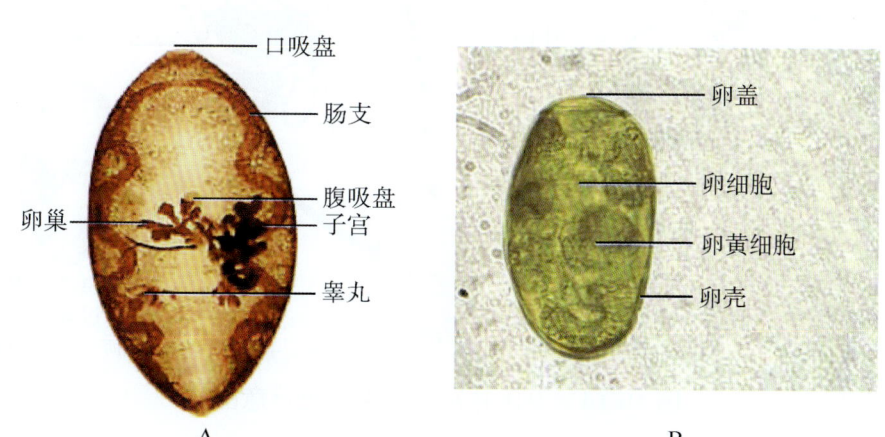

图 10-13 并殖吸虫成虫及虫卵结构形态图
A. 成虫；B. 虫卵（光镜 400×）

(二)生活史

1. **在中间宿主体内的发育** 成虫寄生于人或猫、犬科等动物的肺部,以血液、坏死组织为食。虫卵随宿主痰或粪便排出体外入淡水并经3周左右孵出毛蚴,侵入第一中间宿主川卷螺体内,经无性繁殖发育为大量尾蚴,尾蚴成熟后逸出螺体。尾蚴侵入第二中间宿主溪蟹和蝲蛄体内发育为囊蚴。囊蚴是肺吸虫的感染阶段。

2. **在终宿主人体内的发育** 当人或猫、犬科等动物食入含有囊蚴的溪蟹或蝲蛄后,在消化液作用下,囊内幼虫脱囊逸出发育为童虫。童虫穿过肠壁进入腹腔,再穿过膈肌经胸腔进入肺部,发育为成虫(图10-14)。童虫在移行过程中,可在肌肉、皮下、腹腔、肝、心包、脑、脊髓及眼等处异位寄生,但一般不能发育为成虫。成虫寿命一般为5~6年,长者可达20年。

> **考点** 并殖吸虫的生活史

(三)致病性

胸肺型并殖吸虫病主要是成虫寄生于宿主胸、肺部引起肺部及胸膜病变,表现为咳嗽、咳痰、胸痛、咯血等症状;肺外型并殖吸虫病是幼虫移行于胸、肺部以外的组织与器官引起相应组织和器官的病变。

> **考点** 并殖吸虫的致病性

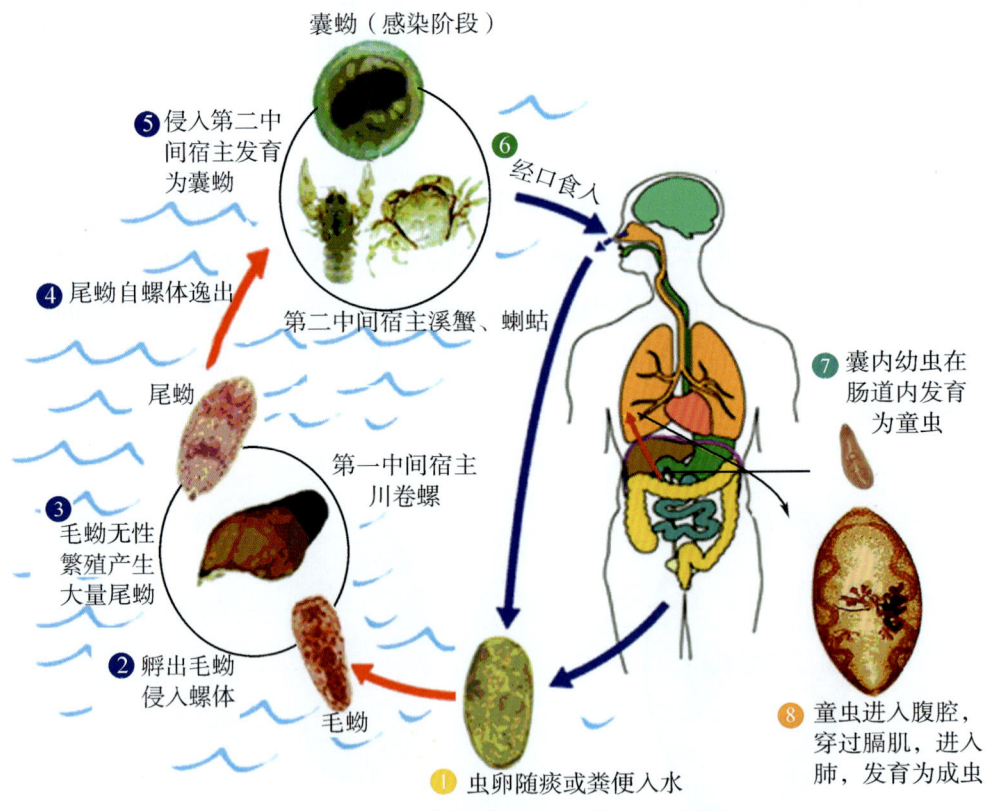

图10-14 卫氏并殖吸虫生活史示意图

(四)实验室检查

采用免疫学检查如皮内试验和酶联免疫吸附试验,也可通过影像学检查和病原学检查。

病原学检查有虫卵检查和活组织检查。

（五）防治原则

1. 切断传播途径，不生食溪蟹、蝲蛄及其制品。
2. 加强流行区饮水管理，不生饮溪水。常用药物为吡喹酮。

考点 并殖吸虫病的防治原则

六、血 吸 虫

血吸虫寄生于人体内所引起的寄生虫病称血吸虫病。在我国，血吸虫病特指日本血吸虫病，是由日本血吸虫寄生于人和哺乳动物所引起的疾病。

（一）形态

1. **成虫** 雌雄异体，呈圆柱形，口腹吸盘位于虫体前部。雄虫有抱雌沟，外观呈圆筒状，虫体向腹面卷曲；雌虫前细后粗，呈黑褐色。雄虫、雌虫呈合抱状态。
2. **虫卵** 呈椭圆形，淡黄色，大小约86μm×65μm，卵壳薄，无卵盖，卵前部一侧有一小棘。成熟卵内含一毛蚴，毛蚴和卵壳间常有大小不等油滴状的头腺分泌物（图10-15）。

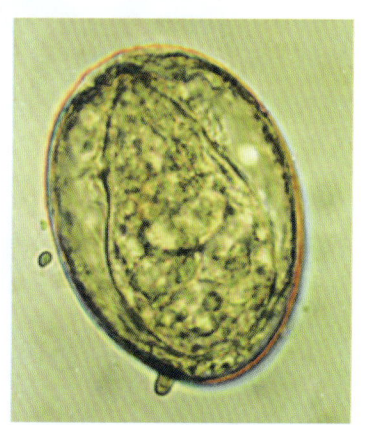

图 10-15 血吸虫虫卵结构形态图（光镜 400×）

（二）生活史

血吸虫生活史较复杂，包括在终宿主体内的有性生殖和在中间宿主钉螺体内的无性繁殖。

1. **在中间宿主体内的发育** 成虫寄生于人或牛等多种哺乳动物的门脉-肠系膜静脉系统，雌雄虫合抱逆血流移行到肠系膜下静脉内交配，雌虫产卵，部分虫卵沉积在肠壁静脉及其周围组织，随坏死组织落入肠腔，随宿主粪便排出体外入水。虫卵在适宜温度下发育并孵出毛蚴，钻入中间宿主钉螺体内，经无性繁殖产生大量尾蚴，自螺体逸出入水。
2. **在终宿主体内的发育** 当人或牛等哺乳动物接触含尾蚴的水时，尾蚴钻入皮肤或黏膜发育为童虫。童虫进入皮下小静脉或淋巴管，随血流到达门静脉发育，再移行至肠系膜下静脉定居，逐渐发育为成虫，成虫平均寿命约4.5年，最长可活40年（图10-16）。

考点 血吸虫生活史

（三）致病性

血吸虫可引起急性血吸虫病、慢性血吸虫病和晚期血吸虫病，发热、肝肿大及周围血液嗜酸性粒细胞增多为主要特征，伴有肝区压痛、脾肿大、腹胀及腹泻等症状。

考点 血吸虫致病性

（四）实验室检查

粪检找到血吸虫虫卵或毛蚴、或用直肠活检查到血吸虫虫卵可确诊，也可用酶联免疫吸附试验等免疫学检查。

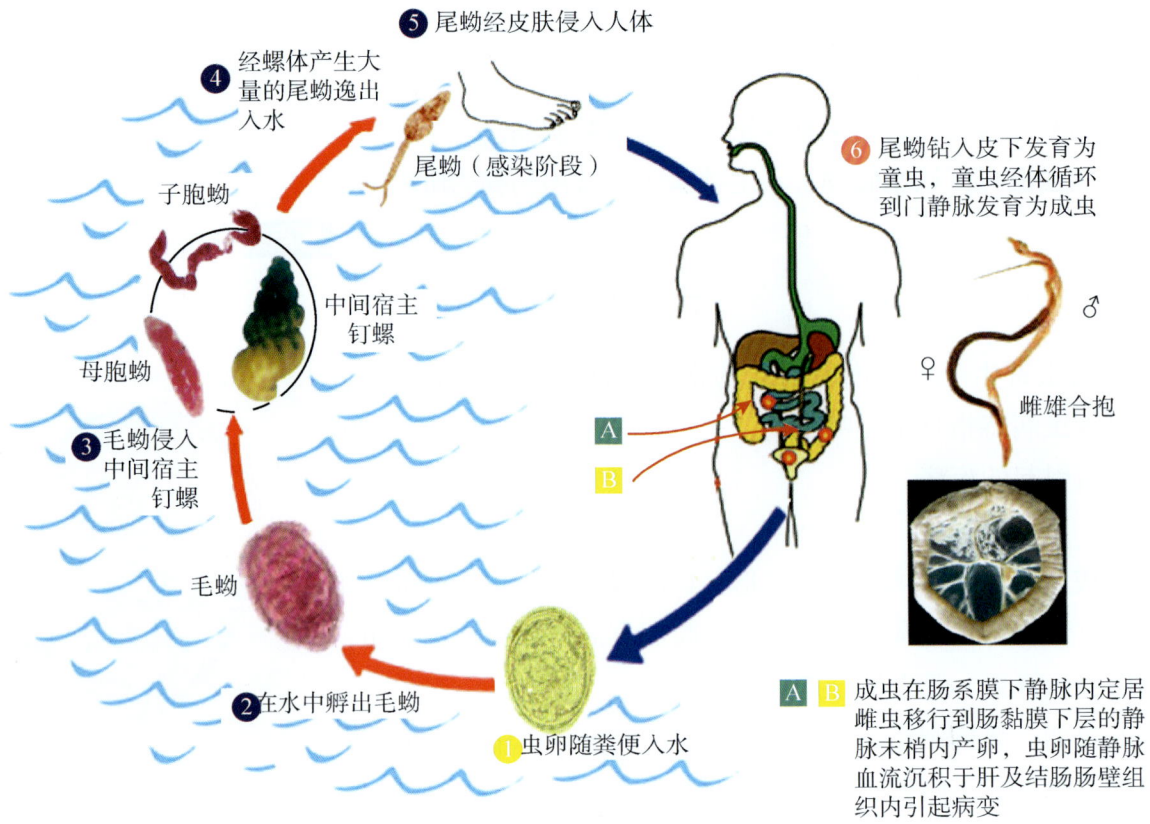

图 10-16 日本血吸虫生活史示意图

（五）防治原则

查螺、灭螺是切断血吸虫传播途径的关键，普查普治患者、保虫宿主，加强粪便管理，做好个人防护。常用药物有吡喹酮等。

考点：血吸虫防治原则

七、链状带绦虫

案例 10-4

患者，男，16岁，学生，自述大便中发现乳白色、宽面条样东西，似多节相连。该患者自粪便中取出白色节片后来医院就诊。患者几个月前和同学同去云南旅游，在旅游区曾吃过肉糜样以生猪肉制作的菜肴。粪便检查：见有带绦虫卵，对粪便中白色节片检查后，发现节片两侧呈分枝状。诊断：猪带绦虫感染。治疗：经吡喹酮治疗，驱出大量大小不等白色节片。

问题：1. 该患者感染猪带绦虫的途径可能有哪些？
2. 该患者驱出成虫后还应注意什么问题？
3. 从该病例中应该汲取什么教训？

链状带绦虫又称猪带绦虫、猪肉绦虫。成虫寄生于人体小肠内，引起猪带绦虫病；幼虫寄生于猪或人的肌肉等组织内，引起猪囊尾蚴病，亦称囊虫病。

（一）形态

1. **成虫** 呈乳白色，状如长带，薄而半透明，长 2～4m，见图 10-17A。头节呈圆球形，直径约为 1mm，上有 4 个吸盘。顶端突起称为顶突，其上有 2 圈小钩。吸盘和小钩是虫体的附着器官,见图 10-18A。颈节紧接头节之后,短而细,有产生节片的功能。链体分为幼节、成节和孕节,其中孕节内其他器官均退化,只有充满虫卵的子宫向两侧分支,每侧 7～13 支,见图 10-18B。

2. 囊尾蚴　为白色半透明的囊状物,大小为 5mm×(8～10)mm,囊内充满液体。囊壁内有一米粒大小的白点,即凹陷在囊内的头节,其构造与成虫头节相同,见图 10-17B、见图 10-18C。

3. 虫卵　呈圆球形,棕黄色,卵壳薄,易破碎脱落。卵壳内有较厚的胚膜,上有放射状条纹。内含一个六钩蚴,有三对小钩,见图 10-18D。

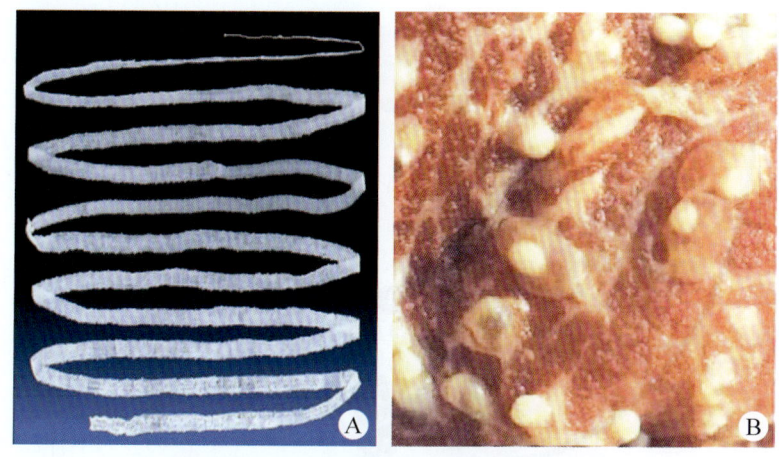

图 10-17　猪带绦虫成虫及幼虫（米猪肉）

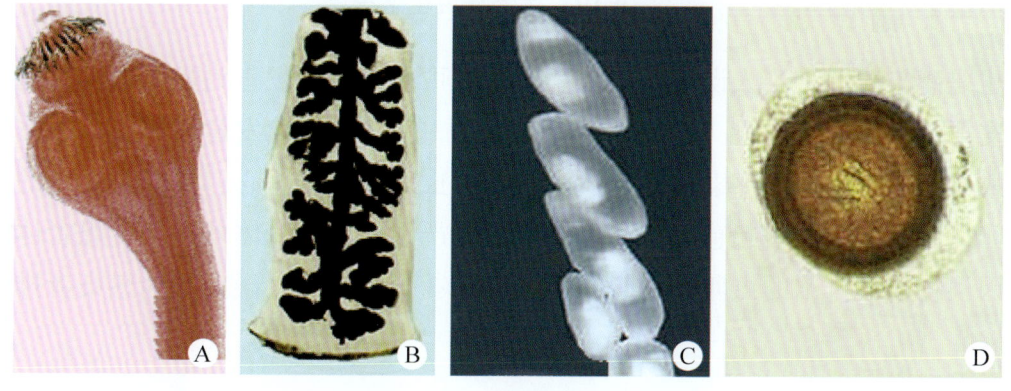

图 10-18　猪带绦虫形态

A. 头节；B. 孕节；C. 幼虫；D. 虫卵（光镜 400×）

（二）生活史

1. 在猪体内发育　猪和野猪是猪带绦虫主要的中间宿主。成虫孕节常 5～6 节相连脱落,与散落的虫卵随宿主粪便排出体外,污染环境和食物。当孕节或虫卵被猪吞食后,虫卵在小肠内经消化液作用,六钩蚴孵出,钻入肠壁,经血液循环到达全身各部,经 60～70 天发育为囊尾蚴。囊尾蚴可存活数年,多存在于运动较多的肌肉中,含囊尾蚴的猪肉俗称"米猪肉"或"豆猪肉"。

2. 在人体内的发育　当人误食未煮熟或生的"米猪肉"后,囊尾蚴在小肠内受胆汁及消化液的作用,头节自囊中翻出,以吸盘和小钩附着于肠壁上,经 2～3 个月发育为成虫并排出孕节和虫卵。成虫寄生于人体小肠，寿命可达 25 年以上，人是猪带绦虫的唯一终宿主，同时也可作为中间宿主（图 10-19）。

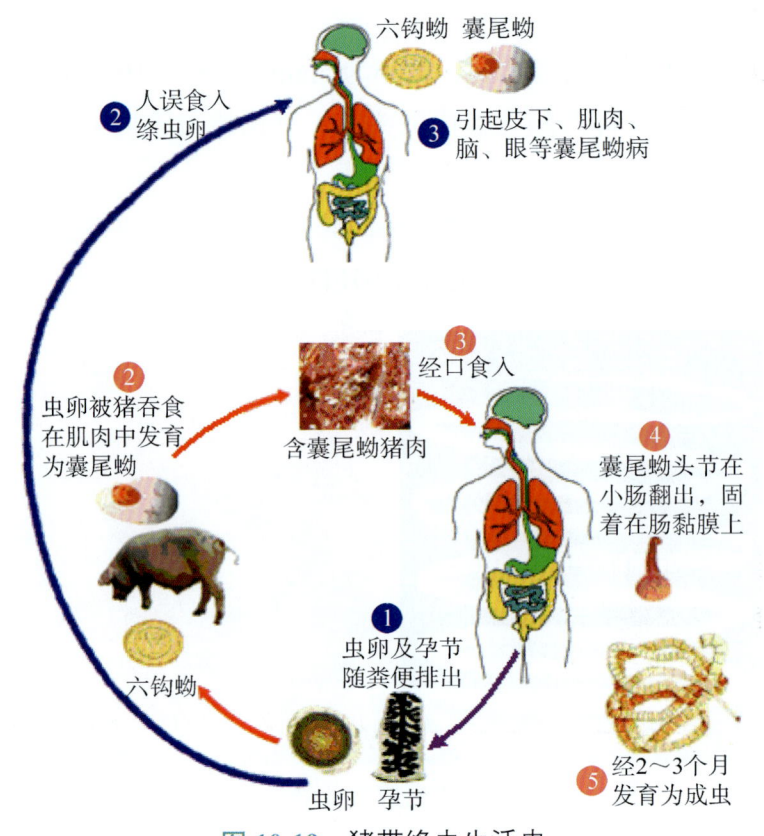

图 10-19　猪带绦虫生活史

虫卵也是感染阶段，当人误食虫卵或孕节后，可在人体内发育为囊尾蚴，囊尾蚴多寄生于人体的皮下、肌肉、脑、眼、心、肝、肺等部位，但不能继续发育为成虫。人体感染囊尾蚴病的方式有：①自身体内感染，患者体内已有成虫寄生，因恶心、呕吐、肠道的逆蠕动将孕节与虫卵反流入胃内而引起感染，此种感染最为严重。②自身体外感染，患者体内也有成虫寄生，因误食自己排出的虫卵而引起的再感染。③异体感染，误食其他感染者排出的虫卵而感染。

考点　猪带绦虫生活史

（三）致病性

1. **成虫致病**　成虫寄生于小肠引起绦虫病，轻者无症状，重者有腹部不适、腹痛、消化不良、消瘦等症状，偶尔可引起肠穿孔、肠梗阻。

2. **囊尾蚴致病**　引起囊尾蚴病，又称囊虫病，其危害程度主要取决于寄生部位。皮下及肌肉囊虫病，可形成结节；脑囊虫病可出现头痛、眩晕、瘫痪、痴呆等严重症状，以癫痫发作最常见；眼囊虫病可致视力障碍，并发白内障、青光眼甚至失明；囊尾蚴还可寄生于心脏，引起心肌病变。

考点　成虫及囊尾蚴的致病性

（四）实验室检查

1. **压片检查法**　手术摘取皮下或肌肉组织内的结节，剥离外层的结缔组织包膜，刺破包囊后置于两载玻片之间，轻轻压平，在显微镜低倍镜下检查有无头节。囊尾蚴头节的结构与成虫头节相同，近似球形，头节上有 4 个吸盘，顶端具有顶突，顶突上分布内外两圈小钩。观察孕节的子宫分支情况及数目，并与牛带绦虫相鉴别。

2. 囊尾蚴检测　内脏囊虫病主要依据免疫学方法或核酸检测；脑和深部组织囊虫可用 CT、磁共振诊断；眼囊尾蚴病做眼底镜检查。

（五）防治原则

1. 注意个人卫生和饮食卫生。

2. 严禁出售含囊尾蚴的猪肉；改进养猪方法，猪应圈养，控制人畜相互感染。

3. 积极治疗患者，减少传染源。可用吡喹酮、氯硝柳胺、甲苯咪唑等药物。驱虫时在粪便中检出头节是驱虫有效的标志。

第 2 节　医学原虫

对人类健康危害较大的原虫性疾病有黑热病、疟疾、阿米巴病等。其防治形势仍然严峻。

原虫是一类能进行完整生理功能的单细胞真核动物。虫体微小，构造简单，须借助光学显微镜才能看见。其具有运动、摄食、呼吸、生殖及对外界刺激产生反应等生理功能。伪足、鞭毛、纤毛是原虫的运动细胞器，也是原虫分类的依据。寄生于人体并致病的原虫称医学原虫。共有 40 余种，危害较大的有 10 余种。

根据原虫运动细胞器的有无和类型，可把原虫分为四大类：叶足虫（如溶组织内阿米巴）、鞭毛虫（如阴道毛滴虫）、纤毛虫（如结肠小袋纤毛虫）及孢子虫（如疟原虫、刚地弓形虫）。本节主要介绍溶组织内阿米巴、疟原虫和阴道毛滴虫。

一、溶组织内阿米巴

案例 10-5

患者，男，36 岁，南方某市菜农。因"腹痛、腹泻伴排出咖啡色样稀烂粪便 2 天"就诊。此前 4 天曾有腹泻病史，但症状轻，卫生所按"胃肠炎"给多潘立酮、吡哌酸等药服用，未见明显好转。体检发现右下腹明显压痛，但无固定位置。在查体中，患者因排便难忍要求上厕所，医生应允并嘱其家属取之排出的粪便送检。粪便量不多，为果酱色的脓血黏液便，有特殊的腥臭味；涂片染色镜检可见多个吞噬有红细胞的虫体。

问题：1. 根据病例资料，最可能的诊断是什么？有何依据？
　　　2. 对该病应如何进行防治？

溶组织内阿米巴又称痢疾阿米巴，寄生于人体结肠，主要在横结肠和回盲部，引起阿米巴痢疾，即肠阿米巴病；也可侵入肠壁组织或其他组织器官，引起脓肿和溃疡，导致肠外阿米巴病。阿米巴病已被列为世界上最常见的寄生虫病之一。

（一）形态

溶组织内阿米巴有滋养体和包囊两个发育阶段。

1. 滋养体　分为大滋养体和小滋养体。大滋养体个体较大，寄生于组织中，具有致病性，虫体运动活泼，形态多变；内、外质界线明显，外质透明，活动时伸出伪足，内质呈颗粒状，内有吞噬的红细胞。小滋养体又称肠腔型滋养体，无致病力，较小，寄生于肠腔内，运动不活泼，内、外质界线不明显，不吞噬红细胞。是否吞噬红细胞是鉴别溶组织内阿米巴大、小滋养体及其他肠道阿米巴的重要依据之一（图10-20）。

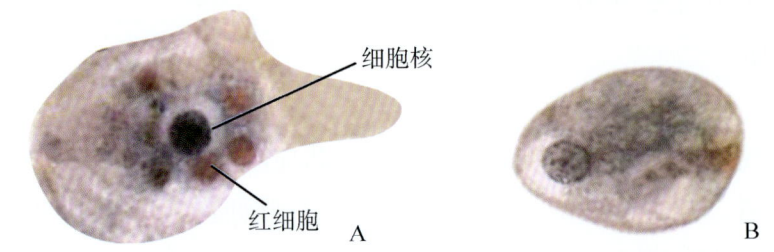

图 10-20　溶组织内阿米巴大滋养体、小滋养体（光镜 1000×）

A. 大滋养体；B. 小滋养体

2. 包囊　呈圆球形，碘液染色后，包囊呈淡黄色或棕黄色，囊壁透明，内有1～4个核。单核和双核包囊是未成熟包囊，囊内可见糖原泡和呈棒状的拟染色体；四核包囊为成熟包囊，糖原泡和拟染色体均消失，四核包囊是溶组织内阿米巴的感染阶段（图10-21）。

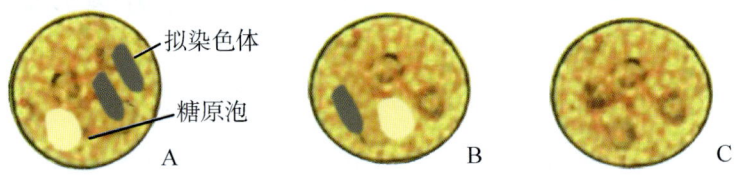

图 10-21　溶组织内阿米巴包囊（光镜 1000×）

A. 单核包囊；B. 双核包囊；C. 四核包囊

（二）生活史

溶组织内阿米巴的生活史比较简单，基本过程为包囊→小滋养体→包囊。成熟的四核包囊是感染阶段。四核包囊污染的食物和水被人误食后，于小肠下段在胰蛋白酶等多种消化液的作用下，囊内虫体脱囊而出，形成四个小滋养体，小滋养体以肠内黏液或消化的食物为营养，并以二分裂法继续繁殖。当小滋养体逐渐下行到横结肠时，由于肠内水分、营养减少，虫体活动停止、团缩变圆，形成内含1个核的包囊。经再次分裂形成双核和四核包囊；包囊随宿主粪便排出体外，污染食物、水，成为重要的传染源。

小滋养体→大滋养体。当机体抵抗力下降，肠道功能紊乱或宿主肠壁受损时，小滋养体可借助伪足运动及分泌的酶类作用侵入肠壁，吞噬红细胞，发育为大滋养体，并以二分裂法在肠壁组织中大量繁殖，破坏溶解肠壁组织，使肠黏膜坏死，形成溃疡。大滋养体随坏死的组织落入肠腔，随粪便排出体外；也可在肠腔中变为小滋养体，排出体外。肠壁内的大滋养体还可以侵入血管，随血流进入肝、肺、脑等处，引起肠外阿米巴病（图10-22）。

考点　溶组织内阿米巴的生活史

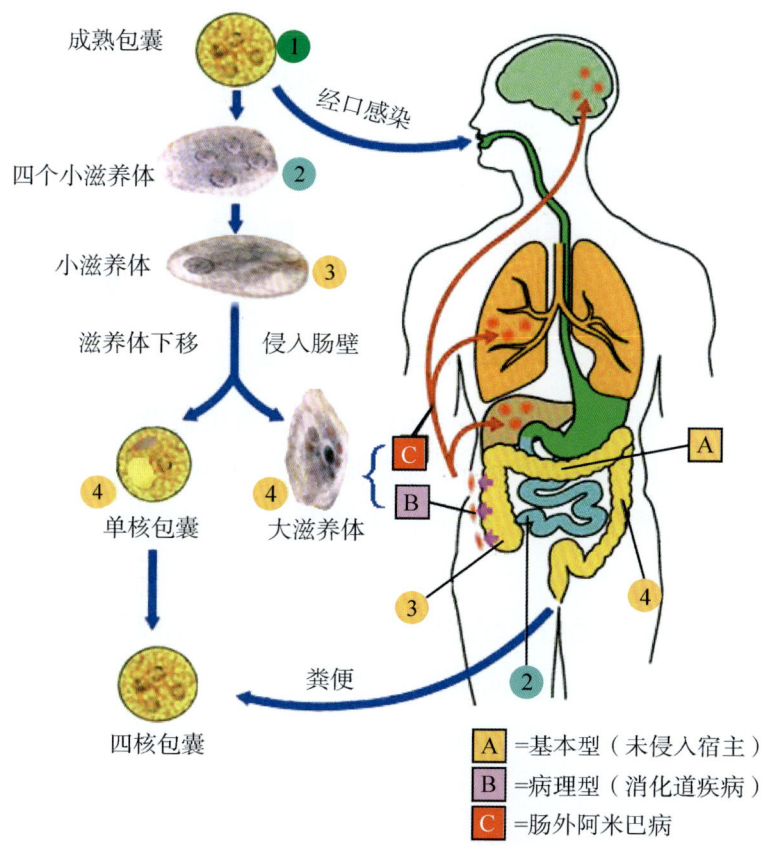

图 10-22　溶组织内阿米巴生活史示意图

（三）致病性

人体感染溶组织内阿米巴后，多数成为无症状带虫者，少数致病，溶组织内阿米巴的致病作用是虫体和宿主相互作用的结果，受多种因素影响，临床表现多种多样，可从无症状带虫者到出现阿米巴痢疾或肠外阿米巴病。

1. 肠阿米巴病　大滋养体寄生于肠壁组织，分泌溶组织酶，导致肠壁组织坏死，形成口小底大的烧瓶样的溃疡，病变多发生在盲肠、结肠。典型的急性期患者出现腹痛、腹泻，大便次数增多，呈暗红、果酱色，带脓血及黏液，有特殊腥臭味，称阿米巴痢疾。重者可表现为里急后重、高热、寒战、恶心呕吐等。

2. 肠外阿米巴病　侵入肠黏膜下的大滋养体可随血流或直接扩散至肝、肺、脑等处引起相应部位的阿米巴脓肿。其中以阿米巴肝脓肿最常见，患者常有肠阿米巴病史，并伴有肝大、肝区压痛、发热等症状。阿米巴脑脓肿进展迅速，不及时治疗，病死率高。

考点　溶组织内阿米巴的致病性

（四）实验室检查

1. 病原学检查　挑取急性痢疾患者的脓血便或阿米巴肠炎的稀便，用生理盐水直接涂片法检查活动的滋养体即可确诊。注意：送检标本要新鲜，容器要干净，不能混入尿液，并注意保温。对带虫者或慢性病患者的成形便，可用碘液染色法直接涂片，查到包囊也可确诊。

2. 免疫学检查　可用酶联免疫吸附试验等免疫学方法检测相应抗体，做辅助诊断。

（五）防治原则

1. 控制传染源，普查普治患者和带虫者，尤其对从事食品行业人员要定期体检。常用药物有甲硝唑。

2. 阻断传播途径，加强粪便管理，保护好水源。

3. 广泛进行健康宣传教育，养成良好卫生习惯，防止病从口入。

> 考点　阿米巴病的防治原则

二、疟原虫

疟原虫寄生于人体红细胞、肝细胞中，引起疟疾，常由按蚊传播。寄生于人体的疟原虫有间日疟原虫、恶性疟原虫、三日疟原虫、卵形疟原虫，我国主要流行的是间日疟和恶性疟，海南和云南两省疫情最为严重。疟疾是一种严重危害人类健康的寄生虫病。

（一）形态

疟原虫经瑞氏或吉姆萨染色后，细胞质呈蓝色，细胞核呈红色，不同种类疟原虫各期形态各异，其在红细胞内的各期形态特征如图 10-23 所示。

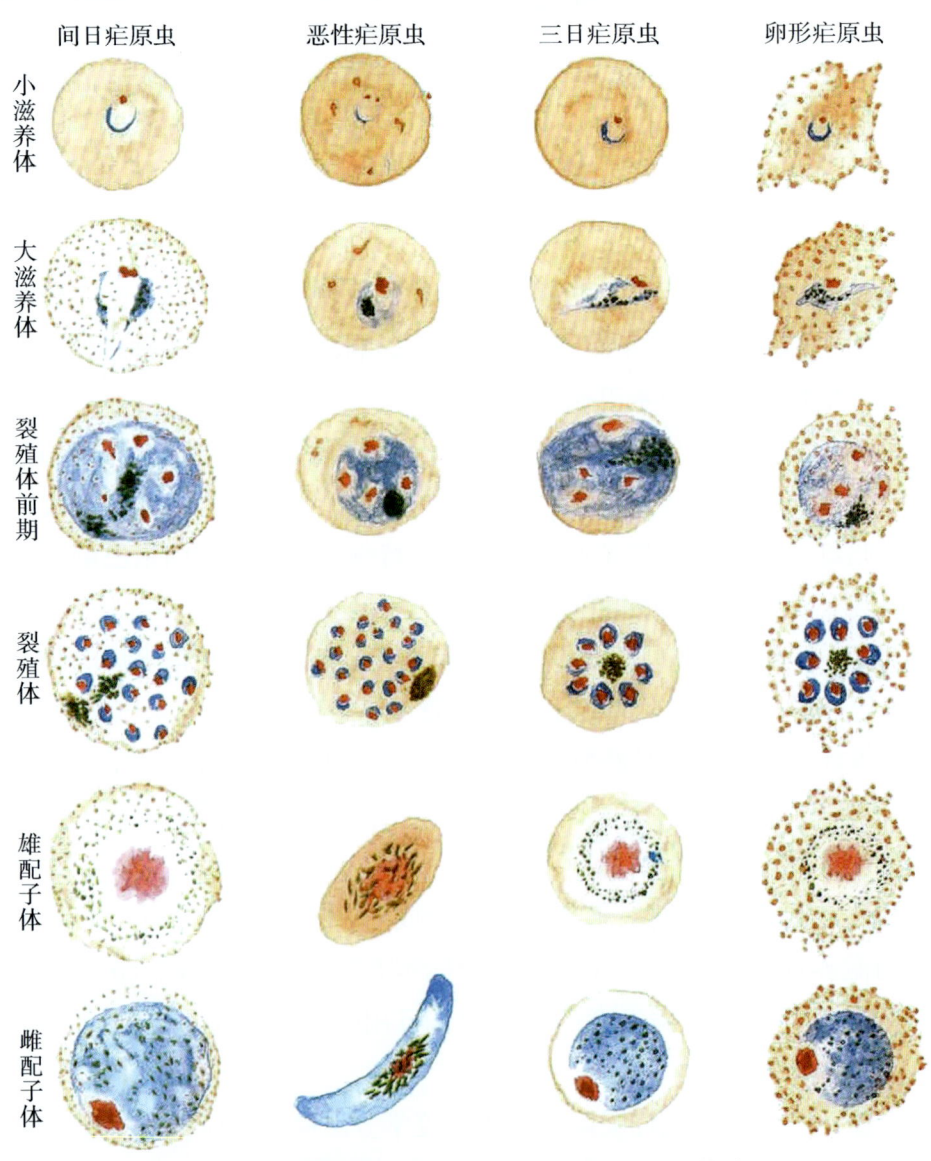

图 10-23　四种疟原虫形态图（薄血膜，吉姆萨染色）

1. 滋养体 有两个生长阶段，按发育先后，分为早期滋养体和晚期滋养体。早期滋养体是疟原虫侵入红细胞发育的最早时期，有 1 个深红的核，位于虫体的一端，细胞质淡蓝色呈环状，像带红宝石的蓝色指环，故称环状体；晚期滋养体又称大滋养体，整个虫体长大，细胞核增大，细胞质增多，有时伸出伪足，形态多变，同时出现疟色素，即薛氏小点。

2. 裂殖体 晚期滋养体发育成熟，细胞核开始分裂成 2～10 个，但细胞质并没有分裂，虫体变圆，为未成熟裂殖体。细胞核继续分裂至 12～24 个，细胞质也随之分裂并包绕着核，形成裂殖子，同时疟色素集中成块，为成熟裂殖体。

3. 配子体 疟原虫经过数次裂体增殖后，部分裂殖子进入红细胞后不再进行裂体而将发育为雌、雄配子体。雌配子体较大，充满整个红细胞，细胞质色深，核小而致密，多偏于虫体的一侧；雄配子体较小，细胞质色浅，核大而疏松，多位于虫体的中央。疟色素分布于细胞质内。

（二）生活史

四种疟原虫的生活史基本相同，包括在人体和按蚊体内两个发育阶段，有无性生殖和有性生殖两个时期，在人体内完成无性生殖期，人为其中间宿主，在按蚊体内完成有性生殖期，按蚊为其终宿主。现以间日疟原虫为例具体叙述如下。

1. 在蚊体内的发育 雌性按蚊吸食患者或带虫者血液，各期疟原虫被蚊吸入胃内，配子体能够继续发育，成为雌、雄配子，雌、雄配子结合形成球形的合子，合子变长能动，成为动合子，动合子穿过蚊胃壁上皮细胞间隙，在胃弹性纤维膜下形成囊合子，囊合子进行孢子增殖后，产生成千上万的子孢子，子孢子经血淋巴集中于蚊的唾液腺，当按蚊再次叮咬人时，子孢子感染人体。子孢子是疟原虫的感染阶段。

2. 在人体内的发育 分红细胞外期和红细胞内期两个阶段。

（1）红细胞外期 当体内含有子孢子的雌性按蚊叮人吸血时，子孢子进入人体，约 30min 后，随血流侵入肝细胞开始裂体增殖，肝细胞肿胀破裂，大量裂殖子被释放出来，一部分被巨噬细胞吞噬；另一部分侵入红细胞，开始红细胞内期的发育。有学者认为，子孢子的发育并不同步，有速发型和迟发型两种类型，速发型子孢子首先完成在肝细胞内的发育；迟发型子孢子则经过一段时间的休眠后才被激活，完成肝细胞内的裂体增殖，产生许多裂殖子进入血液进行红细胞内发育，引起疟疾复发。

（2）红细胞内期 红细胞外期裂殖子进入血流，侵入红细胞，先形成小滋养体，逐渐发育为大滋养体、未成熟裂殖体，再形成含有 12～24 个裂殖子的成熟裂殖体。成熟裂殖体胀破红细胞，释放出裂殖子，释放的裂殖子会重新侵入正常的红细胞重复裂体增殖。经过几代裂体增殖后，部分裂殖子不再进行增殖，进入红细胞后直接发育为雌、雄配子体。间日疟原虫完成一代红细胞内期裂体增殖约需 48h（图 10-24），恶性疟原虫 36～48h，三日疟原虫约 72h。

（三）致病性

疟原虫主要致病阶段是红细胞内的裂体增殖期。疟原虫增殖到一定数量，疟疾才会发作。子孢子侵入人体到出现临床症状的时间间隔为潜伏期。致病力强弱与侵入的虫种、数量和人体免疫状态有关。

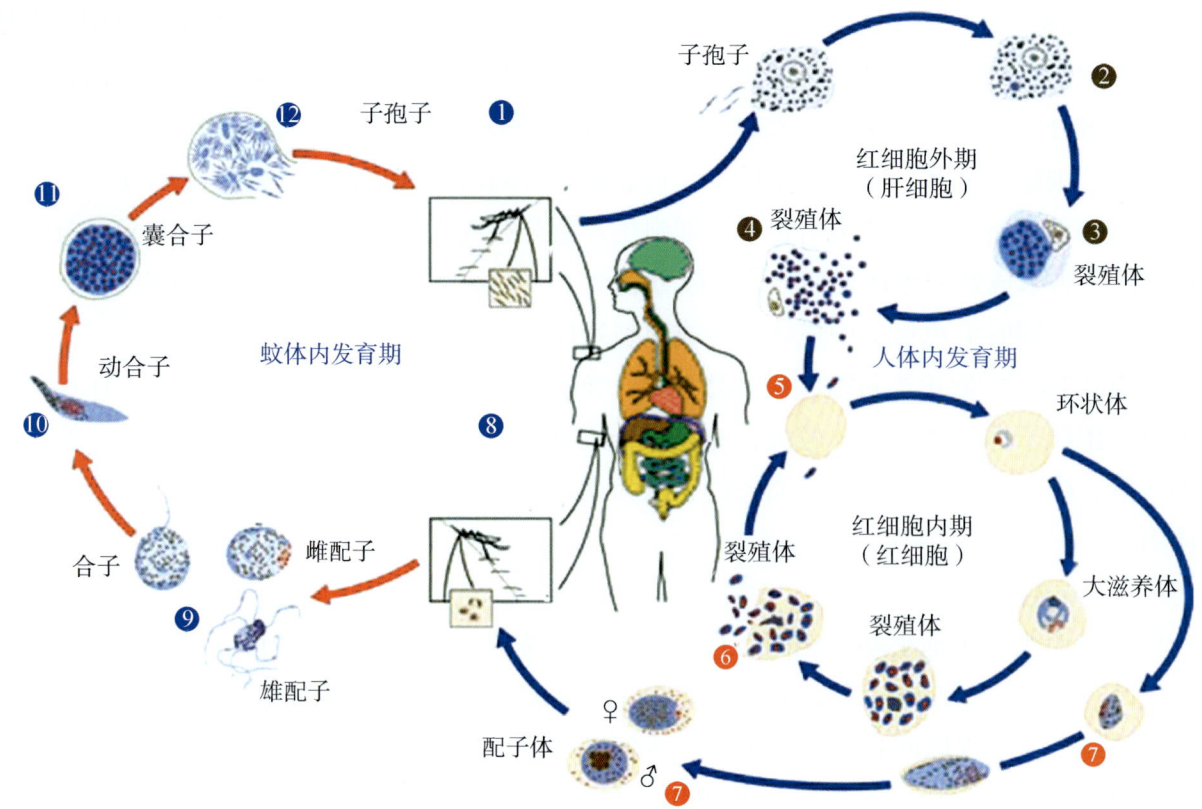

图 10-24　间日疟原虫生活史示意图

1. **疟疾发作**　红细胞内期的裂体增殖破坏红细胞引起疟疾发作。典型的疟疾发作表现为周期性的寒战、发热、出汗退热三个连续阶段。该周期性特点与红细胞内期裂体增殖周期是一致的，间日疟和卵形疟隔日发作一次，三日疟隔两天发作一次，恶性疟隔日发作一次或不规则发作。若无重复感染，随着人体对疟原虫产生免疫力的逐步增强，发作会自行停止。

2. **再燃与复发**　疟疾患者初发停止后，经过数周或数月，在无重复感染的情况下，红细胞内残留的少量疟原虫在一定条件下又重新大量繁殖，再次出现疟疾的发作，称为再燃。引起再燃的原因是疟原虫抗原变异及宿主免疫力下降。疟疾初发患者红细胞内期疟原虫已被消灭，未被蚊媒传播感染，经过一段时间的潜隐期后，又出现疟疾发作，称为复发。复发的原因，多数学者认为是肝细胞内迟发型子孢子经过休眠后被激活，再次侵入红细胞开始裂体增殖所致。

考点　结合生活史，简述发作、再燃和复发与其的关系

3. **并发症**

（1）贫血与脾肿大　疟疾发作，直接破坏红细胞，可出现贫血，发作次数越多，病程越长，贫血越严重；疟疾初发 3～4 天后，脾开始肿大，脾功能亢进，加重贫血。

（2）凶险型疟疾　常发生在无免疫力或因各种原因延误诊治的重感染者。以脑型疟最常见，患者见剧烈头痛，持续高热、昏迷、重症贫血、肾衰竭等；其来势凶猛，病死率高。

（四）实验室检查

1. **病原学检查**　在外周血查见疟原虫为确诊的依据。从受检者的耳垂或指尖采血，婴儿可从拇趾或足跟扎刺取血。涂成薄血膜和厚血膜，经吉氏染液染色后根据疟原虫红细胞内期

各期形态特征观察、确诊。

2. 免疫学检查　多用于疟疾流行病学调查、检测及输血对象的筛选。常用的方法有间接荧光素标记抗体试验、间接血凝试验、酶联免疫吸附试验、聚合酶链反应、核酸探针等。

（五）防治原则

1. 控制传染源　防蚊灭蚊是重要环节，蚊是重要的传播媒介。切断传播途径，消灭传染源，治疗患者和带虫者，采取多种综合措施预防。

2. 加强健康教育，开展预防服药　我国是疟疾流行高发区，加强来自疫区流动人口的管理。治疗的药物有青蒿素、氯喹、奎宁、乙胺嘧啶等。

考点　防治疟疾的有效方法

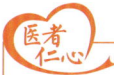

挽救数百万人生命的青蒿素

我国药学家屠呦呦因研制新型抗疟药青蒿素和双氢青蒿素的贡献，荣获2015年诺贝尔生理学或医学奖。屠呦呦和她的团队1971年首先从黄花蒿中发现抗疟有效提取物，1972年又分离出新型结构的抗疟有效成分青蒿素，1979年获国家发明奖二等奖。2011年9月获得拉斯克临床医学奖，获奖理由是"因为发现青蒿素——一种用于治疗疟疾的药物，挽救了全球特别是发展中国家的数百万人的生命"。这是中国生物医学界迄今为止获得的世界级最高级大奖。

三、阴道毛滴虫

案例 10-6

李某，女，28岁，已婚3年未孕。患者主诉：近几天白带明显增多，呈黄绿色，有泡沫、有臭味，伴尿频、尿痛。外阴瘙痒，心烦意乱，严重影响工作和生活。于是由配偶一起陪伴来医院就诊。取白带常规检查发现阴道毛滴虫，白细胞（++），典型的滴虫性阴道炎。医生认为，像这种情况，如果不及时治疗将来还会影响到夫妻的生育，建议他们夫妻同查、同治，患者接受了这一建议，积极配合治疗。4天后就有明显好转。8天后恢复正常。半年后李女士怀孕。

问题：1. 医生为什么建议夫妻同查、同治？

2. 滴虫性阴道炎如何预防？

阴道毛滴虫简称阴道滴虫，是一种泌尿生殖道寄生虫，主要寄生女性的阴道、尿道，引起滴虫性阴道炎和尿道炎，也可感染男性的尿道和前列腺，引起相应部位的炎症，以性传播为主。

（一）形态

阴道毛滴虫形态简单，仅有滋养体而无包囊；活体无色透明，似水滴状，有折光性，活动力强，形态多变，固定后呈梨形，大小为（10～15）μm×30μm。虫体前端1/3处有一细胞核，呈椭圆形，核上缘有5颗毛基体，发出4根前鞭毛和1根后鞭毛，其外侧1/3～2/3处有一波动膜，后鞭毛向后伸展与波动膜外缘相连。虫体借助前鞭毛的摆动和波动膜的波动作螺旋式运动。一根轴柱纤细透明，纵贯虫体并自后端伸出体外（图10-25、图10-26）。

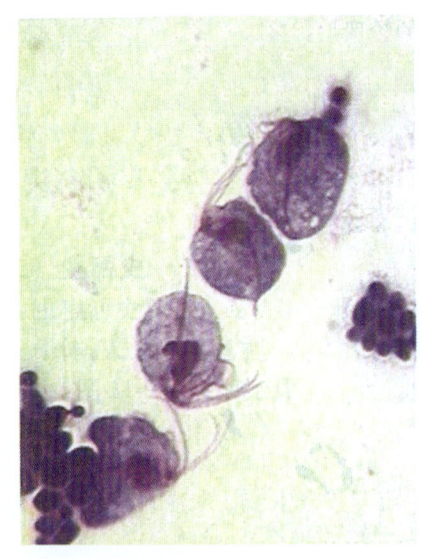
图 10-25 阴道毛滴虫镜下形态图（光镜 400×）

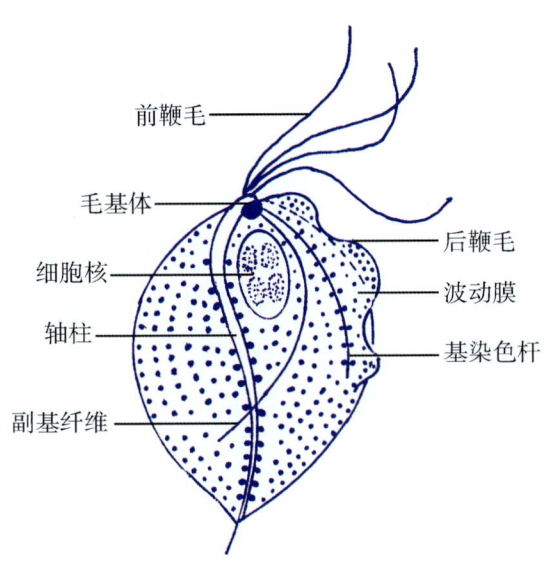
图 10-26 阴道毛滴虫结构模式图

（二）生活史

阴道毛滴虫生活史简单，仅有滋养体。滋养体既是感染阶段，也是致病阶段。滋养体主要寄生于女性的阴道，以阴道后穹隆及壁部多见，也可出现于尿道、子宫等处，以纵二分裂法进行繁殖，有一定抵抗力，以吞噬或吞饮方式摄取食物，通过性接触或使用公共浴池、浴具、坐便等间接接触而感染；也可寄生在男性的尿道、前列腺、睾丸等处，引起尿道炎、前列腺炎。

（三）致病性

阴道毛滴虫主要引起女性滴虫性阴道炎，其致病性与宿主的生理状态有关，正常情况下，健康女性的阴道内由于乳酸杆菌的存在，使阴道维持在酸性环境，能够抑制滴虫及细菌的繁殖，称为阴道的自净作用；当宿主处于妊娠期或月经期时，有利于滴虫的寄生与繁殖，进一步影响乳酸杆菌的产酸作用，使阴道内正常的酸性环境变为中性或碱性，进而继发细菌性感染，造成阴道黏膜发生炎性病变。常见症状为白带增多、呈泡沫状，伴有臭味，阴部瘙痒或烧灼感；若累及尿道引起尿道炎，可有尿频、尿急和尿痛等症状。男性感染可引起尿痛、前列腺肿大等表现。

考点 阴道毛滴虫的致病性

（四）实验室检查

取阴道后穹隆分泌物、尿液沉淀物、前列腺液加生理盐水直接涂片镜检，本法是检查阴道毛滴虫最简便方法，常在门诊和人群普查中应用。也可在载玻片上涂成薄膜，经瑞氏、吉姆萨染色镜检滋养体进行确诊。也可用培养法培养以提高检出率或疗效评价。

（五）防治原则

1. 注意个人卫生和经期卫生，不使用公用泳衣和浴具，提倡淋浴，慎用公共马桶，提高自我保护意识。

2. 加大卫生宣传教育，开展普查普治；治疗无症状带虫者和患者，控制传染源，尤其夫妇双方同时用药根治。

3. 首选治疗口服药物为甲硝唑，局部可用甲硝唑栓剂，治疗前可用 1：5000 高锰酸钾溶液或 0.5% 乳酸溶液冲洗阴道效果更好。

考点 阴道毛滴虫的防治原则

第 3 节　医学节肢动物

苍蝇、蚊、虱子、跳蚤等虫体分节、身体左右对称，体表由坚韧的外骨骼组成，并有成对的分节附肢，都称为医学节肢动物，主要通过骚扰、刺螫、吸血、寄生及传播病原体等方式危害人类健康。

常见医学节肢动物的生活习性及危害见表 10-2。

表 10-2　常见医学节肢动物的生活习性及危害

医学节肢动物	生活习性	致病性或传播疾病
蚊	雌蚊吸血，雄蚊以植物汁液为食	疟疾、丝虫病、乙脑、登革热
蝇	杂食性，边爬、边吃、边吐、边排	霍乱、伤寒、痢疾、脊髓灰质炎、结核病、细菌性皮炎、沙眼、结膜炎、炭疽、肠道原虫病等；幼虫引起蝇蛆病
蚤	成虫、若虫均吸血	鼠疫、地方性斑疹伤寒、犬复孔绦虫病、缩小膜壳绦虫病、微小膜壳绦虫病
虱	成虫、幼虫均吸血	流行性斑疹伤寒、流行性回归热、战壕热
疥螨	多寄生于皮肤薄嫩皱褶部位，以角质组织和淋巴液为食	疥疮（皮肤瘙痒）
蠕形螨	寄生于毛囊、皮脂腺丰富的部位，以上皮细胞、腺细胞和皮脂为食	毛囊炎；与酒渣鼻、脂溢性皮炎、痤疮、疖肿有关
尘螨	以粉末状食物为食	过敏性哮喘、过敏性鼻炎、过敏性皮炎
恙螨	幼虫寄生于人或动物皮肤薄嫩处，叮刺吸血	恙虫病、流行性出血热、皮炎
蜱	雌雄成虫、幼虫和若虫均可吸血	森林脑炎、莱姆病、地方性回归热、Q 热、鼠疫、布鲁氏菌病；肌肉麻痹

自　测　题

A1 型题

1. 关于蛔虫的叙述下列哪项是错误的（　　）
 A. 幼虫可致肺炎
 B. 感染阶段是受精卵
 C. 幼虫在体内移行
 D. 感染方式为经口感染
 E. 成虫有钻孔习性

2. 蛔虫感染最常见的并发症是（　　）
 A. 营养不良
 B. 幼虫移行造成的组织损伤
 C. 幼虫引起的超敏反应
 D. 胆管蛔虫病
 E. 缺铁性贫血

3. 钩虫的感染阶段是（　　）

A. 含蚴卵 B. 感染期卵
C. 丝状蚴 D. 杆状蚴
E. 成虫

4. 钩虫感染人体的主要途径是（　　）
 A. 经口感染 B. 经皮肤感染
 C. 经输血感染 D. 经蚊子叮咬传染
 E. 经蚤叮咬传播

5. 蛲虫雌虫的产卵部位通常在（　　）
 A. 直肠 B. 回盲部
 C. 小肠 D. 肛周
 E. 大肠

6. 蛲虫的主要感染阶段是（　　）
 A. 感染性幼虫 B. 感染性虫卵
 C. 成虫 D. 丝状蚴
 E. 杆状蚴

7. 关于肝吸虫虫卵，下列哪项是错误的（　　）
 A. 有卵盖
 B. 内含一个卵细胞和多个卵黄细胞
 C. 卵盖边缘隆起呈肩峰状
 D. 外形似芝麻粒
 E. 后端有一疣状突起

8. 蛔虫侵入人体的途径为（　　）
 A. 经皮肤 B. 经口
 C. 经呼吸道 D. 经蚊虫叮咬
 E. 经泌尿道

9. 蛔虫的感染阶段是（　　）
 A. 受精卵 B. 感染期卵
 C. 未受精卵 D. 脱蛋白质膜受精卵
 E. 丝状蚴

10. 通过"肛门→手→口"感染的线虫是（　　）

A. 蛔虫 B. 钩虫
C. 肺吸虫 D. 蛲虫
E. 肝吸虫

11. 华支睾吸虫的感染方式是（　　）
 A. 接触疫水
 B. 吃生的或半生的肉类
 C. 吃生的或半生的鱼类
 D. 吃生的或半生的蟹类
 E. 吃霉变的玉米

12. 既是猪带绦虫的终宿主，又是中间宿主的是（　　）
 A. 牛 B. 狗
 C. 猪 D. 人
 E. 牛

13. 溶组织内阿米巴感染阶段是（　　）
 A. 单核包囊 B. 双核包囊
 C. 四核包囊 D. 滋养体
 E. 毛蚴

14. 疟疾的传播途径是（　　）
 A. 经呼吸道 B. 经蚊虫叮咬
 C. 经消化道 D. 经皮肤
 E. 经泌尿道

15. 患者常出现腹痛、腹泻、恶心、乏力、消化不良、消瘦等症状，今晨起床解大便时，发现粪便中有乳白色节片，心中恐慌前来就诊，患者可能患了什么病（　　）
 A. 猪带绦虫病 B. 钩蚴性皮炎
 C. 蛲虫病 D. 肺吸虫病
 E. 肝吸虫病

（王文卿）

实验指导

实验室规则

病原生物与免疫学基础实验对象多为病原微生物,有传染的危险。必须严格树立无菌观念,遵守无菌操作规则。

1. 进入实验室应穿工作服,离开实验室时脱下。不必要的物品不得带入实验室,必须带入的书籍和文具等应放在指定的非操作区,以免受到污染。无菌操作时必须戴口罩,并不得开风扇。

2. 实验室内禁止饮食、抽烟,不得高声谈笑或随意走动。

3. 各种实验物品应按指定地点存放,用过的带菌器材必须放入消毒缸内,禁止随意放于桌上或冲入水槽。

4. 节约使用实验材料,不慎损坏了器材应主动报告老师进行处理。

5. 爱护室内仪器设备,严格按操作规则使用,使用完毕需按要求存放。

6. 需送恒温箱培养的物品,应做好标记后送到指定地点。

7. 实验过程中发生差错或意外事故时,禁止隐瞒或自作主张处理,应立即报告老师及时进行预防处理。如有传染性的材料污染桌面、地面等,应立即用0.2%~0.5%"84"消毒液浸泡污染部位,保留5~10min后方可抹去。如手被活菌污染也应使用上述消毒液浸泡5~10min后,再用自来水反复冲洗干净。

8. 实验完毕,用物归原处并将桌面整理清洁,实验室打扫干净。最后用0.2%~0.5%"84"消毒液浸泡手5min,洗净后关好水电、门窗后离开实验室。

实验一 细菌的形态结构观察

【实验目的】

1. 学会使用和保养显微镜油镜。
2. 熟悉细菌的基本形态和特殊结构的观察方法。
3. 学会细菌涂片标本制作和革兰氏染色操作,绘制并分析结果。

【实验准备】

1. 用物准备 大肠埃希菌、金黄色葡萄球菌斜面培养物、草酸铵结晶紫染色液、碘液、95%乙醇、0.5%复红染色液、香柏油、二甲苯、生理盐水、显微镜、载玻片、盖玻片、酒精灯、火柴、接种环、擦镜纸。

2.示教片准备　各种球菌、杆菌、弧菌、荚膜、鞭毛、芽孢的示教片。

【实验内容】

一、显微镜油镜的使用和保养方法

1.将显微镜平放在试验台上。使用油镜时，必须端放，不要将载物台倾斜，以免镜油或菌液流出。

2.将低倍镜对准中央聚光器，打开灯光电源开关，并调节光线强弱。

3.将玻片标本放在载物台，用固定夹固定。先用低倍镜对好光线，然后换油镜。

4.在盖玻片上所要观察的位置滴一小滴香柏油，细心拧动粗调螺旋，使载物台慢慢上升。这时要从侧面仔细观察物镜前端与标本之间的距离，先使物镜前端与油滴接触，然后再慢慢上升载物台，至物镜前端接近而没有碰到盖玻片为止。这步操作要特别小心，防止油镜头压碎标本或损坏油镜。眼睛从目镜中观察，拧动细调螺旋，使载物台慢慢下降，直至能看清标本。

5.观察标本时两眼同时睁开，最好左眼看镜，右眼绘图或记录。

6.观察完毕后，下降载物台，移开物镜镜头，取出装片，及时做清洁工作。立即用擦镜纸擦净镜头上的镜油。如果油已干，可在擦镜纸上滴少许二甲苯擦拭，并随即用干净擦镜纸擦去二甲苯。

7.擦净显微镜后，取下标本片，下降聚光器，再将物镜转成"品"字形，对号放入显微镜柜中。

二、细菌基本形态和特殊结构的观察

1.细菌的基本形态（各种球菌、杆菌、弧菌等）观察要点：注意细菌的染色性、相对大小、形状及排列方式。

2.特殊结构的观察（荚膜、芽孢、鞭毛）观察要点：注意这些特殊结构的大小、形状及其在菌体中的位置，均有助于细菌的鉴定。

三、细菌涂片标本制作和革兰氏染色操作

1.涂片标本制作

（1）涂片　将金黄色葡萄球菌和大肠埃希菌分别做涂片（注意涂片切不可过于浓厚），先滴一小滴无菌水于载玻片中央，右手持接种环在火焰上灼烧，待冷却后，用接种环从斜面上挑出少许，与载玻片上的水滴混合均匀，涂成一薄层，干燥，最后将接种环在火焰上烧灼灭菌。

（2）干燥　涂片后，置于室温下自然干燥，固定。

（3）固定　手持载玻片一端使标本面朝上，在酒精灯的火焰外侧快速来回移动2～3次，要求玻片温度不超过60℃，以玻片背面触及手背皮肤不觉过烫为宜，放置待冷却后，染色。固定的目的是杀死微生物，固定其细胞结构，保证菌体能牢固地黏附在载玻片上，以免水洗时被水冲掉。

2.染色步骤

（1）初染　加草酸铵结晶紫一滴，约1min，水洗。

（2）媒染　滴加碘液冲去残水，并覆盖约1min，水洗。

（3）脱色　将载玻片上的水甩净，用95%乙醇滴洗，至流出乙醇刚刚不出现紫色时为止，20～30s后立即用水冲净乙醇。

（4）复染　用复红复染1～2min，水洗。

3.镜检　待标本片完全干燥后，先用低倍镜和高倍镜观察，将典型部位移至视野中央，再用油镜观察。

【实验作业】

1.描述所观察微生物的特征。

2.绘出所观察微生物的形态图。

3.记录所取细菌经革兰氏染色法的结果，分辨出革兰氏阳性菌或阴性菌；如果染色结果不理想，分析原因。

实验二　细菌的培养和生长现象观察

【实验目的】

1.了解常用培养基的种类。

2.掌握细菌的接种方法。

3.学会观察细菌不同培养的生长现象。

【实验准备】　培养基、菌种、接种环（针）、酒精灯、记号笔、恒温培养箱等。

【实验内容】

一、培养基的种类

1.按物理性状分为　液体培养基、半固体培养基、固体培养基。

2.按用途分为　基础培养基、营养培养基、选择培养基、鉴别培养基、厌氧培养基。

二、细菌接种

细菌接种时一般右手以握毛笔姿势持接种环，左手拿培养基，烧灼灭菌时选择酒精灯外火焰。

1.液体接种法　右手以握毛笔姿势持接种环（针），于酒精灯外焰烧灼灭菌，静待接种环冷却，取菌种少许。左手取液体培养基，用右手的小指与掌间拔掉左手上液体培养基的棉塞，管口通过火焰灭菌，迅速将已经取菌的接种环伸进培养基内，接种环应在液体培养基管内壁与液面交接处的管壁处轻轻研磨均匀，然后将试管倾斜，使菌种混匀于肉汤中，试管口烧灼后加塞，烧灼接种环灭菌。将接种完成的培养基标记后，放入37℃培养箱培养24h，观察结果。

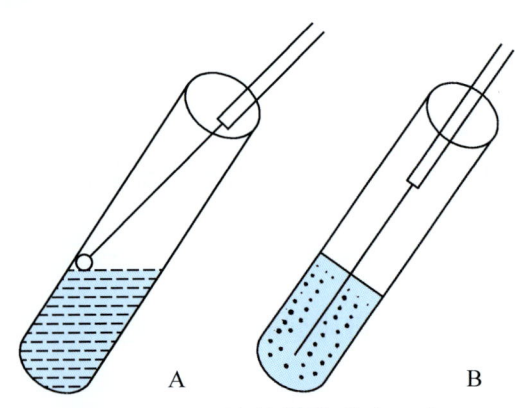

实验图 2-1　培养基接种法示意图

A.液体接种法示意图；B.半固体穿刺接种法示意图

2. 半固体穿刺接种法　右手拿接种针，烧灼灭菌并冷却后，取菌种培养物少许。左手拿半固体培养基，管口灭菌及拔棉塞同液体培养基，已取菌的接种针从半固体培养基的中心垂直刺入，但不可刺到管底，然后沿原路退出，试管口烧灼后加塞，烧灼接种针灭菌。将接种完成的培养基标记后，放入37℃培养箱培养24h，观察结果（实验图2-1）。

3. 平板划线分离培养　常采用分区划线法，以达到分离细菌，获得单个细菌菌落的目的。具体操作为：

（1）右手拿接种环，烧灼灭菌并冷却后，取菌种少许。左手斜持（45°角）琼脂平板底部，用五指固定以拇指和食指将平板略开盖，右手持已取标本的接种环伸进平板表面，用腕力在平板上来回做"Z"形轻轻划线（不要划破平板，划线宜密而且均匀，严格无菌操作，防止空气中微生物的污染），约占平板的1/5，烧灼接种环待冷。

（2）将平板转动约80°进行第2区划线，再次将接种环伸入平板，在第1区划线处斜向相交2～3道划线后，然后做不相交划线，完成第2区的划线，约占平板的1/5，烧灼接种环待冷。依次完成第3、4、5区的划线，然后烧灼接种环待冷，放回原处（实验图2-2）。

（3）将接种完成的平板标记后，放入37℃培养箱培养24h，观察结果。

4. 斜面接种法　右手拿接种环，烧灼灭菌并冷却后，取菌种少许。左手取斜面培养基，用右手的小指与掌间拔掉左手上斜面培养基的棉塞，迅速将已经取菌的接种环伸进斜面培养基，在培养基上斜面底部向上先划一条直线到顶部，然后接种环回到斜面底部，由底向上轻轻做曲线划线到顶部，试管口烧灼后加塞，烧灼接种环灭菌。将接种完成的培养基标记后，放入37℃培养箱培养24h，观察结果。

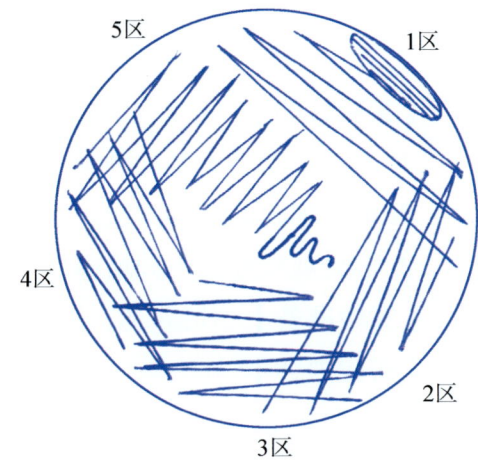

实验图 2-2　分区划线接种法示意图

5. 注意事项　在细菌的接种过程中要严格按照无菌操作，使用过的实验物品按要求处理或放在指定位置，不得随便乱扔。

三、细菌生长现象的观察（示教）

将细菌接种到适宜的培养基中，经37℃孵育18～24h后，可观察到细菌的生长现象，以鉴别细菌。

1. 细菌在液体培养基中的生长现象

（1）混浊生长　培养基由原来的澄清透明变为均匀的混浊。如大肠埃希菌呈均匀混浊生长。

（2）沉淀生长　培养基表面基本清亮，管底可看到有如絮状或颗粒状的沉积培养物。多见于呈链状排列的细菌如链球菌等。

（3）菌膜生长　培养基液体表面形成肉眼可见的膜状物，称为菌膜又称表面生长。多见于专性需氧菌如铜绿假单胞菌等。

2.细菌在半固体培养基中的生长现象

（1）无动力的细菌　只沿穿刺线生长，穿刺线四周的培养基透明澄清，证明此菌没有鞭毛。如痢疾杆菌。

（2）有动力的细菌　沿穿刺线向四周扩散生长，培养基变混浊，穿刺线模糊或消失，四周呈羽毛状或云雾状，证明此菌有鞭毛。如伤寒杆菌。

3.细菌在固体培养基中的生长现象　可形成菌苔及菌落。观察菌落特征：如形态、大小、颜色、气味、透明度、表面光滑或粗糙、湿润或干燥、边缘是否整齐等；观察血液琼脂培养基上的菌落特征时，要注意菌落周围有无溶血环。

将金黄色葡萄球菌和大肠埃希菌分别接种在普通琼脂平板上，经18～24h的培养后可形成菌落。金黄色葡萄球菌菌落直径为1～2mm，呈金黄色，圆形凸起，边缘整齐，不透明，表面光滑、湿润。大肠埃希菌菌落较大，直径为2～3mm，呈灰白色，圆形湿润，表面光滑。

【实验作业】　记录细菌在各种培养基中的生长现象，并分析其临床意义。

实验三　细菌的分布与消毒灭菌

【实验目的】

1.熟悉细菌在自然界和正常人体的分布情况，树立牢固的无菌观念。

2.掌握紫外线的杀菌原理和用途。

3.熟悉高压蒸汽灭菌器的使用方法和注意事项。

4.能正确报告细菌药敏试验的结果，分析其临床意义。

【实验准备】　高压蒸汽灭菌器、干烤箱、恒温培养箱、紫外线灯、培养基、无菌棉拭子、无菌镊子、记号笔、酒精灯、药敏纸片、待测菌种、普通琼脂平板、血琼脂平板等。

【实验内容】

一、空气、皮肤及咽喉部的细菌检查（操作）

1.空气中细菌的检查　取普通琼脂平板数个，置于室内或室外任意地点，打开平皿盖，暴露于空气中5～10min，然后盖上平皿盖，注明标志，置于37℃培养箱上培养18～24h后观察不同采样点的菌落数及特点。

2.皮肤细菌的检查　取普通琼脂平板一个，用记号笔在平板背面划线平均分成4部分，标明1、2、3、4。用不同手指分别在1、2、3处轻触琼脂，4处作阴性对照，将琼脂平板置于37℃培养箱培养18～24h后观察结果。

3.咽喉部细菌的检查　用无菌棉拭子擦拭受检者咽喉部采集标本，将棉拭子标本滚动涂布在血琼脂平板边缘，再用灭菌接种环划线分离，贴上标签，置于37℃培养箱培养

18～24h 后观察结果。

二、紫外线杀菌试验

1. 方法　在普通琼脂平板上密集划线接种葡萄球菌，然后将两条长方形的黑纸条呈十字形附于平板表面，将此平板置于紫外线灯下打开平板盖，在紫外线灯下 20～30cm 处照射 30min，取下黑纸条。盖上平皿盖，于 37℃培养 24h。

2. 结果　暴露在紫外线灯下的培养基表面无细菌生长，黑纸条遮挡的区域有细菌生长，分析实验现象。

三、药敏试验

1. 取普通琼脂平板 1 个，在平板底部做好标记，用无菌棉拭子蘸取菌液均匀涂布于平板表面 3 次，每次平板旋转 60°角，最后沿平板内缘涂抹 1 周，以保证菌液涂布均匀。

2. 纸片法药敏试验以无菌操作法用镊子夹取药敏纸片贴于琼脂表面（药敏纸片的字朝上），用镊尖压一下使其贴平，一次性贴好不得移动。贴好后置于 37℃培养箱中 24h 后观察结果。

3. 观察药敏纸片周围有无抑菌环，用直尺从平板背面量取抑菌环的直径，一般以敏感、中度敏感、耐药 3 个等级报告结果。

四、常见消毒灭菌器

1. 高压蒸汽灭菌器　是目前医院和实验室常用的灭菌器。高压蒸汽灭菌法是一种迅速、有效、可杀灭包括芽孢在内的所有微生物的灭菌方法。可用于耐高温、高压及不怕潮湿的物品的灭菌。

（1）操作方法

1）加水至高压蒸汽灭菌器内规定的要求量，放入灭菌物品，盖好器盖，对称旋紧螺旋，密闭高压蒸汽灭菌器。

2）加热高压蒸汽灭菌器，在压力升至 39.23kPa 时放气一次，待冷空气全部排出后，关闭排气阀。继续加热，高压蒸汽灭菌器内压力又逐渐升高，直到压力表指针到所需压力值（一般为 103.43kPa）时调节热源，维持 15～20min 即可达到灭菌效果。

3）灭菌完毕，停止加热，缓缓排气，待其压力下降到零时，开盖取物。

（2）注意事项

1）检查排气阀及安全阀，按质量安全要求标准定期检测其性能，以免发生危险。

2）灭菌前必须将高压蒸汽灭菌器内冷空气完全排出，否则灭菌器内达不到规定温度（一般为 121.3℃），灭菌不彻底。

3）灭菌物品不宜放置过于拥挤而妨碍蒸气流通，影响灭菌效果。

2. 干烤箱　将待灭菌的物品充分干燥后包装好放入干烤箱内，关闭箱门，通电加热，待温度上升至 160～170℃，维持 2h。灭菌完毕，关闭电源，待箱内温度自动降低至 50℃，方可打开箱门取出物体，以防玻璃器皿发生爆炸。干烤法主要用于要求干燥的、耐高温物品灭菌，如玻璃器材、瓷器、凡士林、液体石蜡以及不耐湿、蒸汽不能穿透的物品的灭菌。

注意事项：

（1）不宜对橡胶制品及不能耐受高温干热的物品灭菌。

（2）箱内温度不可超过180℃，否则棉塞与包装纸被烧焦。

（3）灭菌后必须等箱内温度与室温相差不多时，方可开门取物，否则易引起箱体玻璃炸裂和皮肤灼烧。

【实验作业】

1. 记录空气、皮肤、咽喉部细菌检查结果。

2. 记录并分析紫外线杀菌试验的结果，叙述紫外线的杀菌原理和适用范围。

3. 记录药敏试验的方法和结果，分析其实际意义。

实验四　免疫学实验

【实验目的】

1. 了解玫瑰花环试验，淋巴细胞转化试验，中性粒细胞吞噬功能试验。

2. 熟悉豚鼠过敏反应试验的方法并记住其结果。

3. 掌握玻片凝集试验、妊娠试验的操作，观察各项抗原–抗体反应的结果。

【实验准备】

1. 免疫细胞标本片。

2. 豚鼠过敏反应录像。

3. 常见抗原–抗体反应相关材料。

【实验内容】

一、豚鼠过敏反应试验（示教，录像）

豚鼠过敏反应属Ⅰ型超敏反应，与人类的青霉素和异种血清所引起的过敏性休克相似。先给豚鼠注射异种蛋白，经过一定时间，动物产生IgE后处于致敏状态。当第二次相同较大量抗原注射时，抗原与IgE结合，导致肥大细胞和碱性粒细胞脱颗粒，释放活性介质，作用于效应器官产生严重的过敏性休克。

1. 材料　健康豚鼠（约200g），新鲜鸡蛋清，马血清，生理盐水，一次性注射器等。

2. 方法

（1）致敏注射　取健康豚鼠两只（标明甲、乙）于皮下注射1∶10稀释的马血清0.1ml，使之致敏。

（2）发敏注射　10～14天后，甲豚鼠心内注射马血清0.5～1.5ml，乙豚鼠心内注射鸡蛋清0.5～1.5ml。

（3）动物注射后，密切观察甲、乙豚鼠的反应。

3. 结果判断

（1）甲豚鼠如发生超敏反应，则注射后数分钟，动物出现兴奋、不安、抓鼻、耸毛、咳嗽等现象，继而发生气急及呼吸困难，痉挛性跳跃，大小便失禁，倒地挣扎而死。解剖可见肺极度气肿，胀满整个胸腔，这是支气管平滑肌痉挛的结果。

（2）乙豚鼠应不出现任何异常现象。

二、抗原－抗体反应

（一）凝集反应玻片法——血型鉴定/细菌鉴定

玻片凝集试验是将细菌或红细胞等颗粒性抗原与相应抗体结合后，在一定条件下（电解质、温度、pH等）观察可否出现肉眼可见的凝集块的试验方法。本试验为定性试验，可应用于已知抗体（免疫血清）检测未知抗原。如细菌鉴定和人类ABO血型鉴定。现以ABO血型鉴定为例。

1. 材料　红细胞抗A、抗B标准血清，载玻片，一次性采血针，消毒棉球，干棉球，记号笔等。

2. 方法

（1）取洁净载玻片一张，用记号笔分别在玻片两端标记抗A、抗B。

（2）将标记抗A端加入抗A标准血清、抗B端加入抗B标准血清。

（3）无名指消毒后采血，将血液分别滴加入抗A、抗B标准血清中，充分混匀（注：两端在加血液时切不可互相混合），用干棉球压迫止血，5min内看结果。可目测，也可用显微镜低倍镜下观察。

3. 结果判断　出现肉眼可见的凝集块者为阳性；均匀混浊，无凝集块出现者为阴性。

（二）凝集反应试管法——肥达试验

用已知伤寒沙门菌O抗原和H抗原，甲型副伤寒沙门菌、乙型副伤寒沙门菌的H抗原与患者血清作试管凝集试验，测定患者血清中相应抗体及其效价，以辅助诊断伤寒和副伤寒。

1. 材料　待检血清（抗体）、伤寒菌液（抗原）、生理盐水（NS）、刻度吸管、试管等。

2. 方法

（1）取中试管28支放于试管架上，共4排7列，于第1列4支中试管自上而下依次标明O、H、PA、PB，分别代表伤寒沙门菌O抗原、伤寒沙门菌H抗原、甲型副伤寒沙门菌H抗原（PA）和乙型副伤寒沙门菌H抗原（PB）。

（2）取大试管1支，加生理盐水3.8ml和待检血清0.2ml，混匀，即为1∶20稀释血清。分别取1∶20稀释血清0.5ml加入第1列的4支试管中。

（3）大试管中剩余1∶20稀释血清2ml，再加入生理盐水2ml，即为1∶40稀释血清。分别取1∶40稀释血清0.5ml加入第2列的4支小试管中。

（4）同上，依次将大试管中剩余稀释血清用生理盐水倍比稀释后，再加入下一列中试管中，直至第6列。

（5）第7列的中试管内分别加入生理盐水0.5ml为对照管。

（6）在第1~7列的中试管中再分别加入诊断抗原0.5ml，第1~4排的1~7支中试管中分别加入伤寒沙门菌 O 抗原、伤寒沙门菌 H 抗原、甲型副伤寒沙门菌 H 抗原（PA）、乙型副伤寒沙门菌 H 抗原（PB）。

（7）振荡片刻充分混匀后，将试管架置 37℃ 水浴箱过夜，次日观察并记录结果。取出时不要振荡，尽快观察。

3. 结果判断　手持试管，对光观察管内液体混浊度及管底沉淀物之性状。先观察对照管，应无凝集反应，再观察测定管的凝集情况，并与对照管比较。根据凝集块多少和液体透明度，判断结果。

（1）++++　上清液完全透明，细菌凝集成块全部沉于管底。

（2）+++　上清液透明度达 75%，细菌凝集成块大部分沉于管底。

（3）++　上清液透明度达 50%，50% 细菌凝集成块沉于管底。

（4）+　上清液透明度达 25%，细菌凝集成块少许沉于管底。

（5）-　液体均匀混浊，无凝集块，有部分细菌因重力作用沉于管底，轻摇后细菌如云烟状升起，但很快消失。

凝集效价的判定：呈 "++" 阳性反应的最高稀释倍数为该血清的效价（也称滴度）。对照管（第 7 管）应为阴性。

4. 肥达试验临床意义　伤寒沙门菌 O 效价 ≥ 1：80，H 效价 ≥ 1：160，甲型、乙型副伤寒沙门菌 H 效价 ≥ 1：80 有意义。若 O、H 均升高，则伤寒、副伤寒可能性大；O 不高而 H 高，可能为预防接种的回忆反应；O 高而 H 不高，则可能为感染早期或与伤寒沙门菌 O 抗原有交叉反应的其他沙门菌感染，可于 1 周后复查，如 H 升高则可判断。

5. 注意事项　应在发病早期及恢复期分别采集血清标本进行检查，若恢复期比初次效价 ≥ 4 倍者有诊断价值。

三、免疫标记技术

（一）酶联免疫吸附试验——HBsAg 检测（双抗体夹心法）

HBsAg 诊断试剂盒采用双抗体夹心法检测 HBsAg，采用抗 -HBs 包被板条，用 HRP 标记的抗 -HBs 为酶标记物，以四甲基联苯氨（TMB）和过氧化物为底物。当标本中存在 HBsAg 时，HBsAg 与包被抗 -HBs-HRP 结合形成抗 -HBs-HBsAg- 抗 -HBs-HRP 复合物，加入 TMB 底物产生显色反应，反之则无显色反应。可用肉眼观察或酶标仪测定。

1. 材料　待测血清、HBsAg 诊断试剂：包被反应条、酶标记物、浓缩洗涤液、显色剂（底物）A、显色剂（底物）B、终止液、阳性对照血清、阴性对照血清、封板膜；其他材料：微量加样器、水浴箱、毛巾等。

2. 方法

（1）准备　将 HBsAg 诊断试剂从冰箱中取出，平衡至室温，并将浓缩洗涤液用蒸馏水作 1：20 稀释，备用。

（2）加样　用微量加样器在包被反应条内各分别加入待测血清、阳性对照血清、阴性对照血清各 50μl。

(3)加酶标记物　每孔内分别加酶标记物50μl。

(4)温育　置于37℃恒温培养箱中孵育30min。

(5)洗涤　采用手工洗板。取出恒温培养箱中反应板，弃去孔内液体，在吸水纸上拍干；再用洗涤液注满每孔，静置10s，弃去孔内洗涤液，在毛巾上拍干，如此反复5～7次。

(6)加显色剂　在每孔内加入显色剂A和显色剂B各1滴（50μl），混匀，置37℃恒温培养箱中温育15min。

3. 结果判断　反应孔有颜色变化（蓝色），提示有HBsAg存在；反应孔无颜色或颜色变化微弱（无色），则提示不存在HBsAg。如加入终止液后阳性对照孔呈黄色、阴性对照孔无色，待测血清孔与阳性对照孔颜色相同即黄色为阳性；与阴性对照孔颜色相同即无色时为阴性。

(二)免疫胶体金技术——斑点免疫层析试验（HCG测定）

以硝酸纤维膜为载体，将多个试剂组合在约6mm×70mm的板条上。若标本中有待测的特异性抗原，则与免疫金复合物之抗体结合，此抗原-抗体复合物流至测试区即被固相抗体所获，在膜上显出红色反应线条（T）。过剩的免疫金复合物继续前行，至参照区与固相抗小鼠IgG结合，而显出红色质控线条（R）。

1. 材料　HCG（人绒毛膜促性腺激素）金标试纸条、待测尿液。

2. 方法　将金标试纸条的吸水端插入尿液中，尿液面不超过"Max"线，5s后取出平放，3min内观察结果。

3. 结果判断　参照区出现一条红线者为阴性；参照区、测试区两条红线者为阳性；如无红线出现，表明试纸条失效。试验阳性说明孕妇尿中含有HCG；阴性则说明尿中无HCG。

4. 注意事项　强阳性尿液中含HCG较多，参照线可能不出现或极浅淡，仅在测试区出现淡紫色区带。

四、免疫细胞标本片观察（示教）

(一)玫瑰花环试验标本片

油镜下观察玫瑰花环试验标本片，凡黏附≥3个绵羊红细胞的淋巴细胞为T淋巴细胞（实验），T淋巴细胞较大，染成蓝色；绵羊红细胞（SRBC）较小，为红色（实验图4-1）。

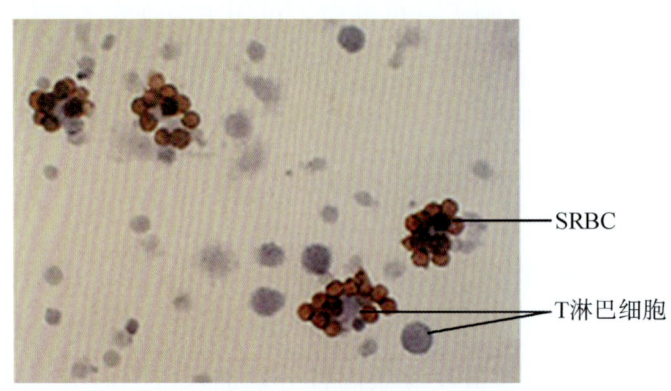

实验图 4-1　玫瑰花环试验图

（二）淋巴细胞转化试验标本片

油镜下观察转化淋巴细胞的特点，根据细胞大小、细胞核和细胞质特征等进行判别。淋巴母细胞体积明显增大，为成熟淋巴细胞的 3～4 倍。核膜清晰，核染色质疏松呈细网状。核内可见多个核仁。细胞质丰富，嗜碱性，有伪足样突出，细胞质内有时可见小空泡（实验图 4-2）。

（三）中性粒细胞吞噬功能试验标本片

油镜下观察标本片，查找中性粒细胞，如果染色结果正确，可见细胞核及被吞噬的细菌染成紫色，而粒细胞的细胞质则为淡红色。

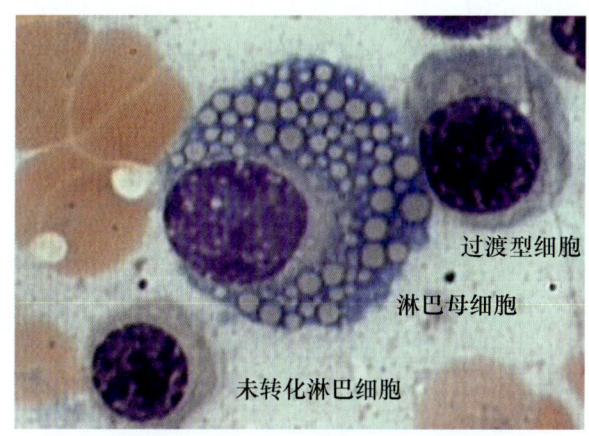

实验图 4-2　淋巴细胞转化试验图

【实验作业】

1. 请用学过的免疫学知识解释甲豚鼠出现的各种表现。如再给乙豚鼠注射马血清是否会出现过敏性休克表现，为什么？
2. 记录玻片凝集试验、肥达试验的结果，并分别说出其临床意义。
3. 记录妊娠诊断试验结果并分析其临床意义。

实验五　常见人体寄生虫

【实验目的】

1. 了解人体寄生虫常见检查方法。
2. 熟悉常见人体寄生虫成虫大体标本及吸虫中间宿主、猪带绦虫感染阶段形态。
3. 掌握镜下常见人体寄生虫虫卵的形态。

【实验准备】

1. 常见人体寄生虫虫卵玻片标本。
2. 常见人体寄生虫成虫大体标本。
3. 吸虫中间宿主、猪带绦虫感染阶段标本。

【实验内容】

一、常见人体寄生虫虫卵观察

镜下观察蛔虫卵、钩虫卵、蛲虫卵、华支睾吸虫卵、肺吸虫卵、血吸虫卵、猪带绦虫卵玻片标本，注意观察各种虫卵的大小、形态、颜色、卵壳、卵内构造。

常见人体寄生虫虫卵鉴别要点：

1. 受精蛔虫卵　（45～75）μm×（35～50）μm，椭圆形，棕黄色，厚，透明壳外附凹凸不平的蛋白质膜，卵内含一个大而圆的卵细胞。

2. 未受精蛔虫卵　（88～94）μm×（39～44）μm，长椭圆，棕黄色，薄，蛋白质膜和卵壳薄，内含许多大小不等的屈光颗粒，无空隙。

3. 蛲虫卵　（50～60）μm×（20～30）μm，柿核样，透明，厚，不对称，内含一条卷折的幼虫。

4. 钩虫卵　（56～76）μm×（36～40）μm，椭圆形，无色，薄，卵壳与卵细胞间有明显空隙，卵内通常具有2～8个细胞。

5. 华支睾吸虫卵　（27～35）μm×（12～20）μm，芝麻粒样，黄褐色，厚，明显的卵盖，有肩峰及小疣。卵内含一个成熟的毛蚴。

6. 血吸虫卵　（74～106）μm×（55～80）μm，椭圆形，淡黄色，薄，无盖有侧棘，内含毛蚴，与壳间有油滴状颗粒。

7. 猪带绦虫卵　直径31～43μm，圆球形，棕黄色，薄易脱，胚膜厚，有放射状条纹，含六钩蚴。

注意事项：先用低倍镜（注意光线不要太强）在标本中寻找虫卵，找到后换高倍镜仔细观察其形状、大小、颜色、卵壳厚薄、内含物及其他特征。

二、常见人体寄生虫幼虫、成虫观察

1. 肉眼观察蛔虫、钩虫、蛲虫、华支睾吸虫、肺吸虫、血吸虫、猪带绦虫大体标本。注意观察其形态、颜色、大小、前后端及雌虫、雄虫区别。

2. 镜下观察肺吸虫、猪带绦虫孕节玻片标本，注意观察肺吸虫生殖器官并列情况、猪带绦虫孕节形状及子宫的侧支数。

3. 肉眼观察阴道毛滴虫玻片标本，注意观察其形状、大小、核的特征、鞭毛数目、轴柱及波动膜。

4. 镜下观察间日疟原虫早期滋养体、晚期滋养体、未成熟裂殖体、成熟裂殖体、雌雄配子体，注意各期形态、疟色素的颜色、形态及分布，被寄生红细胞的变化。

（王　利　梁惠冰　周　璐　王文卿）

主要参考文献

曹雪涛，2018. 医学免疫学. 7 版. 北京：人民卫生出版社.

曹元应，高江原，孙运芳，2021. 病原生物与免疫学. 北京：高等教育出版社.

李凡，徐志凯，2018. 医学微生物学. 9 版. 北京：人民卫生出版社.

刘建红，王玲，2016. 病原生物与免疫学基础. 4 版. 北京：科学出版社.

孟凡云，2022. 病原生物与免疫学基础. 5 版. 北京：科学出版社.

吴长有，邓凯，2023. 医学免疫学. 2 版. 北京：高等教育出版社.

夏金华，2023. 病原生物与免疫学. 3 版. 北京：科学出版社.

杨岸，潘运珍，2016. 病原生物与免疫学基础. 2 版. 北京：科学出版社.

张宝恩，苏盛通，2008. 病原生物与免疫学基础. 2 版. 北京：科学出版社.

张金来，2016. 病原生物与免疫学基础. 北京：科学出版社.

张金来，王传生，2023. 病原生物与免疫学基础. 4 版. 北京：人民卫生出版社.

张仙芝，2021. 病原生物与免疫学基础. 3 版. 北京：科学出版社.

自测题参考答案

第1章 绪论
1. A 2. C 3. A 4. E 5. B

第2章 细菌概述
1. C 2. B 3. C 4. A 5. C 6. C 7. A
8. C 9. C 10. C 11. B 12. E 13. C 14. B
15. B

第3章 常见病原菌
1. E 2. B 3. A 4. C 5. B 6. E 7. C
8. C 9. E 10. B 11. D 12. E 13. E 14. D
15. B 16. B 17. C 18. E 19. A 20. D

第4章 免疫学基础
1. C 2. D 3. A 4. A 5. B 6. B 7. E
8. D 9. C 10. E 11. B 12. A 13. A 14. B
15. B 16. E 17. E 18. C 19. E 20. D

第5章 临床免疫
1. C 2. E 3. C 4. A 5. C 6. B 7. D
8. A 9. C 10. C 11. E 12. C 13. C 14. C
15. C

第6章 病毒概述
1. A 2. D 3. E 4. D 5. D 6. D 7. C
8. D

第7章 常见病毒
1. B 2. C 3. D 4. D 5. D 6. B 7. E
8. C 9. C 10. B 11. E 12. D 13. B 14. D
15. B 16. A 17. A 18. E 19. D 20. A

第8章 其他微生物
1. B 2. D 3. C 4. D 5. C 6. B 7. C
8. B 9. A 10. B 11. B 12. D 13. E 14. B

第9章 人体寄生虫学概述
1. B 2. C 3. E 4. A

第10章 常见人体寄生虫
1. B 2. D 3. C 4. B 5. D 6. B 7. B
8. B 9. B 10. D 11. C 12. C 13. C 14. B
15. A